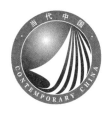

健康服务产业蓝皮书
BLUE BOOK OF HEALTH SERVICES INDUSTY

中国健康服务产业
发展报告
（2015）

ANNUAL REPORT ON CHINA'S HEALTH
SERVICE INDUSTRY
（2015）

主 编

国家发展和改革委员会国际合作中心健康服务产业办公室

中国人民大学培训学院－健康管理学院

世界抗衰老医学会

北京健康教育协会

当代中国出版社

Contemporary China Publishing House

图书在版编目(CIP)数据

中国健康服务产业发展报告（2015）/国家发改委国际合作中心健康服务产业办公室等编. —北京：当代中国出版社，2015.2

ISBN 978-7-5154-0547-6

Ⅰ. ①中…　Ⅱ. ①国…　Ⅲ. ①医疗卫生服务—服务业—产业发展—研究报告—中国　Ⅳ. ①R199.2

中国版本图书馆 CIP 数据核字(2014)第 260523 号

出 版 人　周五一
策 划 人　闻洁工作室
责任编辑　李一梅
责任校对　康　莹
装帧设计　古涧文化
出版发行　当代中国出版社
地　　址　北京市地安门西大街旌勇里 8 号
网　　址　http://www.ddzg.net　邮箱：ddzgcbs@sina.com
邮政编码　100009
编 辑 部　(010)66572264　66572132　66572154　66572434　66572180
市 场 部　(010)66572281 或 66572155/56/57/58/59 转
印　　刷　北京宝昌彩色印刷有限公司
开　　本　787×1092 毫米　1/16
印　　张　23 印张　436 千字
版　　次　2015 年 2 月第 1 版
印　　次　2015 年 2 月第 1 次印刷
定　　价　128.00 元

《中国健康服务产业发展报告（2015）》编写机构

国家发展和改革委员会国际合作中心健康服务产业办公室

中国人民大学培训学院-健康管理学院

世界抗衰老医学会

北京健康教育协会

《中国健康服务产业发展报告（2015）》编委会

（按姓氏笔画排序）

荣誉委员：朱　敏　金大鹏　罗伯特·高德曼　罗纳德·科莱兹

执行主任：陈元平　郭　弋

成　　员：刘震洋　肖　冰　张　健　陈　喆　段心强　闻　洁　贾俊贵　郭富平　裴雪涛

目 录

序　言
加快发展中国健康服务产业

国家发展和改革委员会国际合作中心健康服务产业办公室

　　健康服务产业蓝皮书《中国健康服务产业发展报告（2015）》（以下简称《报告》）以国务院产业发展政策为指导，参考国际社会健康服务产业的先进经验和20多年抗衰老健康医学的蓬勃发展对健康服务产业可持续发展的驱动，运用大样本数据和比较经济学等分析工具，系统总结了运用抗衰老健康医学体系推进中国健康服务产业近8年来的发展历程；深入分析了现阶段中国在年龄结构、健康素质、医疗保障、技术支持、管理成本、政策导向、价值理念、民生需求等方面与健康服务产业发展关系上存在的必然联系；指出了中国健康服务产业的基本现状和突出问题；抓住了健康服务产业与抗衰老医学科学之间存在的普遍联系和必然联系；阐明了发展中国健康服务产业的紧迫性与重要性；提出了建立并发展中国健康服务产业的现代理念、基本模式和基本道路；并提供了一套相对完善、切实可行、标准量化、规范严谨、具有可操作性的运行方案。

　　《报告》在科学理解、准确把握国务院颁发的《关于促进健康服务产业发展的若干意见》文件精神，并在推进抗衰老健康医学服务体系在中国的产业化和市场化，加快健康服务产业技术模式的国际标准化，创新具有中国特色的健康服务产业发展机制等方面，具有普遍性示范指导意义。

　　《报告》在产业发展思路上与国务院关于发展健康服务产业的有关精神高度吻合，是对国家经济社会发展战略目标的深层次思考。《报告》强调了以下内容：

一、健康服务产业的阶段重点

　　健康服务业是覆盖人类全生命周期、全产业链的创新型产业模式，在发达国家已经有近30年的产业发展历史，特别是以抗衰老医学为模板的学术产业化发展模式最为成功。国际学术及产业地位较为突出，积累经验较多，投入资源较为丰富，调控手段较为完备，产业模式相对完整。《报告》着重研究了现阶段中国医疗及养老产业在基本保障性健康服务和非保障性健康服务层面存在的主要矛盾，揭示了基本保障性健康服务与非保障性健康服务必须相互依存、相互推进的一般性规律，要求"加大价格、财税、用地等方面的产业政策引导和支持，简化对与衰老相关的功能退化相关的慢性病超前检测、预防及干预护理等紧缺型健康医疗资源的审批手续"，提升和拓展健康养老为中心的健康服务产业的服务范围和模式，鼓励新型业态的发展，为健康服务产业特别是老龄健康服务的可持续发展提供体制机制保障，有效、有序地实现资源的均衡配置及不同业态的均衡发展，从而为老龄群体不同层次的需求提供政策支持。《报告》特别指出，今后8年的老年健康服务产业不应再单一体现"养老""助老"等形象工程或民心工程的特点，而应积极转向现代科学意义上的抗衰老健康服务产业的市场经济轨道。

二、健康服务产业的价值核心

《报告》显示，我国目前健康服务产业仅占GDP的5%左右，而美国2009年已达到17.6%。2010年我国65岁以上人口已超过1亿人，占人口总数的8.87%；2050年65岁以上人口将达到3.32亿人，占人口总数的25.6%。《报告》特别指出，老年病学与抗衰老医学并非同一概念或者同一学科。老年病以与衰老密切相关的疾病为核心，仍属于疾病医疗范畴，但是抗衰老医学却是以健康和长寿为核心的健康医学体系范畴，并非仅仅包括老年病，而是一个涵盖了人体从生到死整个生命周期的现代预防医学科学体系。中国与发达国家在健康服务产业领域的根本差距，不在于养老服务的规模、水平和素质，而在于整个健康服务产业的科学理念、技术模型和产业标准。我国健康服务产业的特征是为已经患病的老年群体提供服务，不仅管理成本高，而且操作难度也大；而发达国家则是通过抗衰老医学技术的全面应用，确保整个社会群体的健康普遍性，即使用现代抗衰老医学科学技术，从预防医学入手，提高群体健康素质，延缓人体衰老，节约国家和社会管理成本。随着人民群众收入水平的提高和人口的老龄化，与健康相关的康复保健、老年护理、健康咨询、健身养生等服务的需求，正由潜在需求转化为直接的、现实的社会性需求，政府和全社会面临的压力越来越大。这种压力不仅来源于财政支出，而且来源于社会伦理。这种压力不仅威胁到国家经济可持续增长，而且还进一步威胁到国家和社会的和谐安定。仅以老年护理服务为例，据初步测算，2010年我国65岁以上老年人中0.5%需要住院治疗，2%需要机构护理，5%需要社区护理。后两部分老人需要护理床位达386.2万张，相当于全国床位总数的80.68%，需要176.76万护理人员，每年需要护理费用达1752.46亿元。今后40年间，医疗护理产业的规模将至少增加2.3倍。如果全部用政府"买单"，理论计算今后40年间政府仅此一项共需支出至少80万亿元人民币，相当于中国2013年国民生产总值的总和。为此《报告》得出研究结论，解决问题的根本出路在于"以政策为导向，有序引入以现代抗衰老医学为核心的健康服务产业模型"。

三、健康服务产业的市场规模

《报告》指出：当代健康服务产业在市场属性上是一个覆盖人体全生命周期的极其庞大、极其复杂的系统性产业链条，而绝非单一的养老工程；在科学属性上，健康服务产业是一个集分子生物医学、现代数学、现代化学、现代物理学、现代人文科学于一体的高端生命科学体系。人体的衰老并非发生在50岁以后。人体的健康和寿命与科学意义上的抗衰老技术干预存在必然因果关系。严格意义上讲，人体的衰老过程从出生即开始发生。从这个理论出发，健康服务产业所覆盖的内容将不仅仅只有养老产业，而是人的整个生命过程。2012年的统计数据表明，我国3岁至16岁的少年儿童总人口约为两亿人。直接医疗费用约计1600亿元人民币（政府财政支出），平均每人约计800元人民币；间接医疗费用（非保障性医疗费用）约为2200亿元人民币，平均每人约为1100元人民币，是直接医疗费用的1.37倍。统计结果表明，无论直接医疗费用的投入，还是间接医疗费用的投入，都未能有效阻止每年5%以上的儿童发病增长率。不仅如此，青壮年人群的发病率同样呈现不断增长趋势。造成上述问题的主要原因在于：我国无论在政府决策层面，还是在临床医学层面，一直认为抗衰老健康服务产业仅仅涉及老年病或者人口老龄化问题，因而长期忽视抗衰老医学科学在全民保健体系中的重要地位和作用；大量财政投入不是用于修建养老寓所，就是用来诊断治疗老年疾病。这种投入产出比不仅在经济学和医学科学层面不尽合理，而且在社会学和伦理学层面也存在诸多不合理之处。"扬汤止沸，莫如釜底抽薪"。与其被动应付人口老龄化和老年问题，不如从根本上改善并提高人的健康和生命素质。在发展现代科学意义上的健康服务产业过程中，引入发达国家抗衰老医学产业的先进理念和先进经验，不仅能够从根本上抑制并改善中国人口老龄化带来的一系列社会性问题，而且极有可能形成国民经济新的增长点和新的市场规模。如果暂时抛开健康服务产业的自然科学属性，而仅仅参照现有经济学和统计学数据，未来8年内，中国的非保障性医疗费用开支总量突破8万亿元人民币确实具有非常可靠的客观依据。养老服务业的贡献将占整个健康服务产业的1/6，其余5/6则由以全生命周期为核心的抗衰老医学健康服务产业提供。以抗衰老医学产业高端医疗项目为例，目前仅上海潜在的市场规模就在每年110亿元左右，到2015年将达到165亿～185亿元，如果考虑到长三角和全国来沪就医的高收入人群因素，则每年至少300亿元。随着我国中等收入者（年平均收入在10万元人民币左右）比重的不断提高和现代抗衰老医学产业素质的不断提升，中国抗衰老健康服务业的市场贡献绝对值在8年内一举超越美国和欧盟的贡献总和，将是轻而易举的事情，2013年美国健康服务产业的市场贡献值约为2000亿美元。

四、健康服务产业的制度建设

《报告》指出：健康服务的提供过程不仅是消费过程和健康需求过程，而且是国民经济再生产和扩大再生产的过程。健康服务业的产品狭义上事关国民健康水平和劳动力生理素质；广义上事关国家政治经济安全。因此，制度建设在整个健康服务产业发展过程中就尤为重要。在现代信息化社会和信息化国家中，任何产品的价值不仅可以用信息数量的多少、信息结构的新旧和信息功能的强弱来衡量，而且还必须用信息所在制度系统的结构功能关系来衡量。抗衰老医学之所以成为整个健康服务产业的核心与龙头，不仅仅在于抗衰老医学容纳的信息不同于其他学科，而且在于抗衰老医学是一套已经被证明成功的国际化和标准化的产业制度规范。从医学科学规范，直至日常生活规范。当前中国健康服务产业的建设与发展缺少的不是资本、不是技术，也不是专业人才，而是制度规范和科学理念。城镇化、老龄化进程的加速和由此产生的多层次健康保健需求，需要的不仅是健康服务产业在规模上的扩大，更重要的是制度的确立与完善，需要的是健康服务产业整体素质的充实与提高。

五、如何发展中国抗衰老健康服务业

（一）理念清晰，以理论指导实践，以传承和创新的发展思路与时俱进

常规的临床医学与当代新兴抗衰老医学在临床医学体系中的联系与区别，简单地说是以急救医学为核心的西医暨疾病医学（事实上西医对与年龄相关的退化性疾病束手无策，因为原因是多重的而非单器官或组织的）与使用前沿生命科学技术及东方古老哲学之术的结合体暨健康医学的区别。这个问题的另外一种表达方式是：传统临床医学与新兴抗衰老医学的异同关系。我们在调研中不断发现这样一个普遍现象，除了有国际留学经历和经常参加国际学术交流的学术精英和院士级的高级医疗人才外，大部分的基层医学专业人群（疾病医学体系中的临床医务人员）对抗衰老医学的学科合理性以及存在必然性持有怀疑态度。他们对现代抗衰老医学的理念和理论不甚了解。即医学科学意义上的衰老和抗衰老理论，是否等同于普通意义或传统意义上的传统临床医学理论？弄清这个关系本质的意义非常重要，以至于不首先解决这个问题，就无法搞清传统医学与现代抗衰老医学的基本定义与基本关系。这也正是现在国内众多将现代抗衰老医学与普通养生保健常识混为一谈的重大理论根源之一。我们通过研究现代抗衰老医学学科奠基者高德曼博士和科莱兹博士等专家关于衰老和抗衰老医学体系的核心理念和研究成果，找到了解决上述问题的合理性答案；同时注意到英国理论物理学家约翰·格里宾博士和美国

物理学家斯蒂芬·温伯格博士关于技术进步、科学发展与学科重建三者之间存在关系的基本思想，并借助这些思想提供的方法论原则，大致整理出解决经典临床医学与现代抗衰老医学相互关系的认识论思路。这个思路在哲学和比较文化学意义上其实非常简单，就是世界抗衰老医学会大中华区主席郭弋概括的四个字：传承+创新。但是，哲学和文化的联系毕竟不能直接代替具体的物质属性和物质存在规律的联系，我们还必须用物质世界自身的语言，对于传承和创新发展关系的形式和内容给出具体的、规范的、标准化的定性描述，以便让每一个医务从业人员首先从不同事物的联系与区别层面，以及事物属性内在的逻辑关联层面，清晰地界定并准确地把握什么是抗衰老医学，以及抗衰老医学与经典临床医学之间存在的必然因果关系。因此，我们必须首先找到二者之间物质精神的逻辑联系，其次，我们还必须找到二者在科学和学科层面的本质区别，否则，我们不仅无法证明自己推崇并坚守的理论的科学性与合理性，而且更无法用科学与理性战胜傲慢与偏见。基本思路设计如下：

1. 现代抗衰老医学之所以是医学科学的一个门类，其中一个非常重要的原因就是因为它的历史来源根植于经典临床医学的基础之上，即经典临床医学是现代抗衰老医学存在的历史必要条件和逻辑必要条件。现代抗衰老医学所依据的直接物质精神条件虽然高于并且不同于经典临床医学，但其认识发生论的现实基础仍然根植于经典临床医学的基本理论。这反映了二者之间存在的必然联系。

2. 抗衰老医学的经验基础虽然起始于经典临床医学，但其基本理念、理论模型、研究对象、实验方法、控制标准、检测规范、价值功能、设计目标和学科属性，几乎都与经典临床医学的现有学科存在本质属性上的不同或区别。经典临床医学学科体系设计的明确理念只有一个，即疾病，或病人、伤员、患者。其研究方法主要依赖于病理学，因此经典临床医学又被称作疾病医学。尽管经典临床医学也研究预防，也强调分子生物层面的医学研究，但迄今为止，全球经典临床医学学科设置中，除了抗衰老医学学科以外，还没有哪一个学科的设计理念是完全建立在超前预测、超前诊断、超前干预、超前预防、个性治疗的现代分子生物学和现代生物力学基础之上的临床医学学科。无论是西方经典临床医学，还是传统中国医药学，都不是现代科学意义上的抗衰老医学。虽然每个学科都在研究衰老的机制和抗衰老的技术，但是它们都无异于"装在一个麻袋里面的马铃薯，虽然数量巨大，但彼此之间并不存在科学意义上的物质能量和信息交换关系，并不存在逻辑意义上的必然因果关系"，因此也就必然不存在预防医学，特别是生命科学意义上的抗衰老属性、抗衰老普遍规律和抗衰老学科特殊性。这是二者之间存在的本质区别。疾病医学的直接价值目标是怎样诊断治疗既成的、现实的疾病；而抗衰老医学追求的则是怎样预测、鉴别、防止疾病。更为重要的是，抗衰老医学的根本目的在于，如何减少、降低、阻止生理性量变指标向病理性质变结果的转化。正是因为这个性质的存在，最终将二者的基本属性和根本属性在医学科学的普遍联系中彻底区分开来。

3. 现代抗衰老医学学科虽然具备保健或养生功能，但那只是这个学科根本属性的表达形式之一，而并非学科的立论基础、全部内容和唯一功能。保健和养生是健康医学和生命科学的价值形式，但不是健康医学和生命科学的本质、过程、方式和具体结构。特别需要指出的是，抗衰老医学不仅与疾病临床医学不同，而且与传统中医药学关于保健养生的理论学说也不是一回事。

4. 抗衰老医学学科是经典临床医学理论在空间上不断延伸、在内容上不断深化、在形式上不断更新的必然结果，同时也是现代病理生理学、现代解剖生理学、现代物理学、现代化学、现代生物学、现代数学、现代信息学、现代控制理论等一系列现代科技文明成果不断创新、相互作用、长期发展的必然结果。没有多元化和多学科理论的创新，没有大量的、持续的、可靠的科技成果积累，以及思想观念的更新与解放，也就不可能有抗衰老医学学科的出现。在这个意义上，二者的联系和区别具有普遍规律性。如果可以借用老百姓的话概括，经典临床医学就是关于如何治病的科学。抗衰老医学就是关于健康长寿的科学，是健康服务产业的核心。传统中医药学就是关于既可以看病，同时又可以长寿的哲学，只不过这个哲学被淹没在自然主义和思辨逻辑的海洋中，因此需要加强其数字化工作。

5. 任何一个学科无论多么重要、多么高深、多么悠久，都无法代替其他学科存在的必然性与合理性，都不能脱离特定的时间、空间、物质、信息以及精神文化条件，而且都必须遵守普遍联系与特殊规定性之间内在逻辑关联的规则。任何一个学科都有其存在的边界条件。世界上并不真的存在所谓"博大精深、源远流长、无所不包且无所不能"的科学或学科。经典临床医学虽然正确揭示了健康与疾病的因果关系，概括了疾病的本质及其变化规律，但是这种对于因果关系、疾病本质和变化规律的理论解释以及逻辑论证的绝大部分内容，在科学层面上存在如下局限性：（1）疾病与健康的因果关系比较直观简单，系统性参数较少，并多以组织形态学和细胞学为其理论依据。（2）学科内部各个分支间横向联系明显缺乏逻辑支撑，彼此相互脱节。神经学科研究的内容不仅与妇产科或小儿科没有直接的联系，而且与其他临床学科几乎也没有多少本质联系。（3）对本质和规律的表达，无论是健康还是疾病，所有结论均不具备生命科学意义上的根本属性、根本规律性、根本决定性和根本因果关系性。尽管经典临床医学也强调对于生命状态的预防和预测，但由于决定各个分支学科的基本理念取决于组织形态学和细胞学，而不是取决于分子生物学、基因学和遗传学，以及由这些学说构建的有机信息控制系统，所以经典临床医学在本质上属于疾病医学，属于生命科学链条中的一个环节、一个层面、一个阶段。如果我们足够理性、足够冷静，还可以由此得到如下结论，即经典临床医学研究的不是生命的本质，而是生命过程的其中一个现象。这个说法可能有损于一些人的自尊，但却有利于科学的进步和文明的发展。这样的比较结果并非是对经典临床医学的否定，恰恰相反，是对经典临床医学科学地位与作用的肯定与尊重。疾病医学与生命科学的终极目标都是为了人的健康和尊严，都是科学发展与文明进步的必然结果，二者之间并不存在谁比谁更加优越、更加高贵的区分。二者在价值比较层面的区别仅仅在于它们的适用范围和具体对象。理念的不同，方法论的不同，研究方式的不同，乃至于结果的不同，只是因为学科设计的根据和具体属性反映的事件层面有所区别，而不能成为相互取代的理由或借口。

6. 当我们在世界观和方法论层面取得基本一致的认识后，现在可以用具体的学科语言概括现代抗衰老医学的核心内容。按照世界抗衰老医学会主席高德曼总结的抗衰老医学技术理念，我们做出如下基本概括：（1）抗衰老医学是关于人体生物机制与健康关系及其变化规律的临床医学科学。（2）抗衰老医学研究的核心对象是人体衰老的条件与人体健康长寿之间的内在因果关系。（3）抗衰老医学是建立在现代分子生物学、基因工程学、遗传工程学、生物力学、临床药学、营养工程学和社会心理学等现代科技成果基础之上的主流、独立临床医学学科。抗衰老医学的临床医学基本理念是超前预测、超前诊断、超前预防、定量监控、提前干预、个性定制。抗衰老医学与经典临床医学的本质区别在于，抗衰老医学解决的问题是人体未来健康的发展趋势；而经典临床医学解决的则是人体现实的疾病状态。抗衰老医学揭示的是生命本质和生命过程中更深层次的结构功能规律；而经典临床医学揭示的则是人体组织形态生理与病理关系的浅层次规律。抗衰老医学与传统中医药学养生保健理论的本质区别在于，抗衰老医学是建立在定量分析和数字化测量控制条件下的精确生命医学科学；而传统中医药养生保健医学则更加趋向于某种富于思辨哲学想象力的日常生活经验。（4）抗衰老医学的价值理念并非确保人的生命永不衰老、与疾病无缘；而是借助确切的、可控的、可测量的精确信息控制技术，尽可能推迟生命衰老的启动时间和启动程序；并且有效抑制、阻止、遏制、限制病理性因子对健康程序做出修改，将人类生理年龄（健康寿命和青春寿命）最大化。长生不老、红颜永驻，以及妙手回春等神话，只存在于传统中医药学说自我表扬的文学想象中。但是那并非理性与科学，而是玄学或者神学。（5）抗衰老医学临床技术模型主要是：①生物标志物检测及其超前检测技术；②同源性激素替代疗法以及神经–内分泌干预技术；③个性化营养素平衡技术以及定量程序控制物理医学干预技术；④免疫功能调节及其免疫干预技术；⑤代谢产物处理技术，即排毒技术；⑥干细胞修复及组织器官克隆置换技术；⑦基因分析、基因修复以及基因重组技术；⑧端粒酶延长及再造技术；⑨纳米重构抗衰老药物微环境工具技术；⑩神经脉冲连续、延续及其存储技术。上述10类技术模型彼此之间存在必然因果关系，并且共同构成了现代抗衰老医学学科的理论基础和技术基础。这个特征在经典临床医学体系中是没有的，或者是孤立存在的。

7. 抗衰老医学不是临床医学科学的终结，而是以信息控制技术为工具的现代分子生物技术在临床医学领域的开始。这是一个新兴的临床医学学科。300多年前，临床医学学科在设置上仅有一个基础学科和不超过五个应用学科，但是现在却多达几十个。这是社会物质文明生产方式变革、科技文化进步和市场供求关系共同作用的必然结果，而不是政府行政命令和行政管理的必然结果，更不是少数专家和权威简单意见决策的结果。

8. 抗衰老医学本质属性的边界条件虽然包括经典临床医学学科研究的部分内容，但并不能直接代替经典临床医学学科的核心属性与核心职能。预测、预防、提前干预生命的某些属性和某个进程是抗衰老医学的事情；而直接解除急症疾病的威胁，依然是经典临床医学的天职。

9. 衰老的定义并非单一指向生理年龄的某个界限或阶段，而是特指在分子生物物理和分子生物化学层面，生命存在、发展、运动、变化过程中出现的衰退现象及其本质属性。

10. 抗衰老的科学意义无论在过程上，还是在结果上，都不是依赖单一理论或者单一技术能够正确解释的。这不同于中医药学说的思辨特色。虽然中医药学也讲辩证法，也讲综合施治，但其经验模式中固有的非理性成分注定其并非抗衰老医学学科的最佳选择。

11. 在经济核算模式上，抗衰老医学与经典临床医学和传统中医药学相比较，具有显而易见的独特发展优越性。如果我们能够在生命的本源层面提前预测、预知并精确控制、防范疾病的发生与未来趋势，那么，我们还有什么理由花费巨额资源等待疾病的到来呢？没有病总比有病要好；防病总比治病要合算；非致命性疾病总比致命性疾病要容易解决；健康快乐地活着总比忍受疾病的煎熬要节省资源，更具生产力和贡献力。这是现代抗衰老医学的价值核心与抗衰老学科存在的真实意义所在！

（二）引入社会力量

国务院常务会议指出，"在强化政府责任、保障基本医疗卫生服务需求的基础上，大力引入社会资本，着力于增加供给，以确保质量为核心，依靠改革创新，努力将健康服务业发展为促进经济转型升级的重要抓手。""只有通过改革创新，广泛动员社会力量，才能在现有的产业链基础上改善民生、进一步扩大就业、促进相关产业发展，"为我国经济结构调整、加快建成小康社会进程注入新的力量。

（三）创造公平竞争环境

要引入社会力量，就必须解决公立健康机构与民营健康机构的不公平竞争关系和环境。将公立及民营健康机构的服务功能区分并明确定位。两者不应成为竞争关系而是互补关系，即公立健康机构提供"保障性"医疗服务，而民营健康机构提供"非保障性"医疗服务。将服务功能、服务内容、从业人员的职业规划、市场预期等多方面明确化、化解矛盾，才能保障民营健康服务机构的原动力，以吸引更多的专业人才及社会资本参与。否则，民营医院对医疗专业人才不具备吸引力，陷入没有专业人才，就不能提供专业医疗服务的窘境。现在虽然提倡医生"多点执业""自由执业"，但"多点执业"需要院方审批，而不是简单备案，所以实施起来困难重重。相比之下，体检等健康管理服务似乎更易推进，但是由于大型医疗设备管理采取行政准入制度，决定权既不在资本层面，也不在医疗层面。医疗设备的缺乏极大地限制了民营医疗机构整体健康服务水平的发挥，而公立医院却在大量占用医疗设备资源搞体检业务"创收"，但仅靠传统体检和传统医学模式又无法实现全方位健康干预，不能形成完整的抗衰老医疗服务模式。健康服务产业政策的制定不仅需要规划，而且必须界定不同医疗健康服务机构的性质和功能。对于专业化程度低和利润空间大的领域，应首先对民营资本和社会力量开放，通过市场竞争，满足社会多层次和多样化的需求。这是"鼓励和引导社会资本发展医疗卫生事业"的切入点。

（四）规范市场秩序，完善制度建设

再多再好的资源如果没有制度的保障都有可能转化为混乱无序的负能量。这是我国自改革开放以来长期困扰市场经济健康发展的突出问题。市场配置资源绝不等同于放任自流。"看不见的手"必须要用"看得见的手"加以调控，否则必将反复出现"一放就乱，一乱就收"的尴尬局面。健康服务产业长期发展的内在动力固然在于市场供求关系，但是这种关系的相对稳定性和长期效益性，无论在宏观层面还是在微观层面，都必须依赖于市场管理制度和行业标准规范。目前我国健康服务产业市场的现状不容乐观，各种"伪科学健康理论"，各种假冒伪劣的所谓"健康产品"，甚至公开的商业欺诈宣传充斥健康服务业市场和公共媒体，不仅极大地侵害了消费者合法权益，而且败坏了健康服务产业和抗衰老医学科学的信誉，导致市场对健康服务产品和抗衰老医学产品的普遍怀疑与信任危机，严重阻碍了中国健康服务产业的市场化进程。从根本上解决健康服务产业市场无序化的关键是：加强政府对健康服务产业市场的监管；加大关于现代科学意义上抗衰老医学科学知识的宣传与普及；制定行业准入制度，确立行业管理规范；引入国际化认证标准；通过立法加大对于各种"伪科学"产品（包括知识产权作品）的惩处力度，等等。

（五）建立具有中国特色的抗衰老医学健康服务产业链

1. 围绕现代抗衰老医学科学的核心理念和技术标准，在临床医学层面充分发挥公立医疗机构的主渠道作用，全面调动非公医疗机构的市场化作用，首先建立一个适合中国人身心健康实际需求的抗衰老临床医学保障体系和医学认证体系。

2. 在全面实行"医药分开"的医院管理模式下，制定新的管理法规，直接将抗衰老医学产品的研发、制造和生产流通环节纳入国家食品和药品行政监管机制。

3. 国家教育设置抗衰老医学学科，并允许有合法资质和合法授权的非公医疗机构和健康医学管理机构有偿经营抗衰老医学学科的教育、培训和专业认证业务。建立深入的国际合作模式，直接、持续地引进国际抗衰老医学的先进理念、前沿技术、人才培训和以人为本的管理体系。

4. 在确立并完善相关法律、行政法规和行业标准规范的前提下，适当放开健康服务产业链条下游的准入门槛，如家庭护工、设备维修、普通服务等，增加就业机会和岗位。涉及抗衰老医学餐饮和食品的企业例外。

5. 建立国际标准化规范的抗衰老医学专业非常规体检的超前检测及干预门诊体系，将抗衰老专业体检常态化，检测指标数量和对比值为健康对比值，而非常规体检的疾病对比值，并将超前检测纳入公共医疗卫生保障体系或非保障性医疗体系中，以保险公司设计的新兴保险险种为结算方式。

6. 鼓励各类人寿保险直接进入抗衰老医学健康服务产业，通过产品创新和机制创新参与健康服务产业的经营和市场利润分割，减轻政府财政压力。

7. 建立统一的抗衰老医学市场宣传机制，通过健康教育形式推进，但仅仅允许经国家级市场行政管理机构核准审批的公立医疗机构和非公立医疗机构介入。除此之外，任何医疗机构和非医疗机构均不得介入。建立公开的标准化医疗和健康旅游（包括国际医疗旅游）体系，规范收费价格标准和服务标准，无抗衰老医学认证授权资质的旅游机构不得进入该领域。

8. 建立一套完备的抗衰老医学健康服务产业法规体系，重点包括：行业责权确立、法人治理结构、服务标准规范、价格审评程序、医患责任界定、纠纷处置办法、知识产权保护、利税征缴比例、产业激励模式、违约责任处置，等等。

9. 健康服务产业不仅可大幅度提高就业率，同时产业的成熟与发展需要合格人才，人才培养是产业可持续发展的保障。健康服务产业是关系到"生命"的大事，合格人才极度缺乏，极大阻碍了产业发展及服务质量。只有实现产业发展与人才培养的互动，针对产业需求培养应用型、复合型、国际化的专业人才，才能实现两者的良性循环。当前国内开展健康服务产业人才培训的机构很多，但是形成一定规模和系统的规范化培训机构有限，其中高级健康产业管理人才培训以中国人民大学培训学院-健康管理学院的"健康管理硕士（HAS）"研修班影响最大。此外，根据教育部《2011—2020中国教育改革发展规划纲要》的精神，执行人力资源和社会保障部"全面提高劳动者职业技能水平，加快专业技能人才队伍建设，加速职业教育服务行业发展"的任务，在国家相关部委的大力支持下，中国抗衰老医学教育网率先应用互联网教学手段，凝聚健康服务业智慧，汇聚产业力量，实现教育与产业合作，搭建健康服务产业高技能人才培养与输送平台，配合政府部门的监管，全面提高健康服务从业者的整体素质，积极推动健康服务产业全产业链合格人才（如抗衰老咨询师、功能营养师等生命健康管理领域从业人员）的职业规范化培训及抗衰老医学技术服务标准的建立。我们相信，目前正在筹备引进的世界抗衰老医学会国际认证项目将是中国健康服务产业与国际抗衰老产业接轨的一条通道，未来通过资源共享、共同发展，能够合力推进中国健康服务产业健康有序持续发展。

（六）加快顶层制度设计的配套改革

数据显示，2013年我国大健康产业规模接近2万亿元，如果包括医疗卫生开支接近4万亿元，到2016年"十二五"结束时，我国大健康产业规模预计将接近3万亿元，将达到全球第一。据统计，2012年我国民营医院诊疗人次只有2.5亿，占总数的9.8%。中国的健康服务业亟待建立公开、透明、平等的准入制度，大力支持和鼓励社会资本提供医疗卫生服务，逐步让具备条件的境外资本设立独资医疗机构等举措将提高医疗服务能力，弥补政府办不好、办不了的领域和地区，形成优势互补的多元化格局。"制定和完善有关政策法规，规范社会资本包括境外资本办医疗机构的准入条件，完善公平公正的行业管理政策。""鼓励社会资本依法兴办非营利性医疗机构。形成公立医院与非公立医院相互促进、共同发展的格局。"目前，在大政策明确的情况下，还要有涉及卫生、劳社、医保、民政和残联等多部门间的资金扶持和配套政策支持，从而帮助人民群众获得医疗、保健、养老、护理和康复服务，促成健康相关产业的发展。

尽管目前我国健康服务业仍处于发展的初级阶段，但是通过积极引进国际先进的成功经验和产业发展模式，在其基础上不断改革创新，广泛动员社会力量，以及政府各项举措的逐步完善和推进，中国健康服务产业将释放出巨大红利，从总体规模到发展模式上均能够实现巨大飞跃。新一届政府实现人民群众对健康、长寿、幸福的美好期待目标是能够实现的。

前 言
抗衰老健康医疗服务产业与中国的发展

罗伯特·高德曼　段心强　朱敏

摘要:

人口老龄化与全民医疗保障是所有国家面临的社会性问题。1992年，医学专家发现了人类衰老机制与识别机制存在着普遍性因果联系，提出了现代抗衰老健康医学理念，将常规临床医学、医学营养学、运动医学等生命科学研究成果及临床技术进行整合，建立了抗衰老医学学科，并将其产业化。抗衰老医学产业在23年间为美国政府节省了可观的医疗开支，健康服务产业就业人员高达17%；到2012年，美国抗衰老医学产业直接创造的产值高达2500亿美元。

中国正处在社会人口结构、经济结构转型和深层次改革的重大历史关头，但却面临人口快速老龄化、成熟劳动力快速减少和医疗保障资源不足的巨大矛盾。本书作为国家健康服务产业的首部蓝皮书，在"总论"篇中将抗衰老健康医疗服务产业进行了阐述。作为全书的基础，"理念创新"篇对中国老龄化现状和抗衰老医学理论基础进行了简要介绍。健康服务产业是以技术和技术规范为基础的实体产业。"技术创新"篇是企业生存和品牌化的核心。"战略发展"篇中以核心技术和产业化价值为重点。中国借鉴抗衰老健康医疗服务产业在发达国家的成功经验，以中国国情为发展宗旨，对中国的抗衰老健康医疗服务产业的形成、发展战略及规范等内容进行了分析，提出了以生命科学技术规范为标准、以宏观政策为导向、以行业自律为保证、以市场需求为动力的健康医疗服务产业模式。

关键词:

健康服务　抗衰老医学　科技产业化

一、中国对抗衰老医疗健康产业的需求

世界人口专家调查发现：全球老年人口的增长速度远高于出生人口的增长速度，全球人口每年以1.7％的速度增长，而65岁以上的老年人则以每年2.5％的速度增长。2000年全球60岁以上的人口为6亿，2050年老年人将达到20亿。世界有关部门的统计还传达出另一个信息：全球老年人口的增长速度远远高于青年人口的增长速度。据该部门科学推算：到2018年，人类历史上将第一次出现65岁以上的人口比5岁以下的人口多的状况；到2050年，发达国家60岁以上的人口将与15岁以下的人口同样多。

世界各国陆续敲响"人口老龄化"警钟。日本20世纪50年代还是人口年轻化国家，但今天已经成为老龄化最严重的国家之一；美国的劳动力大军也正在加速老化，2000年老年人已经多达8.1万人，到2020年，美国的百岁老人将达到21.4万人；到2050年，美国的百岁老人将超过100万人。"婴儿潮"一代人是美国发达的创业人，他们拥有美国70％的财富、77％的金融资产，然而现在他们大都已是六七十岁的老人。欧洲各国人口的老龄化问题更加严重，以法国为例，6500万人口中，有20％是65岁以上的老年人。迅速增长的老龄人口，在生活、健康、医疗等方面必然需要大量的经济供给，这就给国家、社会和家庭带来越来越沉重的负担。在这些国家，每个生产者养活的人数正在成倍增加；劳动力年龄结构逐渐老化，严重影响着生产效率和经济发展；社会保障费用随着老龄化人口的增加，给政府和社会带来日益沉重的财政负担。

据美国医疗保险和救助中心（CMS）最新年度报告显示，仅因老龄化而出现的退行性疾病——心脏病、肿瘤和脑卒中三种疾病，就吞噬掉美国50％的医疗保健预算，导致各级政府陷入财政危机。欧洲的老龄化问题导致债务危机愈演愈烈，希腊面临的巨大经济困难，其中一个重要原因就是人口老龄化严重；法国由于老年人口比例很高，其养老体系又比较完善，政府财政不堪重负，举步维艰。德国柏林人口与发展研究所所长莱纳·克林霍尔茨（Peiner Klinholz）感慨地预言：欧洲是全球老龄化问题最突出、危机最严重的地区，预计2020—2050年欧洲将迎来人口老龄化危机的大爆发。日本政府因为人口老龄化而感到经济负担沉重，相当一部分老年人的生活在贫困线之下，全国60岁以后被迫坚持工作的老人已达到1100多万。

中国人口老龄化面临的严峻形势。中国人口老龄化发展的趋势越来越严峻，从2000—2007年，60岁以上的老年人已经由1.26亿增长到1.53亿，占全国总人口的比例已从10.2％增加到11.6％。中国有个很大的特点是人口总量很多，一个不很高的比例就是一个很大的绝对数。比如全国总人数中11.6％的老年人，就占到全球老年人总数的21.4％，相当于欧洲老年人口的总和。中国老龄化人口增长的另一个特点是速度快：60岁以上的

老年人年平均增长率为3.2%，是总人口增长率的5倍。据有关专家预计，到2020年，中国的老年人口将达到2.4亿，占总人口的17.17%；到2050年，中国的老年人口将超过4亿，老年人在总人口的比例将达到30%以上，占世界首位。中国还有一个特点：由于历史原因，中国人整体身体素质较差，患病率较高。全国24个省72个检测点的年报显示：每年新增肿瘤病例约为312万人，平均每天新增疑似病例8550人——全国每分钟就有6人被确诊为癌症。

中国人口老龄化的不断加剧，给国家和政府造成了越来越大的压力。据有关部门报告显示，1990年中国每100个劳动年龄人口抚养13.74个老年人；到2025年，每100个劳动年龄人口则要抚养29.46个老年人；到2050年，每100个劳动年龄人口就要抚养48.49个老年人。2004年，中国基本养老保险支出总额已达到3502亿元，比2000年增加65.5%，仍然不能满足需要，致使中央财政基本养老保险的补贴攀升到522亿元。另外，中国老年人的医疗卫生消费也越来越大：2004年基本医疗保险支出多达862亿元，比上年增长31.6%，还是存在很大缺口。以养老床位为例，全国共有各种养老床位120.5万张，平均每千名老年人有床位9.6张，而发达国家平均每千名老年人已有床位50~70张，差距还相当大。而到2012年，我国养老状况依旧不容乐观，各方面养老缺口呈现空前的扩大趋势，2011年年底，我国各类养老机构中可使用的床位约为315万张，仅占老龄人口总数比例的1.77%。截至2012年年底，我国老龄人口已达1.93亿，占到全国人口总数的14.3%。

现代社会亚健康人群日益增多，据统计，中国处于亚健康状态的人已超过7亿，占全国总人口的60%~70%；全国老龄工作委员会办公室2006年2月23日发布的《中国人口老龄化发展趋势预测研究报告》指出：中国1999年进入了老龄化社会，目前是世界上老年人口最多的国家，占全球老年人口总数的1/5。而且，一方面不少家庭面临"因病致贫"或"看病难"等一系列问题；而另一方面需要国家支付的医疗费用也在不断增加，已成为国家财政的巨大包袱。如何让亚健康向健康转化？如何降低老年人高血压、糖尿病等慢性病的发病率？如何杜绝因病致贫现象的出现？必须转变传统临床医学观念，从治疗疾病为主向维持健康为主转变，重预防、"治未病"，使人们逐步形成维护健康的意识，并了解其方法和措施，尽最大努力不得病或少得病，摆脱疾病的困扰，掌握健康长寿的主动权。

中国党政领导人十分重视这一问题，已经采取许多有效的措施。中共中央前任总书记胡锦涛同志在十七大报告中提出："健康是人全面发展的基础"。中国"十二五"规划中提出："十二五"期间我国人均预期寿命提高一岁，已将"健康服务产业的大力发展"作为重要内容载入了国家战略规划。现任中共中央总书记、国家主席习近平在2013年会见参加全国群众体育先进单位和先进个人表彰会的代表时强调："人民身体健康是全面建成小康社会的重要内涵，是每一个人成长和实现幸福生活的重要基础"。习主席亲自深入到健康服务产业基层，向相关企业了解医学信息化等新技术在健康服务产业发展中的作用，亲自过问和支持中国健康服务产业的发展。国务院总理李克强在2013年8月主持召开的国务院常务会议上明确指出：健康服务业包括医疗护理、康复保健、健身养生等众多领域，是现代服务业的重要内容和薄弱环节，要积极研究部署促进健康服务业发展。会议强调，要在切实保障人民群众基本医疗卫生服务需求的基础上，充分调动社会力量，加快发展内容丰富、层次多样的健康服务业。在中共中央领导下，改革开放30多年来，我国人口老龄化政策及法律保障体系正在经历探索、发展和完善三个阶段，从2001年国务院印发《中国老龄事业发展"十五"规划》到2006年全国老龄工作委员会印发《中国老龄事业发展"十一五"规划》，再到2011年，国务院印发《中国老龄事业发展"十二五"规划》等一系列纲领性文件，标志着我国老龄化政策已经逐步系统化和体系化。现有的老龄政策体系已经涵盖了养老保障、老年医疗、为老服务、老年人文化教育、老年人社会参与、老年人权益保障等领域。面对越来越严重的普遍性健康危机和低素质的医疗产业现状，特别是相对于欧美发达国家先进的健康服务产业模式，中国仍有非常巨大的发展空间。以抗衰老医学技术为核心的健康服务产业对于中国社会的和谐、稳定和发展具有非常重要的社会意义。

提前采取战略措施，寻求一种科学的办法，延长人具有生产力的年龄，尽可能保证生命质量，从而大量节省因为人体功能衰退所发生的医疗成本，为国家、社会和家庭减轻经济负担和精神负担，避免可能引发的金融危机和经济危机，以利国家长治久安。

据世界卫生组织统计：人一生中的医疗费80%以上花费在临终前的2～3年中。而新兴抗衰老医学正是通过早期检测、早期预防和早期个性化治疗与功能性衰退而引起的各种疾病，延长具有生产力的年龄，使人们幸福地活着，从而减少国家和社会资源的不必要浪费。发展抗衰老医学健康服务产业，是解决人口老龄化危机带来诸多问题的科学对策。国家、社会、家庭需要抗衰老医学由一门科学转化成为现实的生产力。因此，抗衰老健康医疗产业无论对于中国的产业转型、经济增长，还是技术进步和社会安定，都无疑是非常重要的。抗衰老医学体系不仅是中国医疗卫生体系的有益补充，而且是中国健康服务产业发展的内在动力，并将对中国社会未来20年的发展产生积极深远的影响。

二、抗衰老健康医疗服务产业的两大直接功能

抗衰老健康医学技术产业化是抗衰老医学对医疗模式的革命性创新。1992年，美国的高德曼博士、科莱兹博士等12名医学专家在芝加哥开会，对一些崭新的医学现象和自己触及的医学现象进行了广泛的探讨。在探讨中，他们发现衰老相关病情况的不断

恶化与医学界对其识别能力的脆弱，已经明显地增加了政府、社会和家庭的负担。到2025年，全球人口将达到80亿以上，而65岁以上的老年人将达到8亿多，到时许多国家政府、社会和家庭将感到巨大的经济压力。而迅速采取安全有效的诊断和治疗流程，从根本上提高人类寿命延长后的生活质量，减少人们年老以后的医疗费用，延长人类的健康寿命及青春寿命将是维持社会稳定有序发展的头等大事。针对这个普遍趋势，他们提出：21世纪的医学将从"疾病医学"向"健康医学"发展；从重治疗向重预防发展；从针对病灶的对抗治疗向整体治疗发展；从重视对病灶的改善向侧重人体生态的改善发展；从群体治疗向个体治疗发展。从生物治疗向心身综合治疗发展；从强调医生作用向重视病人的自我保健作用发展；在医疗服务方面，则是以疾病为中心向病人为中心发展等一系列新的医学科学理念。概括起来就是：将医学科学的重心从"治已病"向"治未病"转移。以人的健康为研究对象和实践目标的健康医学将是未来医学发展的方向。

"抗衰老医学"学科以及以抗衰老医学为核心的健康医疗服务产业就此应运而生。

（一）抗衰老健康医疗服务产业能够延长人们的健康寿命和青春寿命

抗衰老医学是一门新兴的医疗科学，它与传统医学在理念上有着根本的区别。传统疾病医学是被动地治疗已经发生的疾病；抗衰老医学是主动预防还没发生的疾病。这是西方先进医学之技与东方医学之术有机结合的必然产物。抗衰老医学的科技特点是：利用先进的医疗干预技术达到减缓、逆转人类衰老的生物过程及其导致的疾病和功能退化；其产业特点是：将生命科学技术、生物医学技术和计算机技术应用于健康服务产业，通过有效提高人体生命活力和寿命，实现经济增长、国家繁荣和社会稳定的目的。

1. 被实践证明安全有效的医学和科技成果

美国哈佛大学公共卫生学院的研究人员在社会调查中发现：健康的生活方式能够延长人们有生产力的寿命。他们发现，居住在美国新泽西州博根郡的亚裔女性，平均寿命达到91.1岁，而居住在南达科塔州的原住居民——尽管得到政府的免费或者医疗费用很低的医保服务，平均年龄也只有66.5岁。两者的主要区别在于：新泽西州博根郡人利用先进的生物医疗技术进行超前预防，其中包括预防检测、疾病早期检测、积极的干预和良好的营养，而南达科塔州人没有或者非常缺乏这些措施。据此，抗衰老医学专家们对预防检测、疾病早期检测、积极的干预和良好的营养进行了深入的研究和探讨，形成完善的更加有效的医疗技术，并将之应用在抗衰老医疗实践中。另外，英国剑桥大学研究小组发现，健康的生活方式可以延长人的寿命：剑桥大学医学院凯伊·提·许（Kay-Tee Khaw）教授与同事对2万名45~79岁的受试者进行了13年的跟踪，对这些人的生活方式进行了调查研究，对他们血液中的维生素C的含量进行了检测，了解这些人每天水果和蔬菜的摄入量，而后对他们的生活方式进行了从健康到不健康由高到低排列的得分评估，发现那些健康生活方式得分最低的研究对象的死亡概率比生活方式健康的人的死亡概率增加了4倍，健康生活方式得分最低的人与比他们大14岁的健康生活方式得分最高的人的死亡概率相同。抗衰老医学专家对这些事实进行研究分析，得出自己的结论，认为健康的生活方式必须具备四个条件：

（1）没有抽烟的习惯；（2）每天保证大量水果和蔬菜的摄入，提高抗病能力；（3）适度饮酒，防止酒精对身体的危害；（4）锻炼身体，增强身体素质。

这种健康的生活方式在抗衰老医学进行分析总结并得到广泛推广，使很多人改变了不良的生活习惯，对于延长人们健康、延长寿命发挥了十分显著的作用。

2. 在生活实践中发现、研究和寻找对健康长寿有显著效果的技术革新和解决方案

美国全球医科与公共健康大学校长、西点军校校董伯纳德·勒克夫（Bernard Burn Loeffke）将军退役前为美国陆军高级军官，他的研究团队发现，适当锻炼身体能够使人体神经元和神经网络增长，有利于延长人的健康生命。于是，他们进行研究、实验，发现一定强度的体育锻炼能使人体生长神经细胞生长所必需的关键物质——激素增加，这种激素能够阻止和逆转因为身体衰老而导致的神经细胞受损和减少。他本人亲自实践，直到76岁时，每天还坚持跑步3英里，通过间断性的短距离冲刺跑等自然的方式，使体内人类生长激素得到提升，保护了大脑健康。为了推广这一科研成果，他在大学里制定一个培养"赤脚医生"的计划，通过这些"赤脚医生"传授给民众一些预防医学和知识、诊断方法，在保证人们身体健康，延长人类具有生产力和生命活力的寿命方面，取得非常好的效果。

3. 从医疗实践中提出问题，大胆探索，勇于创新，不断创研的抗衰老医疗新方法

美国著名的运动医学康复专家詹姆士·史道克森（James Stoxen）医生针对为什么专业运动员可以跳过7英尺高的标杆或者连续跑上50英里而不需要休息，而有些人却无法进行普通的慢跑、行走、举重物，甚至不能毫无疼痛地从椅子上站起来等现象，拓展传统的医生思路，从机械、解剖学、物理学逻辑出发进行思考，然后将一些新观点与他多年治疗、训练优秀运动员的经验结合在一起研究，创立了令人惊喜的理论——人体弹簧理论。这种人体弹簧系统的概念既打破了遭受病痛和改善健康的藩篱，还突破了医疗从业人员之间的壁垒。这种疗法不需要吃药，不需要使用洗剂或背诵祷文，也不需要没完没了地登门拜访专家，它可以为全球数以百万计饱受慢性疼痛折磨的人解除困扰，帮助人们减缓衰老的速度，还可以帮助人们改善运动能力、人体性能。这种方法已经被美国、日本、中国、马来西亚、西班牙、德国、印尼、巴林、阿联酋、印度、墨西哥、巴西、哥伦比亚、南非等国家的医疗组织和机构引进，收到非常积极的反馈。

4. 针对大众特别是老年人因为功能衰退而出现的疑难病症，探索新的医药和新的治疗方法取得良好的抗衰老效果

集中力量利用生物医学科技，如干细胞技术、克隆技术、纳米技术、人造器官技术、神经脉冲连续系统技术，治疗老年衰退性疑难病症，主要攻克与老龄化相关的癌症、心脏病、脑血管病、肺病、糖尿病和肝肾疾病，等等。针对癌症，目前国际先进技术已经从放化疗、手术等传统临床医学技术发展到使用先进的生命科学和生物技术运用于临床工作中，安全性及临床效果大大超过传统的医疗诊疗方法。目前这种无毒、无副作用的临床方式已经有800多种，如国际著名生物癌症研究和治疗专家斯坦尼斯洛·博金斯基（Stanislaw R·Rurzynski）在医疗实践中发现，人类的血液和尿液中有一种肽类物质和癌症有关。于是，他潜心研究和实验40年，发现这种东西的作用机理是作为分子开关，能够将活跃异常的致癌基因的开关切断，抑制致癌基因增长，同时还能把抑癌基因的开关打开，加速癌细胞的死亡。这种物质在消灭癌细胞的同时，又不妨碍健康细胞的生长，是一种不破坏正常细胞只对癌细胞产生治疗作用的癌症生物治疗方法。博金斯基把这种物质称之为"抗瘤酮"，利用这种物质对来自世界各地的上万名癌症患者进行治疗，其中涉及50多种不同类型的恶性肿瘤，包括乳腺癌、结肠癌、肺癌、前列腺癌、头颈部癌、脑癌、卵巢癌、胰腺癌、食道癌、肝癌、肾癌、膀胱癌、恶性黑色素瘤和淋巴瘤等，都取得了满意的治疗效果。现在市场上对脑干胶质瘤的治疗是放射治疗，但它的两年后的存活率仅有7％，5年后没有存活者。而博金斯基用抗瘤酮治疗，却把两年后存活率提高到49％，5年后的存活率达到31％，最长的存活时间长达30年。这些癌症患者已与常人一样，并具有生育能力。总之，抗衰老健康医学服务产业链范围广，技术要求高，包括超前检测、主动预防、个性化治疗、动态监测，不仅已使癌症等许多原来的"不治之症"变成了可以治愈的疾病，同时通过发展医疗信息物联网给人民提供更加方便，安全有效的延长人类健康寿命及青春寿命的方法。

（二）抗衰老健康医疗产业是新一轮经济增长的驱动力

根据全国老龄办方案预测，到2050年，随着我国老年人口所占比重升至34.1％，全国衰老相关慢性疾病病例个数也将涨至5亿例左右。老龄化进程的加剧为国家带来的可见的经济负担将不可逆转，而且随着我国老龄化程度的加剧，人口红利的进一步丧失，应对老龄化问题的人力成本也将持续增大。但通过贯彻可持续的发展观念和科学的发展手段，预期能够有效降低应对老龄化经济与社会负担所产生的成本。通过组织抗衰老医学专家进行科研，并且能够及时把先进的科研成果转化成为人们健康长寿服务的具体医疗实践。有效的预防措施使人们的患病率大量减少；在经常检测中有效地对即将发生的疾病进行及早的医疗干预，使许多疾病不能发生；对已发生的疾病进行个性化的治疗，等等。因此，抗衰老健康医疗产业的形成和发展，不仅能够延长人们具有生产力和生命活力的寿命，而且还将节约大量医疗费用，减轻各级政府沉重的医疗费负担，有效地卸除社会身上繁多的医疗包袱，明显地解除老人医疗给家庭带来的经济困扰。

许多抗衰老医学治疗方法能够节约的医疗费开支量化过程需要更多的数据及比较学调研和研究，这里只根据国际抗衰老医学组织及专家在向美国奥巴马政府提交的《12点医疗保健可行计划》（*The A4M Twelve-Point Actionable Healthcare Plan, A Blueprint for ALow Cost, High Yield Wellness Model of Healthcare by 2012*）中已经推算出的数据，来说明抗衰老产业能够节约的医疗费用。"12点计划"可为美国政府在约3年的时间内节省3.64万亿美元（约合人民币22.28万亿元），并预计可为美国公民将"健康寿命"（healthylifespan）延长最多29年。中国如能将"12点计划"中所设计的12点具体可行的建议在结合具体国情后进行实际应用和操作，预计将节约的医疗保健支出将是十分惊人的数字。具体到每项建议如下：

（1）加强和推广医护点检测，建设配备必要检测设备的体检中心（检测数量及比较值与目前国内的体检中心或健康管理中心不同，国内的体检中心或健康管理中心实际的检测指标为常规体检，比较值为疾病与否的比较值，对超前检测、主动预防的临床指导意义非常有限，对后期的干预方法及其缺乏），通过新型设备和检测技术的使用，减少检测总成本，从而达到进一步降低疾病诊断难度和诊断的时间、人力成本的目的，就近体检，分散公立医院体检部门压力。在美国，现已有心脏病标志物、葡萄糖水平、血凝固、胆固醇以及药物滥用的精确有效的检测医护点进行运作。同时利用专业人员和技术的配备，在体检中心进行简单快速的诊断和治疗，可减少公立医院医生和其他医疗人员的工作时间，进一步节约医疗系统的运营成本。在美国，由曼德兹（G.F.Mendez）医生与同事进行的一项研究中，使用医护点检测对墨西哥城急诊处辨别心脏病生物标记物的举措进行评估。结果表明，在急诊处采用医护点检测可以有效地减少胸痛病人的周转时间，同时相较于传统的中心实验室检测，为病人节省了直接的医疗费用。

（2）推行衰老生物标记物和健康测量，形成生物标志物检查体系，可以早期准确地检测到冠心病、脑卒中、糖尿病等疾病，可以把病例的成本数量减少20%。

（3）一年进行两次综合代谢功能检测，让人们知道自己的身体状况，自觉进行自我调节和预防。针对一些患病率高、治疗维护成本高、治愈恢复时间长、预后差、造成伤残率高的衰老相关疾病，如阿兹海默氏症等，每年在这些医护点推广和进行一到两次的免费社区筛查，可做到提早发现、尽早预防、尽快治疗，并通过以预防代替治疗从长远上节约更多的医疗花费，同时亦可减轻潜在患者的痛苦和其家人的负担，使他们能够最大限度地度过具有生产力和活力的晚年。

（4）实行7天×24小时远程医疗问诊服务，可利用计算机全球分布的有利条件，通过远程医疗向各个医学领域的著名专家问诊看病，既可以避免患者长途跋涉到大城市看病，又能对患者进行准确的治疗。

（5）使用衰老干预药物，使一些衰老导致的疾病得到及时干预治疗，不用再到处看病。

（6）使用干细胞、纳米技术、基因工程等先进技术，使许多原来不能治愈的疑难病症能够及时治愈，既避免了患者到处奔波看病之苦，又节约了大量医疗费开支。

（7）运用个性化的基因检测和营养基因学，能够及时发现潜在的疾病，及时进行必要的预防，不用等到疾病发生后到处求医治疗。

（8）免费或有补助地利用健身房锻炼身体，使人们有针对性地坚持锻炼，能够较长时间保持自己的健康和强壮，可以避免和减少疾病的发生。

（9）建立衰老干预在线电子数据库，为医生看病提供可靠的资料，能够比较准确地治疗各种疾病，避免患者在治疗疾病时走弯路。

（10）进行免费在线医学教育，使人们懂得一些基本的医疗卫生知识，自觉地进行健身运动和预防疾病，减少多种疾病的发生。

（11）建立抗衰老医学中心，组织专家不断研制成功新的延缓、阻止和逆转人类衰老过程的干预和治疗方法。

（12）有闲阶级的作用。2008年全球金融危机以来，自动化科技如人工智能、声音识别、虚拟秘书或个人助理以及机器人的运用程度越来越广泛，取代了7/10在服务、管理与支持工作上的人力。结果导致全球范围数以百万计的劳动力得到解放，有闲阶级出现。这一人群的出现在全球范围都是不可避免的现实，尽管在中国还并不明显，但随着科技手段的飞速发展和在中国的快速普及，这一趋势在可预见的未来也会在中国成为普遍现实。根据美国消费性电子产品协会的调查，全球消费性电子产品的收入2008年增加了10%，到2009年达到7000亿美元。在一份全球消费性电子产品销售额及预测报告上，消费性电子产品协会说，尽管信贷紧缩，消费者在2009年比2008年多花420亿。制定计划为有闲阶级提供足够的服务与生活支持是一个新兴的社会问题。国家很有必要为有闲阶级制定社会契约，资助他们免费的教育、娱乐、住房、食物及医疗服务，使他们有动力通过再创业等方式为社会做出最大的贡献。

结束语

医疗保健的成本对经济造成的负担是巨大且无法避免的。据美国医疗保险和医疗补助服务中心2009年预测，美国每年花费在医疗保健上的费用在2012年达到3.1万亿美元，这是以每年7.3%的速度增长，或者从现在国内生产总值的14.1%上升到17.7%。如今时值

2014年，事实表明，依据《福布斯》报道，2012年美国的医疗花费在当年6月的财政报告中预计将突破3万亿美元，已占到美国联邦年度财政总额的20%。而根据ADA新公布的研究数据，美国2012年仅在糖尿病方面的实际花费就高达2450亿美元。而抗衰老医学在推动医疗服务从保障性服务向消费性服务转化，能够通过将花费成本的主体从治疗、维护转向预防，能够最大限度地节约人力、时间和金钱成本。鼓励和扶持抗衰老健康医疗产业在中国的发展，能够节约巨大的医疗保健支出，各级政府将不会因此遇到其他国家遇到的经济压力，社会也不会有多么沉重的包袱，人民群众也能承担为数不多的医疗保健费用，因此发展抗衰老医疗健康产业具有深远的现实与历史意义。

参考文献

［1］联合国经济及社会理事会.世界人口趋势：秘书长报告. http://www.un.org/zh/documents/view_doc.asp? symbol=E/CN.9/2009/6，2009-04.

［2］王伟.日本少子老龄化的成因与影响分析[J].義守大学通识教育中心人文与社会学报，2006，（12）：35-37.

［3］Thai-Thanh Dang, Pablo Antolín, Howard Oxley. *Fiscal Implications of Ageing: Projections of Age-Related Spending. OECD Economics Department Working Papers 305*，OECD Publishing，2001.

［4］顾玉清.法国应对老龄化的战略举措[J].人力资源开发，2011，（5）：62-64.

［5］劳拉·泰森.美国医疗支出下降的财政分析[J].中国报道，2013，（6）：71.

［6］格扎维埃·范登·布朗德，周恩.欧洲老龄化问题对策述评——迈向积极的老年人口就业政策[J].经济社会体制比较，2007，（1）：130-133.

［7］谭纪萍，刘瑛，王鑫，王鲁宁.中国人口老龄化发展趋势与老年健康研究现状[J].中国老年学杂志，2012，（19）：4335-4337.

［8］赫捷，陈万青.2012中国肿瘤登记年报[M].北京：军事医学科学出版社，2012.

［9］全国老龄工作委员会办公室.21世纪——中国人口老龄化发展趋势与对策[J].社会福利，2006，（3）：23.

［10］赵丽宏.我国与西方养老现状之比较及其启示[J].学术交流，2005，（12）：168-170.

［11］李海秀.中国社会养老现状无法乐观呼唤多元化服务体系[J].法制与经济（上旬），2012，（5）：6.

［12］江宜航.我国养老现状堪忧[N].中国经济时报，2013-02-22.

［13］闫希军.积极发展大健康产业[N].人民日报，2013-02-26.

［14］万方.政策力挺各路资本劲推健康服务产业[N].企业家日报，2013-09-02.

［15］江宜航.掘金17万亿 健康服务产业大有可为[N].中国经济时报，2013-09-12.

［16］武秀芳.浅析我国老龄化社会背景下政策体系的完善[J].经营管理者，2013，（15）：44.

［17］世界卫生组织（WHO）. 经济学家担忧人口老龄化问题[N]. 世界卫生组织简报，2010，（88）：161–240.

［18］William J. Cromie. *Research shows who dies when and where: Our nation divided into' eight Americas*, *HARVARD GAZETTE ARCHIVES*. http://www.news.harvard.edu/gazette/2006/09.14/99-lifeexpectancy.html，2006-09-14.

［19］Cambridge University News: *Lifestyle changes increase life expectancy 14 years*. http://www.cam.ac.uk/news/lifestyle-changes-increase-life-expectancy-14-years#sthash.XUWiM9z4.dpuf，2008-01-08.

［20］Burn Loeffke，Carmen Queral. *How These ... Can Make Us Healthier*. Aglob Pub，2004，17–23.

［21］*Anthony Field, How I Got My Wiggle Back*. Wiley，2012.

［22］钱军程，陈育德，孟群. 中国老年人口疾病经济负担变化趋势与应对策略[J]. 中国卫生政策研究，2012，（2）：15–16.

［23］American Academy of Anti-aging Medicine. *The A4M Twelve-Point Actionable Healthcare Plan: A Blueprint for A Low Cost, High Yield Wellness Model of Healthcare by 2012,* 2009.

［24］Consumer Electronics Association (CEA). http://www.daniweb.com/blogs/entry2780.html，2009-07-12.

［25］Dan Munro. *U.S. Healthcare Hits $3 Trillion*. http://www.usnews.com/opinion/articles/2012/06/29/time-to-focus-on-healthcare-costs，2012-06-29.

［26］Alexandria，VA. *American Diabetes Association Releases New Research Estimating Annual Cost of Diabetes at $245 billion*. http://www.diabetes.org/for-media/2013/annual-costs-of-diabetes-2013.html，2013-03-06.

The Strategic Importance of Encouraging and Supporting Anti-Aging Medical Industry in China

Robert Goldman, XinQiang Duan, Min Zhu

Abstract

In the past 2012, Chinese medicine industry has received challenge and opportunity. Chinese Premier Li Keqiang chaired a State Council executive meeting on 28 August 2013 to study the deployment of key services to promote healthy development of the government work plan, and stressed the need to safeguard people's basic health services based on the needs, and fully mobilize social forces to accelerate the development of content-rich, diverse levels of health services. Anti-Aging Medicine is a scientific, social, industrial, is a major cause. it has witnessed the progress that Chinese medicine industry has made and the development space. Population Aging and universal health care are all developed countries are facing enormous social problems, also is a big challenge for China who has a accelerated aging process and a medical care needed to be improved. In 1992, a group of one dozen future-forward physicians was convened to discuss the wide-ranging ramifications of rapidly emerging important discoveries towards identifying the mechanisms of deterioration and vulnerability to age-related diseases. As such, we introduced a new definition of aging. In this new perspective, the frailties and physical and mental failures associated with normal aging are caused by physiological dysfunctions that, in many cases, can be altered by appropriate medical interventions. For the United States, it could be a huge release to save a lot of medical expenses, reducing the government's burden. China is in the socio-demographic structure, economic structure transformation, reform, the development period of a critical historical juncture. Society faced with the need to properly handle a rapidly aging population, rapid decrease in mature workforce and inadequate social pension Medicare practical challenges. The anti-aging concept was introduced into China from developed countries; China's anti-aging will be formed to advance the cause of life science and technology as the basis for the government's macroeconomic guidance for the direction of the market economy model of industrial operation to academic self-discipline in order to ensure people health security system. This book is the first blue book on China's anti-aging healthcare service industry, it starts with the meaning of anti-aging medicine to China in the preface, and then it has a comprehensive analysis of anti-aging medicine's core concept in the general report, the core concept of China's anti-aging medicine is also the base of this book. in the theory part, it starts with the current situation of China's aging population and the theory base of anti-aging medicine. In the technique and industry part, it emphasizes on the core technique and industrial value, at the same time, it gives more attention to China's newborn anti-aging service industry, what's more, it analyses the form, development strategy and standard of China's anti-aging industry in order to learn rich experience of developed countries on anti-aging industry. Finally, it instructs China to develop an anti-aging healthcare service industry and security system with China's developing life science technology as the base, with government's macro-guidance as the direction, operated as market economy industrial mode, guaranteed by academic self-discipline, only in this way can China face the challenge of anti-aging.

Keywords
Health Services, Anti-Aging Medicine, Industrialization

第一篇
Chapter.01

总　论

中国抗衰老健康医学与健康服务产业研究总报告

陈元平　赵立春

摘要：

世界抗衰老健康医学体系经过了近30年的发展历程，已经成为年产值超过2500亿美元的、发展速度最快的产业之一。中国抗衰老健康及健康服务业的短暂发展过程，有效地吸纳了西方发达国家应对于新兴医疗模型的社会需求所逐步形成的相对成熟的系统技术解决方案，并有机地结合以解决当前中国经济发展与转型中出现的突出的人口老龄化与健康问题。本研究报告从抗衰老健康服务产业发展环境背景、发展需求分析、产业发展设想、顶层发展战略设计以及祖国传统医学健康养生在抗衰老健康发展中的作用与独特优势等方面入手，论述了中国抗衰老健康服务发展的历史、发展趋势、对我国经济社会发展的重大影响以及在中国发展抗衰老健康服务业的重大意义。

关键词：

健康服务业　抗衰老健康　健康医学　健康养老

前　言

抗衰老健康是一种面向人类整体健康状态的先进临床预防医学模式。这一革命性的医学学科正通过对衰老相关退行性疾病的良性影响与改善，获得可观与可论证的成果。它是一种全新卫生保健模式，以促进延长人类健康生活期待的科学研究及发明，利用最新生物技术来延长健康个人的最佳精神和身体状态的期限。2008年1月，胡锦涛总书记在十七大报告中提出："健康是人全面发展的基础。"世界抗衰老健康会正在全球范围内建立一个健康医学体系，以实现"人人享有健康"的目标。2013年党的十八大报告提出，"健康是促进人的全面发展的必然要求。要坚持为人民健康服务的方向，坚持预防为主、以农村为重点、中西医并重，按照保基本、强基层、建机制要求，重点推进医疗保障、医疗服务、公共卫生、药品供应、监管体制综合改革，完善国民健康政策，为群众提供安全有效方便价廉的公共卫生和基本医疗服务"。国发〔2013〕40号国务院印发《关于促进健康服务业发展的若干意见》，要求推进医疗机构与养老机构等加强合作。在养老服务中充分融入健康理念，加强医疗卫生服务支撑。建立健全医疗机构与养老机构之间的业务协作机制，鼓励开通养老机构与医疗机构的预约就诊绿色通道，协同做好老年人慢性病管理和康复护理。发展社区健康养老服务。提高社区为老年人提供日常护理、慢性病管理、康复、健康教育和咨询、中医保健等服务的能力，鼓励医疗机构将护理服务延伸至居民家庭。本报告就是想通过对抗衰老健康相关研究进行全面解读，以及对国内外学者针对抗衰老健康及其相关产业在中国的发展做出研究，以期为我国抗衰老健康服务产业发展提供更多理论依据和数据支持。

一、中国抗衰老健康服务产业发展环境背景分析
（一）抗衰老健康技术特征

抗衰老健康服务产业发展的历史与人生长激素（Human Growth Hormone，HGH）的发现密切相关。HGH于1920被发现，1958年被用于治疗临床儿童侏儒症。1985年，基于对HGH的多年研究和广泛深入的临床实验，美国威斯康星医学院的丹尼尔·罗德曼（Daniel Rudman）在美国抗衰老医学科学院发行的《抗衰老医学新闻》上首次正式提出有关人体衰老原因的理论。1986年，美国礼来大药厂（Eli Lillg and Company）通过同样的基因工程方法，成功地制造出了191个氨基酸的HGH。1990年，罗德曼（D.Rudman）等在《新英格兰医学期刊》上发表了震惊医学界的论文——人类生长激素在60岁以上老年人中的应用。研究表明，所有受试者的组织改变年轻了10～20岁；同时发现HGH诱导类胰岛素生长因子2型（IGF-2）的分泌，对儿童脑神经发展与智力提高有帮助。罗德曼（D.Rudman）等的研究对于抗衰老健康技术发展有里程碑式的意义。

中国中医认为衰老是一种人类必然经历的生命现象。《康熙字典》"衰"字条下解释为"小也，减也，杀也。《类篇》浸微也。《韵会》弱也，耗也"。《说文解字》"老"字条下解释为"考也，七十曰老，从人毛匕，言须发变白也"。中医理论认为，从人的出生到死亡，必然经历生、长、壮、老、已等生命过程，衰老是伴随着年龄的不断增长，出现的生命精华物质的亏损减少以及脏腑功能和形体结构的衰退现象。"老"是一个必然经历的生命阶段，"衰"是伴随"老"而出现的各种虚损不足的生命状态。"老而且衰"是必然经历的生命状态；"老而不衰"是中医养生的目标和追求；"未老先衰"是先后天因素共同作用下产生的一种病理状态。习近平主席强调，中医药学"是中国古代科学的瑰宝，也是打开中华文明宝库的钥匙，深入研究和科学总结中医药学对丰富世界医学事业、推进生命科学研究具有积极意义"。

在几千年的医疗养生实践中，历代医家对中医衰老理论进行了积极的探索，积累了大量的抗衰、防衰和延衰的宝贵经验，对这些经验进行充分的发掘整理和提高，服务于人民健康卫生事业，使中医学在应对人口老龄化、促进中医产业化、提高人民身心素质等方面发挥积极的作用，做出新的更大的贡献。

抗衰老健康技术发展经历了以下几个发展阶段

第一阶段，技术启蒙阶段：1990—1995年，抗衰老健康方兴未艾。虽然未经美国食品和药品监督管理局（FDA）允许，许多临床医生已经使用HGH作为抗衰老药物。一些新兴的抗衰老组织机构渐渐诞生，其中最为著名的当属1992年罗纳德·科莱兹博士（Ronald Klatz）和罗伯特·高德曼（Robert Goldman）博士领导发起成立的美国抗衰老健康科学院（American Academy of Anti-Aging Medicine，简称A4M）。首次建立了抗衰老健康学科并出版了临床医学教科书，A4M目前已成为一个拥有来自全球超过110个国家和地区的5万多名医生和科学家会员的非营利纯医学社团的国际著名学术组织世界抗衰老健康会（World Academy of Anti-Aging Medicine），它主要致力于超前检测、主动预防和个性治疗与衰老相关的机能退化及疾病，提升延缓和优化人衰老过程的研究方法以及寻求延缓衰老和再生的手段。

第二阶段，技术形成阶段：1996—1999年，抗衰老健康技术基本框架形成。抗衰老健康是以人类健康为核心，以建立延长人类高质量的生命及健康长寿的临床医学学科体系为宗旨；严格遵循并应用早期溯源检测（功能、组织、分子、基因四个层面）进行有效诊断，采用主动预防疗程、个性化临床治疗和动态监测与衰老相关的功能失常、功能丧失及患病的高新生命科学技术的快速临床转化的尖端医疗学科。这一期间，抗衰老健康技术的基础研究如火如荼。1996年，辛西娅·凯尼恩（Cynthia Kenyon）等通过改变基因，使线虫类生物的生存寿命延长1倍。

第三阶段，技术发展阶段：2000—2008年，抗衰老健康技术快速发展。分子生物学技术的发展促进抗衰老健康产业的迅猛发展。应用到抗衰老健康的生物学技术主要包括：（1）基因工程与基因组学：基因的识别与改变可以改善功能失调、功能障碍、能力丧失与疾病的情况。基因技术使肌肉丙生，提高肌肉强度，抑制肌肉降解；（2）干细胞技术：是改善功能失调、功能障碍、能力丧失与疾病的最根本细胞源的技术；（3）治疗性克隆技术：开发出丰富的人类细胞、组织与器官源用于急性病及慢性病的治疗；（4）纳米技术：使医疗设备微型化，从而应用分子大小的工具来对人体的组织进行显微手术修复，或者是对最微小的细胞进行修复；满足给药装置微型化；（5）人造器官等。

（二）国际抗衰老健康发展趋势

国际抗衰老健康发展研究基于20世纪下半叶。到20世纪80年代在欧美等发达国家已被广泛重视。人类在征服生命的过程中逐渐认识到医学的基本任务和根本目的在于征服衰老。预防衰老成为国际医学领域的一个新的学科。到目前，抗衰老健康已从理论研究到临床治疗等方面日臻完善。20世纪90年代以来欧美等发达国家都先后成立了抗衰老研究机构和治疗机构，并涌现出了一大批抗衰老健康科学家和抗衰老健康专家。抗衰老健康属于预防临床医学范畴，预防医学的兴起与重视，从此改变了传统的以疾病治疗为主转变为以健康为主的健康医学暨预防、医疗并重，预防重于医疗的医学观念，这一医学新观念推动了抗衰老健康的发展。1992年，以美国抗衰老健康科学院成立为标志，一门预防医学的新学科——抗衰老健康宣告诞生。经过20多年的医学研究和实践，抗衰老健康已经发展成为一个较完整的医学学科，并取得了丰硕的科研成果和临床医疗技术。学者艾里克·君格斯特（E.T.h.Juengst）等提出抗衰老发展趋势可分为三个阶段：最初级阶段，即通过干预衰老进程而降低患病率，从而延长人类平均寿限，而非延长人类最高寿限；中级阶段为延缓衰老进程，增加平均寿命及最高寿命；最高阶段为通过成年时逆转衰老过程而持续恢复活力及功能，增加健康寿命及青春寿命。

（三）国内抗衰老健康发展形势

抗衰老健康是充分利用现代生物技术，并将西医与东方传统医学结合起来的新兴学科。抗衰老健康模式通过早期检测、个性化主动预防及治疗、正确的营养补充、生活方式健康化的调整与健康教育的执行，运用最新生物技术来延缓及避免病理老化，从而提升全民健康的水平，实现经济社会的发展。中国发展抗衰老健康是应对老化危机的根本方法，现在是难得的大好时机。中国"十二五"规划提出："十二五"期间我国人均预期寿命提高一岁。我国已经将"健康长寿"作为重要的内容载入了政府的战略规划。医学研究和对各种疾病的预防和治疗是规划实施的方法。对衰老相关的各种非传染病如心血管疾病、恶性肿瘤、糖尿病、神经退行性疾病的超前检测、主动预防及治疗是抗衰老健康的重要组成部分。

具体办法是加速与国际知名医学组织建立合作共赢体系，将发达国家的先进理念、知识经验和前沿技术引进中国，并在中国建立研究中心、诊疗中心和教学中心。在实践中解放思想，开拓创新，大胆探索，逐步建立起符合中国国情的有实效的抗衰老健康模板。

针对国内的抗衰老一般有三种趋势。具体来说：（1）营养抗衰老。营养物质是人体生长发育和生命活动所必需的，因而，营养物质的缺乏、营养过剩和营养物的比例失调都会导致衰老。许多研究衰老的国内学者认为，由衰老引起的生理生化变化是机体功能减弱和疾病的信号，是可以延缓的，只要摄入适量的营养物质就能实现，关键在于摄入营养物的数量和质量。（2）药物抗衰老。抗衰老药物的研究受困于两个主要因素，至今还没有充分依据认定确有抗衰老效应的药物，其一是衰老的机制问题，尚无公认的统一理论，因而抗衰老药物的设计缺乏科学依据；其二是抗衰老的评价指标，怎样才算有抗衰效应。一般要求能提高最高寿命，能提高动物最高寿命的药物，并不能直接适用于人类。目前国内学者针对药物抗衰老主要包括激素治疗、化学药物（抗氧化剂、抗衰老激素、营养素、单胺氧化酶抑制剂、免疫调节剂、生化制剂、大脑功能促进药等）治疗和中药（包括单味中药、复方制剂以及中药提取物）治疗等。（3）心理抗衰老。社会心理因素是影响人体健康和衰老过程的重要原因。国内学者在对长寿老人的调查研究中，发现有益于长寿的共同条件，如饮食、生活环境、生活方式和体力活动等，其中最重要的是心理卫生或称心理保健。

（四）国际国内抗衰老健康发展对比分析

1992年国际抗衰老健康医学体系创建，其范畴包括：全方位超前检测、个性化主动预防临床医学、介入内分泌医学、功能医学、运动医学、医学美学、再生医学、替代医学、中西医结合医学，等等。早期检测、主动预防、个性化治疗、生活方式及营养素个性化配方及监督，高危因素预测和管理以及健康教育和咨询，都是以"人类健康生命最大化"为目标的切实可行的临床方案。抗衰老健康是属于预防医学范围内的主动医学，这一理念的建立，打破了国内抗衰老仍然与老年病学相同以"疾病"为核心的体系。国际与国内抗衰老健康研究以及老年病学的不同之处在于：（1）理念不同：从疾病医学到健康医学的理念升级而产生的；（2）实践方法及手段的提升；（3）诊疗手段及对比值标准的不同；（4）综合性、数字化模型完善程度不同。国际抗衰老健康会是通过早期探测发现与人体老化相关的潜在疾病和根本问题，从而采取积极的预防和治疗措施，终止和逆转这一病理过程，而不是被动地、对抗性的治疗生病后的症状。国际抗衰老健康强调尊重个体差异，以人为本，具有科学性、循证性、系统性、安全性及有效性，属于临床医学新兴模式健康医学模式及体系，这也正是国际与国内抗衰老健康的主要区别，也是抗衰老与抗衰老健康的不同。

综上所述，在当前我国人口问题由数量问题转化为数量与结构并存的复杂局面中，人口老龄化已经成为我国现阶段人口年龄结构的重要问题，这一问题还将在未来较长一段时间内存在，并逐渐加剧。由于人口老龄化问题将对经济和社会发展产生广泛影响，因此，发展抗衰老健康服务产业就显得极为必要。

二、中国抗衰老健康服务产业发展需求分析

（一）现状描述

1. 我国老龄化现状

随着中国经济的快速发展及人民生活方式的改变，中国的老龄化问题及经济高速发展而带来的医疗健康问题越来越显著，现有的卫生系统难以满足老龄化及慢性疾病的需求。随着改革开放的进一步深化，中国具备了坚实的经济基础，通过鼓励创新、包容和

科学发展、引进优秀人才及尖端技术等相关政策融入国际大环境里，搞好抗衰老健康，将起着越来越重要的作用。2006年12月12日，中国第一次发布关于老龄事业发展状况的白皮书《中国老龄事业的发展》指出，中国积极探索适合中国国情的老龄事业发展模式。特别是近年来，中国积极应对人口老龄化挑战，把发展老龄事业作为经济社会统筹发展和构建社会主义和谐社会的重要内容，综合运用经济、法律和行政手段，不断推动老龄事业发展。

人口老龄化最常用的判断标准是，当一个国家和地区60岁以上人口所占比重达到或超过总人口数的10%，或者65岁以上人口达到或超过总人口数的7%。按照这一标准，欧美发达国家在"二战"以后几乎都是老龄化国家；发展中国家人口老龄化的到来相对迟缓一些，但到2000年，65岁以上的老年人口占总人口比重也突破了7.2%，从而全球进入了老龄社会。在我国，据2000年第五次人口普查的结果显示，截止到2000年11月1日，我国65岁以上的人口为8811万人，占总人口的6.96%。另据有关统计资料，到2000年我国60岁及以上人口的数量已达1.3亿，约占总人口的10%。这些数据表明，我国在21世纪一开始，就已进入了老龄化社会，成为老年型国家。

与此同时，老年人口内部变动将进一步加剧人口老龄化的严峻性。一是高龄老年人口继续增长，从2012年的0.22亿人上升到2013年的0.23亿人，年均增长100万人的态势将持续到2025年。二是失能老年人口继续增加，从2012年的3600万人增长到2013年的3750万人。三是慢性病老年人持续增多，2012年为0.97亿人，2013年突破1亿人大关。四是空巢老年人口规模继续上升，2012年为0.99亿人，2013年突破1亿人大关。人口老龄化超前于现代化成为中国的基本国情，老龄问题的严峻性是世界上少有的。

人口老龄化对中国的经济、社会、政治、文化等方面发展带来了极大的冲击，庞大老年群体的养老、医疗、社会服务等方面需求的压力也愈来愈大。处于社会转型关键时期的中国，许多制度尚待建立和完善，养老、医疗、社会服务等方面的压力早就潜伏生长，人口老龄化只是凸显了这些压力。随着中国经济的快速发展、城镇人口的高速聚集，导致了环境污染、食品安全等严重影响人类健康的问题，看病难及看病贵，疾病年轻化及医源性、药源性造成发病率上升等问题显得十分尖锐，主要是中国的医疗卫生工作仍然处于以"疾病医学"为核心的高成本的恶性循环体系中，社会负担会越来越重。

抗衰老健康是充分利用现代生物技术、并将西医与东方传统医学结合起来的新兴学科。抗衰老健康模式通过早期检测、个性化主动预防及治疗、正确的营养补充、生活方式健康化的调整与健康教育的执行，运用最新生物技术来延缓及避免功能老化，从而提升全民健康的水平，增加有贡献力的年龄长度，实现经济社会的稳定发展。因此，应与国际知名医学组织建立合作共赢体系，传承和创新并举，积极引进发达国家的先进理念、知识经验、前沿技术和管理模式,并在中国建立研发中心、诊疗中心和教学中心,避免中国因缺乏核心技术而成为国际医药的销售市场。在实践中解放思想,开拓创新,大胆探索,逐步建立起符合中国国情的有实效的抗衰老健康模板,智慧地完成从中国消费、中国制造到中国创造的产业模式的升级并成为新一轮经济增长的驱动力。

2. 抗衰老健康产业的现状、存在问题以及解决方案

抗衰老健康已从理论研究到临床治疗等方面日臻完善。20世纪90年代以来欧美等发达国家都先后成立了抗衰老研究机构和治疗机构,并涌现出一大批抗衰老健康科学家和抗衰老健康专家。它推动了医疗模式的发展暨从急救医学到临床医学到康复医学到预防医学到保健医学到健康医学的升级,从此传统的、常规的以疾病为主的疾病医学模式转变为以预防、医疗并重的个性化健康医学新模式,这一创新性、革命性的健康促进模式,是抗衰老健康快速发展的基础。经过20多年的医学研究和实践,抗衰老健康已经发展成为一个较为完整的医学学科,并取得了丰硕的科研成果和临床医疗疗效,使得众多人收益。

据中国市场调研在线发布的《2011—2015年中国抗衰老市场分析深度研究报告》显示:我国的抗衰老健康近几年也有了一定的发展,国内也相继成立了一些抗衰老健康管理机构。特别是随着国际医学交流的不断扩大和影响,国内涌现出一大批抗衰老事业的倡导者和医疗专家。抗衰老是一个健康朝阳产业,但其任重而道远。同时,我国健康产业发展正处于起步阶段,法律法规、产业规范、机构建设、市场管理、服务管理等多方面都不完善,健康管理平台过于单一,以常规体检为核心,缺乏行之有效的"管理"及干预方法,仅仅以医疗产业和制药产业为主导。健康服务业作为一种新兴事物,随着国家的重视和国际合作的发展,产业定位鲜明及健康理念的提升,从业人才培训标准的建制,在未来3—5年内将会蓬勃发展,到时候我国健康产业和健康管理行业发展将会面临前所未有的良好契机。生命健康状态评价与中医体质辨识是实施个体(包括老年人)健康管理的重要依据,健康管理不是泛泛地对整个人群提供同样的服务,而是通过科学的生命健康状态评价对个体及人群进行筛选分类,然后根据其不同的健康问题和危险因素制定健康改善目标和干预措施,最终达到有效降低危险因素的目的。

健康计划是由健康医学专家运用专业知识进行全面分析后,设计出的一整套安全、科学、有效的从治疗、保健、恢复等方面增进健康的方案。以生命健康状态评价与中医体质辨识为基础的健康计划是健康管理的重要内容。目前健康管理主要是以不良生活方式等作为高危因素,以临床常规指标为评估依据,进行大范围筛查和"一刀切"式的干预,尚缺少主线,生命健康状态评价与中医体质辨识为健康管理提供了理论基础,是实现个体化健康管理的路径。以生命健康状态评价与体质健康管理为基础,在每一个环节上实现科研成果转化，形成以生命健康状态评价与中医体质为主线的健康行业产业链，带动良性健康产业循环，并为科研产业化提供示范，实现中医药的数字化、现代化的中西医整合模式。

在解决人类健康的问题上，中医有自己的健康观、疾病观、防治观，这些观念回答了现代社会人类面对的健康疾病问题。在健康观上，强调人与自然、社会环境三者的和谐，强调机体与神志的和谐；在疾病观上，强调疾病源自阴阳动态平衡的失调，具体表现为机体对外界环境变化的适应不良，自身精神心理与形体机能之间关系失常，以及不同脏腑经络功能之间的平衡失调等；在防治观上，注重治病求本、未病先防、既病防变、辨证整体论治，追求"中和"；在治疗手段上，强调早期治疗，推崇自然、简约、便捷、无损、效验的诊疗技术。中医是以病人为中心，以促进健康、防止疾病、提高生活质量为宗旨，是对人的从生到死的持续性照顾，是集生物医学、预防医学、社会医学、心理医学于一身的医学模式。

生命健康状态评价与中医体质辨识产业化，将改变传统健康产业模式，特别突出科学的中医养生在健康医学中的核心作用，改革政产学研用合作模式，围绕国家战略需求和科技发展需求，推进高校与高校、科研院所、行业企业特别是与大型骨干企业的强强联合，充分释放人才、资本、信息、技术等创新要素的活力，有效聚集创新要素和资源，构建协同创新的新模式，形成个性化健康产业链，为抗衰老健康服务产业的发展奠定坚实的基础。

（二）问题描述

抗衰老健康并非仅仅针对老年人，但却是对人口老龄化国家和地区的健康及生命质量起到不可低估的积极作用，与世界其他发达国家相比，我国发展抗衰老健康产业存在以下两个问题：

1. 健全法律体系，完善管理机制

虽然中国人对抗衰老的追求已经有几千年历史，但我国抗衰老健康学科仍未建制，抗衰老健康产业的法律法规需要完善建制。我国目前尚未出台《社会保障法》，1997年国务院《关于建立统一的企业职工基本养老保险制度的决定》，虽然正式确立了我国养老保险制度采取"社会统筹与个人账户相结合"的基本框架，赋予了监管的义务却没有赋予对等的权利和各种"武器"，当劳动部门去企业或单位检查时，对方会以乱检查为由对抗。即使有人违反相关规定，也不会或很难使其承担法律上的责任。因此，在有可能不被发现而获利和即使发现了也没有处罚之间，很多人会选择前者，会促成各种违规现象的产生。

目前我国抗衰老健康服务产业管理部门多不健全，尚未形成管理体系，各级各层次的管理机构也很不统一、很不健全，很难做到程序化、规范化，国家难以实现全行业、

全局性的管理，建议尽快建立健全管理机构，强化管理机构内涵建设。

2. 完善产业政策，加快发展抗衰老健康服务

推进教育机构、医疗机构与养老机构等加强合作。在学校等教育机构、医疗机构及养老机构中充分融入抗衰老健康理念，加强医疗卫生服务支撑，加大健康教育内容及力度。建立健全医疗机构与抗衰老健康机构之间的业务协作机制和联盟网络，通过医疗信息化物联网将各地区机构形成互动，并缩短理念、信息、技术手段、人才专业程度及管理方法的滞后期，鼓励开通养老机构与医疗机构的预约就诊绿色通道，协同做好慢性病管理和康复护理，增强抗衰老健康服务体系的能力。全国要统筹医疗服务与养老服务资源，合理布局养老机构与老年病医院、老年护理院、康复疗养机构等，形成规模适宜、功能互补、安全便捷的健康养老服务网络。按照抗衰老健康走向社会化、市场化、产业化的路子，针对如何发挥市场机制的积极作用，动员全社会的力量，推动抗衰老健康的产业化发展，建立一套全面、系统的战略思路和行业规划。

（三）满足人类健康需求的提升

人口的发展变化是有一定规律的：在没有重大自然灾害、战争、大迁移之类引起人口急剧变化的事件时，人口总数应比较平稳而均匀地增长或减少，而且这个增长数或减少数基本和原有人数保持一定比例。随着我国人口生育率、死亡率下降以及平均预期寿命的延长，老年人口规模和比例具有不断增长的趋势。不仅抗衰老健康服务产业发展的市场需求已经具备，同时通过抗衰老医疗服务的建制延长人类具有生产力的时间，缓解有经验劳动力不足的窘况。

由于抗衰老健康产业不仅是关系到一个民族的身体素质，而且是关系到增强国力、社会进步的大事，因而目前世界上一些发达国家都在积极研究抗衰老问题。美国1992年正式建立抗衰老健康学科，并作为重点健康事业每年拨款40亿美元予以支持，现已有超过10万名抗衰老医生在5万多家以抗衰老健康内容为主的医疗机构工作，并带动了年产值超过2500亿美元的产业，不仅大大地提升了人类健康寿命，同时有效地减低了政府在医疗卫生方面的投入。瑞士全国人口还不如我国有的小城市多，也建有120家此类医院；英国卫生组织预测，如果能降低老年病发病率的1%，那么从2030年开始，英国的医疗保障费用每年即可下降30%，相当于每年节省1000亿元人民币。然而，占世界老龄人口最多的中国，却没有建立自己的抗衰老健康，更没有抗衰老医疗性质的研究和临床医疗机构。2013年8月28日，李克强总理在国务院常务会议上首次提出了积极推动健康服务业的发展，将这一至关重要的大事提上了国家的议事议程。

（四）做好顶层战略分析和设计

抗衰老健康不是老年医学，抗衰老健康服务的目标客户也不仅仅是中老年人，但

45岁以上的中老年人占据其服务目标客户的80%以上。抗衰老健康服务业本身的特殊性决定了其行业性质的特殊性。目前我国存在的问题是"对什么是社会福利事业、什么是老龄产业不甚明晰，有的以在工商还是在民政登记为标准来区分社会福利事业和老龄产业，有的又以营利或非营利来区分社会福利事业和老龄产业。"抗衰老健康服务业是使中老年人的生活质量得以提高，并应循序渐进地推进"非保障性医疗体系"的建设。它不同于一般的行业专门以市场盈利为目的，这涉及社会道德的问题。因此，将抗衰老健康服务业内产业链的各个环节进行准确定位，为以后抗衰老健康服务业的发展做出准确的理论指导。当前关于抗衰老健康服务业的定位仍有不同的理解和认识，许多学者也提出了自己的一些看法，大致有三种主流战略定位：一是有学者提出抗衰老健康服务业应当以市场盈利为主导；二是提出抗衰老健康服务业应当以福利性为主导，强调抗衰老健康服务业主要应该为中老人创造福利，由于老年人群在社会中处于相对弱势的地位，决定了抗衰老健康服务业是一个带有公共性、福利性特征的领域；三是比较折中的观点，认为抗衰老健康服务业应当是社会福利和盈利并行，也就是在注重社会福利的同时，也要有微利以便促进行业的发展，目前抗衰老健康服务业的性质徘徊在事业和产业之间。借鉴国际发达国家产业发展的经验，抗衰老健康服务业既可以帮助政府节省保障性医疗的支持，又可以通过推进与保险公司的合作建立商业保险体系，积极推动非保障性医疗服务体系的发展。因抗衰老健康服务产业链条非常广泛，需要在借鉴国际成功经验的基础上，根据中国的具体情况，设计出符合中国国情的产业发展模式。总而言之，抗衰老健康服务业是严谨的服务体系，是与人民生命息息相关的民生产业，这也是与其他产业的主要区别。

从经济学角度来看，可以将抗衰老健康产品分为三种："公共品""准公共品"和"私人品"。"公共品"是由政府提供的以保障型为主的基本需求的产品，这一部分是纯福利性质的。"准公共品"是指与人密切相关由企业生产或提供，由政府进行补助，使得其价格低于市场价格，这类产品介于"公共品"和"私人品"之间。"私人品"是我们通常所说的商品，产品的获得是完全市场化的。

目前大家比较认可的观点是抗衰老健康服务业属于"准公共品"，即"福利型事业，经济型运作"。其实对于抗衰老健康服务业不能笼统的归类，应该根据最主要的几个行业的具体情况区别进行定性。

三、中国抗衰老健康服务产业发展设想

抗衰老健康产业不是传统意义上的一个独立的产业部门，它是由经济发展水平提升引发的消费市场需求增长带动而形成的新兴产业，是一门应用于早期发现、预防、治疗

老年性功能失常、功能丧失、患病的高新技术医疗专科产业。抗衰老健康产业是一种全新卫生保健产业，以促进延长人类健康生活的朝阳产业。抗衰老健康服务是健康服务业的重要基础，美国将抗衰老健康作为健康服务业的核心门类，根据国际产业划分，凡属为人们身体健康而建立的服务产业均属于健康照护业范畴。以欧美国家的划分为例，健康照护产业分为制药与保健品、医疗仪器与设备以及健康服务三大部分。以预防疾病促进健康、疾病治疗为核心的综合服务产业即健康服务业，包括医疗、保健和保险；健康检查、健康咨询、健康干预、身体养护、生命科学、健康规划等预防疾病促进健康、疾病诊疗以及健康保险实施。

敬爱老人，让老人能安享晚年是社会进步与文明的重要标记。在西方发达国家，各种老年人基金会、社会团体、社会保障体系等为老人的安稳生活提供了良好的基础。开展抗衰老活动，更是提高老年人的生活质量，令老年人在其力所能及的条件享受生活重要活动和事件。所以，抗衰老健康的社会效应是显而易见的。但在目前以市场经济为主导的社会生活中，抗衰老健康能否给社会带来经济效益，也许更受关注，甚至影响领导者的决策。一些对抗衰老的内涵和作用不甚了解者会担忧老人的累积、疾病费用的膨胀，将带来经济灾难。其实不然，如果治疗衰老和延长健康的生存期限，将给国家带来丰厚的利益。美国人单就延长健康寿命一岁，每年的经济价值约达2.4万亿美元（The Economist，3 June 2000）。据估计，如果抗衰老健康能够推迟老年人进住老人院一个月，美国医疗护理系统每年将节省开支3亿美元。美国国家老人研究所的专题研究报告指出：如果通过抗衰老治疗将老年痴呆症的发病年龄推迟5年，国家将每年节省40亿美元。中国推行抗衰老健康，处理好12条建议，既可以让人们老龄化以后，不生病、少生病，有了病得到及时科学的个性化治疗，使中国人的平均健康寿命最多延长29岁，而且还可以节约大笔医疗卫生费开支：12条建议节约的医疗保健费加在一起，总共多达3.64万亿美元，折合人民币22.28万亿元。

（一）指导思想与基本原则

人口老化对社会发展和经济的影响很大，会导致新一轮危机。此危机主要源于：各类慢性病患者的增加及其医疗费用开支的极度膨胀。世界卫生组织2000年度研讨会认为：如果加强在老年人问题上的投入，包括通过教育提高老人的自立能力、通过医学干预减少疾病对老人的困扰，更重要的是应用高科技成果维护老年人的正常生理功能和精力，发挥他们丰富的经验和余热，给社会带来的则是机遇。中医学是中华民族最具有原创性的科学，具有原创思维和原创理论。习近平主席强调，中医药学"是中国古代科学的瑰宝，也是打开中华文明宝库的钥匙，深入研究和科学总结中医药学对丰富世界医学事业、推进生命科学研究具有积极意义"。中医自身的发展规律在推动抗衰老健康发展与全面复兴的同时，与世界医学的创新发展互动，不断满足人类健康需求的提升。

抗衰老健康学科创始人高德曼博士和科莱兹博士，就是针对很多国家人口老龄化给政府、社会和医疗卫生部门带来的压力越来越大的现实，创建了抗衰老健康这门新的学科。政府、医学界十分重视抗衰老健康，支持抗衰老健康事业在中国的发展，这就使抗衰老健康事业具有更广泛的社会性。

据医学家和科学家推算，中国推行抗衰老健康，接受抗衰老健康关于建立超前检测中心、实行衰老生物标志物和健康测量、一年进行两次免费的新陈代谢综合检测、实行7天×24小时的远程医疗问诊服务、使用衰老干预药物、利用干细胞、纳米技术、基因工程技术、进行个性化的基因检测、免费或有补助地利用健身房、建立衰老干预在线电子数据库、实行免费的在线医学教育、建立抗衰老健康世界中心、处理好有闲阶级的再就业和再创业十二条建议，既可以让人们老龄化以后，少生病、不生病，减轻人口老龄化后医疗卫生费用的压力，社会也不会有太沉重的包袱，人民群众也能承担为数不多的医疗保健费用，整个国家就会因此变得更加和谐。由此可见，抗衰老健康是减少政府负担、减少社会和家庭压力的最有效办法。

基于此，借鉴西方发达国家抗衰老健康产业模式，结合我国实际，按照"政府主导、政策扶持、医疗机构参与、市场推动"的总体思路，坚持政府主导与医疗机构参与相结合的原则，进一步加大政府投入，强化政策引导，充分调动社会各方面力量，全面推进抗衰老健康体系发展，建立与我国人口老龄化进程相适应、与经济社会发展水平相协调、统筹城乡的适度普惠型抗衰老健康服务体系。同时，政府认真履行规划指导、政策扶持、监督管理等职责，积极鼓励和支持更多医疗机构参与到抗衰老健康服务中来，逐步建立与居民医疗保障制度相配套的发展模式和运行机制。

（二）重点领域与优先发展方向

1. 优化投融资引导政策

鼓励金融机构按照风险可控、商业可持续原则加大对抗衰老健康服务业的支持力度，创新适合抗衰老健康服务业特点的金融产品和服务方式，扩大业务规模。积极支持符合条件的健康服务企业上市融资和发行债券。鼓励各类创业投资机构和融资担保机构对抗衰老健康服务业领域创新型新业态、小微企业开展业务。政府引导、推动设立由金融和产业资本共同筹资的抗衰老健康服务业投资基金。创新抗衰老健康服务业利用外资方式，有效利用境外直接投资、国际组织和外国政府优惠贷款、国际商业贷款。大力引进境外专业人才、管理技术和经营模式。

2. 打造健康养生旅游产业

医疗费用的不断高涨和国内资源紧缺是国际患者到国外寻求医疗资源的主要原因，

尤其是欧美发达国家。据统计，2009年美国有64.85万人出国寻找医疗护理，医疗旅游协会主席乔纳森·埃德海特（Jonathan Edelheit）预测，到2017年将有高达2300万美国人出境医疗旅游，每年花费将高达795亿美元，其他发达国家，如英国、法国、德国、加拿大等每年出境医疗旅游的人数也在逐年增加（经预测，英国每年将会有5万～15万的人出国寻找医疗服务）。中国随着老龄化的不断加剧以及国内富裕阶层人数的不断增加，国内医疗旅游市场也在不断扩大。据2010年11月1日全国第六次人口普查结果获悉，中国老年性人口已达到1.78亿，占人口总数的13.26%。到2020年，老年人口将达到2.48亿，老龄化水平将达到17.17%。基于此，我们应该重点发展抗衰老医疗旅游产业。

由于目前我国对于抗衰老医疗旅游资源、产品、市场都缺乏基础调查和分析研究，尤其是缺乏系统的统计调查数据指标，为了合理利用医疗旅游资源，在综合考虑医疗旅游资源的空间分布、属性特征、区域规模和发展方向等基础上，依托区域旅游发展格局，并结合区域医疗设施和医疗水平，以省级为单位，将我国医疗旅游划分为东部现代医疗旅游区、西部中医治疗旅游区、中部医疗购物旅游区和东北养生休闲旅游区，以确定各医疗旅游区的市场定位、目标市场、发展战略及其地域功能，以指导我国医疗旅游资源的开发，促进医疗旅游业的发展布局，医疗旅游区自南海南沙群岛南缘的曾母暗沙一直延伸至河北省，跨越我国大陆东部沿海11省、市、自治区以及港澳台地区，包括海南省、广西壮族自治区、广东省、福建省、浙江省、江苏省、山东省、河北省、北京和天津以及港澳台地区。它们是我国旅游发达地以及医疗旅游业的对外窗口，经济发达，交通便利，旅游基础设施完善，拥有丰富的医疗旅游资源，集聚了大量适宜疗养度假的旅游景区资源、拥有现代高科技中医技术的大型医疗机构和研究机构、医术精湛的中医名家以及高质量的医疗服务机构，将成为我国抗衰老医疗旅游业的重点开发区域，吸引全球热爱生命质量的人士将抗衰老医疗服务费用投入中国，带动传统旅游产业的内涵升级，加大旅游产业的收入。

3. 全面发展中医药医疗养生保健服务

提升中医抗衰老健康服务能力。充分发挥中医医疗抗衰老健康服务业优势，提升基层中医药服务能力，推动医疗机构开展抗衰老健康服务，鼓励零售药店提供中医坐堂诊疗服务。开发中医诊疗、中医药养生保健仪器设备。

推广科学规范的中医抗衰老保健知识及产品。加强药食同用中药材的种植及产品研发与应用，开发适合当地环境和生活习惯的保健养生产品。宣传普及中医药养生保健知识，推广科学有效的中医药养生、保健服务，鼓励有资质的中医师在养生保健机构提供保健咨询和调理等服务。

（三）战略目标与实施原则

抗衰老健康服务建设的首要目的，是降低大众特别是老年人口的"两周患病率"与"慢性病患病率"，减低"医源性"及"药源性"疾病。而要达到这一战略目标，必须遵循以下实施原则：一是要借鉴西方发达国家的先进经验，全方位地分析大众特别是老年人的需求以及其准确的需求心理。我国抗衰老健康服务有其他国家不能比拟的优势，那就是中医药基础和对健康长寿不懈追求的潜在消费者数量巨大，哪怕是认真做好老年人一个群体的一个抗衰老药品也是非常可观的。所以，从这个角度来看，在完善产业模式的时候要思考大众特别是老人每一个生活细节，尽量将产品种类细化，不同的功能差异化。二是将非保障性质即市场化的银龄产业按照不同的等级、不同的层次进行分类发展。当前社会保障体系还在不断的完善之中，每位老人的经济条件是不一样的，农村与城市的差距更是非常大。在产业发展时一定要充分考虑到，要让农村广大老人也能找到适合他们消费的抗衰老健康产品和服务。在产品和服务体系中，服务理念及技术没有高端低端，但服务方式有高端及低端，故服务方式需中高低档并举。三是在产业模式选择与完善过程中一定要发挥政府的保障和引导作用。政府对于任何关于银龄产业发展的事项都要进行引导，避免产业发展走弯路，保证抗衰老健康服务产业能够以最快的速度发展起来，在全国范围内建立基础并带动整个产业的全面发展。

随着中国经济的快速增长，生活压力的增大，要高度重视巨大的未老先衰亚健康人群。亚健康又称第三状态，也称病前状态、亚临床期等，包括无临床症状或临床症状轻微，但已有潜在病理障碍的情况。调查显示，我国亚健康的发生率达70%，如果这种状态不能得到及时的纠正，非常容易引起心身疾病。

中国应对人口亚健康问题不能照搬西方高福利模式，必须立足人口众多，长期处于社会主义初级阶段，城乡、区域、群体间差别较大的基本国情，走一条中国特色"积极、健康、保障、和谐"的新路。坚持公平优先、兼顾效率。围绕加强社会建设，以改善民生为导向，以政府为主导，充分发挥社会与市场作用，建立教育、就业等机会均等政策的基础上，建立医疗、养老保障等结果均等制度，实现代际和不同群体间再分配，实现权利、义务对等。

坚持保基础、广覆盖。基本保障与经济社会发展要求和水平相适应，循序实现医疗保障覆盖从小到大、待遇水平从低到高，既防止福利扩张，又防止公共品供给商业化，稳妥推进。

四、中国抗衰老健康服务产业发展战略措施

（一）政策体系建设

健康是促进人的全面发展的必然要求。要坚持为人民健康服务的方向，坚持预防为主、以农村为重点、中西医并重，按照保基本、强基层、建机制要求，重点推进医疗保障、医疗服务、公共卫生、药品供应、监管体制综合改革，完善国民健康政策，为群众提供安全有效方便价廉的公共卫生和基本医疗服务。健全全民医保体系，建立重特大疾病保障和救助机制，完善突发公共卫生事件应急和重大疾病防控机制。巩固基本药物制度。健全农村三级医疗卫生服务网络和城市社区卫生服务体系，深化公立医院改革，鼓励社会办医。扶持中医药和民族医药事业发展。提高医疗卫生队伍服务能力，加强医德医风建设。改革和完善食品药品安全监管体制机制。开展爱国卫生运动。坚持计划生育的基本国策。

借鉴西方发达国家经验：（1）政府对抗衰老健康服务业进行定性。划分出微利行业和纯福利行业的范围，同时对行业的大致种类进行细分，对允许民间资本进入的领域给予规定。对于微利行业，政府一定要对企业加强监管，要保证监管时刻到位，对企业的补助也要按时到位。但是，一般的企业都是理性的，很少有企业愿意涉足微利行业，所以可以以行政命令的形式将业务交由相应的国企去做。对于纯医疗保障性质的行业，由政府部门自己去做，以保证行业发展的速度，或者在政府的组织下由社会志愿者去做。在这个过程中一定要处理好社会利益与企业利益的平衡关系。（2）制定出抗衰老健康服务业中每个行业的准入标准，制定相关法律规范和行业支持政策。一定要让有实力和有长远规划的企业进入抗衰老健康服务产业，把没有实力的企业排斥在产业之外，保证我国抗衰老健康产业发展的高水准。同时也避免了一些投机分子对快钱的追逐对我国抗衰老健康产业的伤害。（3）成立一个抗衰老健康服务业发展动态信息办公室和信息网站，随时将国内外产业相关信息提供给企业，并对其进行一定的引导。抗衰老健康服务产业在世界范围内都是一个朝阳产业，随时随刻都在涌现出奇思异想和足够创新的产品来，我们要对这些信息及时加以借鉴和参考，才能在了解世界的同时更好地发展自己。（4）积极推动健康教育，从幼儿园抓起；将健康理念植入青少年成长过程的每一个环节，他们也是给家长传递医学信息的生力军；同时将抗衰老健康医疗服务产业的人才培训植入医学院，并与国际标准的人才认证体系接轨。（5）推动抗衰老健康服务产业园区进行实践活动，加大对相关抗衰老健康服务业领域技术、产品、人才引进的方便和企业的减税力度，以吸引全球精英入住。

（二）产业体系建设

1. 加大抗衰老健康服务产业的舆论宣传，开展中医养生知识普及

在各有关媒体上开辟抗衰老健康产业的专栏，报道宣传抗衰老健康服务产业的发展态势、解决问题的对策，提供抗衰老健康服务产业发展信息和服务内容，促使全社会了解和认识发展抗衰老健康服务产业的重要性，提高各级政府、企业界和消费者参与和发展抗衰老健康服务产业的自觉性，将发展抗衰老健康服务产业纳入发展社会主义物质文

明和精神文明内容之中。

加快中医药文化发展，将中医药文化纳入国家文化建设的顶层设计，置于中医药事业格局中，一手抓中医药文化事业，一手抓中医药文化产业，既满足公众医疗卫生和健康需要，又促进经济发展。例如，搭建名医传承网络平台，邀请国内名家开展名医诊疗经验讲座、学术思想研讨、学术交流等活动，为全社会提供全面、系统、生动的学术与科普信息，借助网络的力量传播科学的中医养生学文化。中医体质养生在民众间的普及程度越来越高，但还需进一步扩大，借助网络和媒体的力量，积极宣传中医体质抗衰老理念，普及养老知识，提高认同度，从而促进中医体质抗衰老产业更快更好地发展。

2. 建立市场信息系统

在信息网络系统中增加抗衰老健康服务产业的内容，建立信息物联网，利用现代信息技术为追求健康的大众服务；特别是在老龄群众组织和国家相关科研机构建立抗衰老健康科研中心，开展抗衰老健康服务产业及服务的信息工作，促进信息的沟通和共享，科学利用一切社会资源，为发展抗衰老健康服务产业服务。

（三）加强市场研究，完善学科体系建设，做好科学养生规划

抗衰老健康服务产业是一个新生事物，我们在理论研究方面的准备十分不足，许多基本的理论问题仍处于探讨之中。国际抗衰老组织每年在全球范围内多次举办规模超过30000人次的行业产业大会。这些会议为业内人士提供接受医学继续教育和动手实践操作的机会。在这些会议上，接收来自抗衰老和再生医学领域最新最尖端治疗方式的信息。学会设置的研讨会与医师培训课程遍布在日本、西班牙、新加坡、墨西哥、巴西和比利时等国家的会场内；它们也吸引了全世界最优秀的教育、政府与私立机构的参与和支持，并设立受业内认可的美国抗衰老与再生医学专科医师认证资格证书（ABAARM）。迄今为止，已经有超过1000名医学博士、骨科博士和药学博士获得了认证证书或执业医师资格。美国抗衰老健康执业者资格委员会认证（ABAAHP）可面向脊椎按摩疗法医师（DC）、牙医（DDS）、自然疗法医师（ND）、注册药剂师（RPh）、科研人员（PhD及类似）、注册护士、全科执业护士、针灸师及医师助理等个人颁发专科医师资格证书。专业资格认证程序使得这一领域的从业人员与受训人员在获得权威的医学资格认可的同时，可以更好地将这一领域的技术与知识运用于实际的医疗卫生业务之中，分担沉重的社会医疗压力。同时，通过每月访问量已超过500000人次的官方网站、总共五种超过12册的专业教材及年度出版的抗衰老与再生医学临床手册、全世界范围超过50000订阅量的电子杂志等媒介，抗衰老健康理念已经推广到了全球范围。全球范围内的网络用户均可以通过线上咨询的形式，对获得资格认证的抗衰老健康从业人员寻求帮助，使用抗衰老健康医疗模式的诊所与医院，乃至将抗衰老健康纳入课程范围的专业医学院校也已经遍布美国全国。基于此，各高等院校和医疗科研单位应该重视和积极参与，政府主管部门也应该增大这方面的财政支持力度，在科学研究提供坚实的理论依据的基础上，提高政府决策和管理的科学化水平。

产业的发展离不开人才的培养，一个高质量、高效的人才培养机制将会促进行业快速、健康地发展。中医体质学已经成为国家中医药管理局中医体质学重点学科、教育部二级学科，开设了《中医体质学》《中医体质方剂学》《中医理论与临床思维法》等课程，依托这两个学科，培养了一批中医体质学研究的专门人才。针对从事中医临床、健康管理工作及相关领域人员，开展中医体质与健康医学专业教育，培养体质健康医学交叉应用型人才。针对国家职业设置需求、公共卫生服务需求，对基层健康管理工作人员、有兴趣从事中医体质医学工作的人员及社会大众，开展中医体质实用技术培训，培养中医体质健康医学专业人才，开辟中医体质调理师新职业，在此基础上，提供专门针对老年人的培训项目，应对老龄化这一社会问题，为老年人的身体健康保驾护航。

借鉴国外发展抗衰老健康服务产业的经验，结合我国实际，开展抗衰老健康服务产业的市场调查、市场细分和预测工作，加强专业化的市场研究工作，寻求企业发展准确的市场定位，确定企业恰当的目标人群和科学捕捉商机，适当引进改造国外的生产设备和产品，引入市场管理理念和机制，积极研制和开发适合我国大众特别是老年人特点的产品和服务项目，尤其是要注重提高老年人抗衰老健康服务产品的科技含量。

（四）监管体系建设

老年健康保险制度于20世纪70年代在美国出现。此后，奥地利、德国、日本等国也相继建立了完全独立的法定保险制度。老年健康保险又称长期护理保险，是一种监管保险制度。通过合同约定，当被保险人疾病或衰老而生活无法自理时，入住康复中心或在家接受他人护理时的有关费用由保险人提供补偿。根据实施主体的不同，老年护理保险可分为社会保险制和商业保险制两大类。前者由政府强制实施，以德国、日本等国为典型代表；后者由商业保险公司自愿办理，以美国为典型代表。

中国人口老龄化形势严峻而家庭结构趋于小型化，发展抗衰老健康服务业需要效仿发达国家完善监管。一方面要建立起商业性抗衰老健康服务保险制度，同时政府要提供适当的补贴和政策支持；另一方面还应大力发展抗衰老健康服务机构，加强服务人员培养，制定相关法规，以规范老年人抗衰老健康服务的监管。

（五）顶层设计思路

我国正处在经济快速发展的机遇期，人口快速老龄化社会劳动人口不足的矛盾将十分突出，社会养老保险、医疗保险支出大幅增加成为关系全社会的问题。在我国开展抗衰老健康工作，应用科学的、先进的技术和理念延缓由老龄化带来的诸多社会问题，在改善人民健康状况的同时，大大减轻社会基本医疗支出的财政负担。而中医作为我国最具原始创新潜力的领域，也是医学与人文融合得比较好的科学。中医药系统性和复杂性等关键问题的突破，将对抗衰老健康、生物医学、生命科学乃至整个现代科学的发展产生重大影响，将会促进多学科的融合和新学科的产生，使人类对生命和疾病的认识得到进一步提高和完善。

按照抗衰老健康的顶层设计和发展规律，从以下12个方面发展：

1. 建立抗衰老健康示范中心

为了让抗衰老健康示范中心成为抗衰老健康的典范，具有世界公认的主体性和权威性，要引进世界抗衰老健康会总部医疗基地的研究院、医学院、国际教学医疗中心。在这里汇集着多个抗衰老健康的顶级专家，研究着世界最尖端的抗衰老医疗技术，治疗着世界上像癌症等多种不治之症，培训着世界上最优秀的抗衰老医师，从而成为全世界抗衰老医生仰望的教学、科研、医疗中心，成为全世界疑难病患者向往的治疗基地，从而具有抗衰老健康的真正权威。抗衰老示范中心适应教学、科研、医疗的需要，其中设置科研区、教学区、治疗区、疗养区等非常健全的抗衰老健康需要的系统化部门。

2. 建立便捷的医疗检测点——体检中心

在群众聚集社区建立医疗检测点——体检中心，这个中心在普通的体检中心常规体检项目的基础上增加特殊体检的超前检测项目，同时将疾病的标准升级到健康的标准，即人30岁时的最佳峰值状态。一次投入，长期使用，既能使诊断和分诊更加快捷和有效，提高看病的疗效，减少发病率及死亡率，又能减少医疗保健成本。检测的项目有：慢性感染、衰老引起的荷尔蒙水平缺乏、免疫功能、抗氧化剂水平、代谢性疾病的炎症指标、HBAIC、一期糖尿病的血液标志物、DNA分解产物、线粒体功能、癌症的最早期检测、痴呆症的早期辨别，等等。

在中医体质健康管理方面，随着人口老龄化进程的加快，人们对健康维护及改善的需求日益增长，传统的医疗服务模式已不能满足发展的需要。2013年7月，国家卫生计生委、国家中医药管理局联合印发《中医药健康管理服务规范》，要求2013年在基本公共卫生服务项目中增加中医药健康管理服务项目，每年为老年人提供中医药健康管理服务，根据要求，开展老年人中医药健康管理服务的乡镇卫生院、村卫生室和社区卫生服务中心（站）每年应为老年人提供一次中医药健康管理服务，在中医体质辨识的基础上对不同体质老人从情志调摄、饮食调养、起居调摄、运动保健、穴位保健等方面进行相应的中医药保健指导。通过实施中医药健康管理，对老年人健康状况进行中医体质分类，并根据不同体质给予中医药保健指导，可以有效改善其健康状况。

3. 建立生物标记物体检体系

根据许多疾病在发病前都有"标记物"的实况，抗衰老健康产业要建立生物标记物体检体系，在发病前根据各人身上的"生物标记物"及早发现要发生的疾病，及时进行预防和治疗。通过衰老生物标记物与健康检查可以延长老年人独立生活的时间：（1）通过减缓或逆转40岁以上的人群常常面临的生理退化过程来延长活力；（2）通过减低可预防的慢性疾病风险，如心脏病、2型糖尿病、高血压、骨质疏松、记忆力和认知能力减退等来延迟功能丧失的发生。

4. 推行一年两次免费的综合代谢功能检测

每年进行两次免费检测，评估个人的生命健康状态，如氧耗量健康、无氧阈值、有氧阈值、体息代谢率等，从而对于代谢综合征如心血管病、糖尿病等进行预防和治疗，既可以降低发病率，又可以节省很多医疗费。

5. 实行7×24的远程问诊服务

随着计算机网络在全球的覆盖，人们沟通信息十分方便，越来越多的人可以通过网络向各个医疗领域的著名医生和专家问诊。这种远程医疗能使很多人得到专业诊断人员的治疗和服务，使得那些住在边远地区的居民同样可以享受到大城市高档医院著名医生的医疗服务，能够减少发病率和死亡率，还能节约很多看病费用。

6. 使用衰老干预药物

现在世界上已经有900多种抗衰老药物，其中有146种治疗心脏病和中风的药物，399种治疗癌症的药物，27种治疗阿尔茨海默病的药物，19种治疗抑郁症的药物，48种治疗糖尿病的药物，20种治疗骨质疏松症的药物等，使用这些药物对于延缓和逆转衰老都有比较好的疗效。

中医对抗衰老早有认识，《黄帝内经》中就有抗衰老的精辟论述："上古之人，其知道者，法于阴阳，和以术数，食饮有节，起居有常，不妄作劳，故能形与神俱，而尽终其天年，度百岁乃去。"中药是中医与疾病做斗争、保健强身的武器。我国最早的药学专著《神农本草经》，收载365种药物，其中列为"上品"的有100多种。被列为上品的中药，为无毒、有强健身体作用的"补药"。经过长期的实践，中医又不断发现新的有抗衰老作用的中药。

7. 使用干细胞、纳米技术、基因工程生物医学技术

实践证明，使用干细胞、纳米技术、基因工程这三种新的生物医学技术，可以治愈以前根本无法治愈的一些疾病，比如中风、癌症、糖尿病、阿尔茨海默病、帕金森病、关节炎、失明、脊椎受伤、半身不遂等。

8. 推行个性化基因检测和营养基因学

通过对血液与其他组织进行个性化基因检测，可以从"异常"中帮助医生发现未出

生的婴儿可能存在的基因疾病；可以确定一个人是不是携带特殊疾病的基因以及会不会遗传给下一代；可以对胚胎进行疾病筛查；可以在成年人出现遗传病之前，检测到这种遗传病；可以确诊遗传病症状，从而鉴别心脏病、癌症、糖尿病的疾病过程，在最早阶段进行必要的干预。孕产妇、婴儿和5岁以下儿童死亡率是国家经济社会发展的关键性指标，中国按照实现联合国千年发展目标和国家"十二五"规划目标，开展进一步动员部署，加大工作力度，保障亿万母婴安全、为提高人均预期寿命做出贡献。

9. 加快社区健康养老服务建设

让人们到健身房免费或者有补助地锻炼身体，可以帮助排毒、减少在肌肉、骨头、脂肪和水分中多余的体重、改变脂肪多、肌肉少的结构，避免或减少与之有关疾病的发生，改善人们的精神状态，克服精神不振的现象，制止认知能力下降的趋势。发展社区健康养老服务，提高社区为中老年人提供日常护理、慢性病管理、康复、健康教育和咨询、中医保健等服务的能力，鼓励医疗机构将护理服务延伸至居民家庭。鼓励发展日间照料、全托、半托等多种形式的老年人照料服务，逐步丰富和完善服务内容，做好上门巡诊等健康延伸服务。

10. 加快信息化建设，建立衰老干预在线电子数据库

2010年"十二五"卫生信息化建设工程规划编制工作初步确定了我国卫生信息化建设路线图（简称"3521工程"），即建设国家级、省级和地市级三级卫生信息平台；加强公共卫生、医疗服务、新农合、基本药物制度、综合管理5项业务应用；建设健康档案和电子病历2个基础数据库和1个专用网络。医学知识的迅速发展使衰老干预的在线电子数据库的建立成为可能，这个数据库每天24小时在全球各地都可以随时访问，能够为医生、健康从业者和科学家提供有价值的数据，也可以作为媒体与公众客观资料的来源。这一数据库可以帮助医生、健康从业者、科学家和个人对各人的身体状况、疾病程度进行准确评估，从而采取科学措施干预、延缓和逆转衰老。

11. 开展免费在线医学教育

中国很多人的医学知识甚少，抗衰老方面的知识更少。通过免费在线医学教育，营造良好社会氛围。充分利用广播电视、平面媒体及互联网等新兴媒体深入宣传健康知识，鼓励开办专门的健康频道或节目栏目，倡导健康的生活方式，在全社会形成重视和促进健康的社会风气。通过广泛宣传和典型报道，不断提升健康服务业从业人员的社会地位。规范药品、保健食品、医疗机构等方面广告和相关信息发布行为，严厉打击虚假宣传和不实报道，积极营造良好的健康消费氛围。为广大医生、健康从业者、科学家和公众提供网络学习课程，增加他们的医学知识，使他们知道对与衰老相关的疾病如何进行诊断、预防和治疗，既能显著提高疗效，又能节约大量经济开支。

12. 积极面对自创业阶层

随着社会的进步和科技的飞速发展，人类健康寿命的延长和自动化科技的发展，将极大地解放人类的劳动力释放出巨大的创造力。这些人群可能已经达到"退休年龄"但还具有年轻人的精力和多年的工作、创业经验。在政府和社会的正确引导下，这种精英创造力不但不会成为社会养老的负担，反而会有更高效的物质或精神财富创造力。抗衰老健康产业所带动的不仅是一个消费产业，也将是一个可生产的创新型产业。抗衰老产业以专业严谨的科学理论为基础，有自成一体的诊疗、保健系统，市场地位为接受系统性体检、保健、临床治疗的中高端人群。从业人员为专业的临床医生或者抗衰老专科医生。

上述顶层设计要达到两个目的：

（1）有效地延长人们具有生产力的充满活力的生命；

（2）为国家、各级政府、社会和家庭减轻经济负担，避免因此而发生新的经济危机和金融危机。

五、结论

人口老龄化对中国的经济、社会、政治、文化等方面发展带来了极大的冲击，庞大老年群体的养老、医疗、社会服务等方面需求的压力也愈来愈大。处于社会转型关键时期的中国，许多制度尚待建立和完善，养老、医疗、社会服务等方面的压力早就潜伏生长，人口老龄化只是凸显了这些压力。随着中国经济的快速发展，导致了环境污染，食品安全等严重影响人类健康的问题，看病难及看病贵，疾病年轻化及医源性、药源性造成发病率上升等问题显得十分尖锐，主要是中国的医疗卫生工作仍然处于以"疾病医学"为核心的高成本的恶性循环体系，社会负担会越来越重。

抗衰老健康是充分利用现代生物技术、并将西医与东方传统医学结合起来的新兴学科。抗衰老健康模式通过早期检测、个性化主动预防及治疗、正确的营养补充、生活方式健康化的调整与健康教育的执行，运用最新生物技术来延缓及避免病理老化，从而提升全民健康的水平，实现经济社会的发展。抗衰老健康服务产业将对我国老龄产业产生巨大的吸引力，而且随着该产业的发展，将成为促进我国经济增长的新亮点。针对抗衰老健康服务产业需求的急剧增长，需要各级政府的扶持和帮助，需要更新观念，完善政策，调动全社会各方面的积极性重视和参与这项工作，以扶持抗衰老健康服务产业的发展。

中国发展抗衰老健康服务是应对抗老化危机的根本方法，现在是难得的大好时机。要加速与国际知名医学组织建立合作共赢体系，将发达国家的先进理念、知识经验和前沿技术引进中国，并在中国建立研发中心、诊疗中心和教学中心。在实践中解放思想，开拓创新，大胆探索，逐步建立起符合中国国情的有实效的抗衰老健康模板，这必将是新一轮经济增长的驱动力，也是中国从大国步入强国的契机。

参考文献

［1］(美)Robert Goldman，Ronald Klatz著，王汝祥等译. 抗衰老革命[M]. 沈阳：辽宁科学技术出版社，2005.

［2］黄燕. 天然抗衰老法[M]. 上海：华东师范大学出版社，2001.

［3］郑访江，宋志靖，陈佳丽等. 衰老机理的中西医研究进展[J]. 甘肃中医学院学报，2005，(3)：52–54.

［4］(美)卡珀著·邱巍，张敏译. 延缓衰老——延缓和逆转衰老进程的基本策略[M]. 北京：新华出版社，2003.

［5］张一辉. 衰老相关疾病及综合征[M]. 北京：人民卫生出版社，2011.

［6］中国人口与发展研究中心课题组. 中国人口老龄化战略研究[J]. 经济研究参考，2011，(34)：2.

［7］American Academy of Anti-aging Medicine. *The A4M Twelve-Point Actionable Healthcare Plan: A Blueprint for a Low Cost, High Yield Wellness Model of Healthcare by 2012.* 2009-07.

［8］Mohamed GA. *Egypt's imageas atourist destination-a perspective of foreign tourists*[J]. *Tourismos*, 2008，3(1)：36–35.

［9］Holly Thomas. *Market bubble risk to pensions.* http://www.thesundaytimes.co.uk/sto/business/money/savings/article1273854.ece，2013-06-16.

Blue Book of Chinese Health Service Industry Anti-Aging Medicine Health Services Development General Report Outline

Yuanping Chen, Lichun Zhao

Abstract

World Anti-Aging Medicine has been developed for nearly 30 years. Short development process of Chinese anti-aging medicine and health services, effective to absorb the Western developed countries should respect a relatively mature technology solutions emerging social needs of the medical model of evolving and organically combine to solve China's current economic development transition occurs with aging population and prominent health problems. This research report from the environmental background of anti-aging medicine health care industry, the development of needs analysis, industrial development vision, development strategy and the role of top-level design of traditional medicine in health regimen of anti-aging medicine and the unique advantages of developing other aspects, discussed Historically, the development trend of Chinese anti-Aging Medicine health services development, a significant impact on Chinese economic and social development as well as the significance of the development of anti-aging medicine health services in China.

Keywords

Health Services, Anti-Aging, Health Medicine, Health Pension

Introduction

Anti-aging medicine is a human-oriented overall health status of advanced clinical preventive medicine model. This revolutionary medical specialties are related by a positive impact on the degenerative diseases of aging and improve the results obtained considerable and demonstrable.It is a new health care model to promote human health and prolong life science and invention expectations, using the latest technology to extend the duration of the biological health of the individual optimal mental and physical state.January 2008, President Hu Jintao put forward in the congress report: "Health is the foundation of the comprehensive development of man." World Anti-Aging Medicine is establishing a global system of medicine in order to achieve a healthy health for all goals.In 2013, the party's 8 report, "Health is a necessary requirement to promote the comprehensive development of people To adhere to the direction of health services for the people, adhere to prevention, to focus on rural areas, both Chinese and Western medicine, according to basic security, a strong grass-building mechanism requirements, focus on promoting health care, medical services, public health, drug supply, regulatory system comprehensive reform and improve the national health policy, to provide people with easy and inexpensive safe and effective public health and basic medical services.Guo Fa [2013] No. 40 of the State Council issued "Opinions on Promoting healthy growth of the service" requirements to promote medical institutions and pension institutions to strengthen cooperation. In the pension services fully integrated into the concept of health, strengthening health services support. Establish business cooperation mechanism between medical institutions and a sound pension institutions to encourage the opening of pension institutions and medical institutions medical appointments green channel, the elderly do collaborative chronic disease management and rehabilitation care, development of community health care services.Increase community capacity to provide daily care for the elderly, chronic disease management, rehabilitation, health education and counseling, medicine and other health-care services, medical institutions will be encouraged to extend services to residents of nursing homes.This report is a comprehensive interpretation want to fight aging through medical research, as well as domestic and foreign scholars for anti-aging medicine and related industries to make a study of development in China, in order to provide more evidence for the theory of the development of anti-aging medicine and health services data support.

作者简介

陈元平

中国人民大学培训学院首席专家、健康管理学院院长，中国健康管理协会副会长，国家中医药管理局治未病工作顾问专家，科学技术部"十二五"国家科技支撑计划"中医预防保健（治未病）服务技术研究与示范"项目评审专家组成员。

赵立春

理学博士，副研究员，北京大学医学部EMBA。全国青年岗位能手，广西（杰出）青年岗位能手。曾在国家卫生计生委办公厅研究室挂职。现在广西中医药大学附属瑞康医院从事公共卫生政策管理与咨询工作，兼任广西抗衰老科学技术学会常务理事、副秘书长，广西民族医药协会理事，广西中医药学会理事、副秘书长。

第二篇
Chapter.02

抗衰老健康服务的理念创新

抗衰老健康医学产业暨健康服务产业的国际发展基础和过程

——疾病、衰老机制与寿命的研究文献综述

罗纳德·科莱兹 / 郭弋 编译

摘要：

寿命不是限定的，因此衰老并非不可避免的。本文阐述了发达国家抗衰老健康医学产业暨健康服务产业发展的思路和经验，从理论、学术、研发到产业的连带关系和发展进程，又一次证明了用理论指导实践的真理。进一步说明新兴健康服务产业的核心基础为不断的技术创新，这是实体产业可持续发展的保障，也是健康服务产业链条中知名品牌建立的核心竞争力。通过了解各种衰老的理论，说明衰老与疾病的机制，列举了寿命研究中的临床措施。

关键词：

衰老　理论　疾病　寿命　临床措施

　　国际抗衰老健康服务产业的发展是从理念创新到技术创新的有序推进过程。任何事物的发生均有其发展规律，而在发展的过程中，理论是至关重要的，理论指导实践是科学的。任何理论的实际价值是要找寻到解决问题的办法，所以对于抗衰老健康医学发展的起点在于首先必须要问的是为什么人类会衰老这一问题。目前在细胞和分子水平的衰老理论，通常围绕两大主题展开：一是认为衰老是由基因编程所决定的持续过程；二是认为老化是意外突然发生的。编程老化理论是基于从怀孕到死亡这样一种逐渐老化的概念。认为人的成长发育受一个"生物钟"的管理。这个生物钟针对人体所发生的各种变化设置有适当的时间。视觉的变化，骨骼中钙质丢失、听力的下降、肺活量的减小，都是程序化衰老的例子。衰老意外突然发生的理论学说，则是认为老化是机缘性发生的，

即生物体变老是由一系列随机事件诱发的。DNA受到自由基的损害或是经过日常生活的磨损就是这样一个例子。

一、衰老的理论

（一）"磨损"理论

1882年，德国生物学家奥古斯特·魏斯曼（August Weismann）博士首先介绍了这一理论。他认为身体及其细胞被过度使用和滥用而遭到损害。肝脏、胃、肾脏、皮肤等这些器官，由于下列因素的作用而长期受到磨损。这些因素包括饮食和环境中的毒素、过量脂肪、糖、咖啡因、酒精和尼古丁的摄入、太阳紫外线和其他许多我们身体和情感上遭到的各种压力。磨损不仅局限于我们的器官，它也发生在机体的细胞水平上。

当然，即使你从来没有碰过香烟或一杯酒，即使你常远离太阳，只吃天然食品，只简单地使用你体内的器官，但最终还是会把它们磨损坏。如果滥用、虐待它们，你就会更快地磨损坏它们。因此，无论采取怎样健康的生活方式，由于你的身体在老化，你的每一个细胞也都必将受其影响。

随着年龄的增长或老化，你的身体逐渐失去了自我修复损伤的能力。无论这种损伤是由饮食、环境毒素所致，还是由细菌或病毒引起，都是如此。因此，许多老年人死于在他们年轻时本可以抗拒得了的一些疾病。

该理论支持这样一种观点，即营养剂补充和改变生活方式，可通过刺激机体自身的修复能力和维护它的器官和细胞功能，帮助延缓衰老过程。因此，"磨损"这个概念，体现到每个具体人身上，就可能因每个人生活方式和用于改变磨损方式的不同而不同。

（二）神经内分泌理论

这一理论是由弗拉基米尔·迪尔曼（Dilman）博士发展起来的。通过用神经内分泌系统更进一步阐述了磨损理论。神经内分泌系统是一个复杂的生化网络。机体通过这一网络，管理着激素和机体内其他重要元素的释放。

激素对于维修和调整人体功能至关重要。当老化导致激素分泌减少时，身体的自身修复和调节能力也随之下降。此外，激素的分泌活动是有高度互动性的：任何一个激素生成量减少，都可能会对整个机制形成一种反馈性影响，产生信号通知其他器官降低相应的其他激素的释放量，从而使身体其他部位的激素量减少。

因此，激素替代疗法的目的就在于重新设置体内荷尔蒙的生物钟，以期达到能扭转或延迟衰老的效果。如果体内生成的荷尔蒙是在年轻的水平，那么机体的细胞才是受到刺激而代谢增强，从而使人保持真正的年轻。

（三）遗传控制理论

计划报废理论则是侧重于DNA中遗传程序的编码情况。人生来就有一套自己独特的基因编码，它预定你有某些类型的生理和心理功能的倾向。从而，基因的遗传性，在很大程度上已说明了你将会多快衰老和有多长的寿命。也就是说，我们每个人都有一个生物钟在滴答滴答地运转，设定在一个特定的时间停止，也许提前或推后几年。而当那个生物钟走完时，它会发出信号告诉我们的身体将要老化，而后死亡。

然而，由于我们的遗传基因涉及方方面面，基因时钟设置的时间也存在着巨大的变化，这取决于我们每个人成长过程中会发生什么，以及我们实际上是如何生活的（古老的"自然竞择"法则）。

抗衰老医学旨在解决这样一个问题，即增加建立我们每个细胞中DNA的基本阻滞性结构，防止DNA损坏，增加DNA的修复。我们认为，通过这种方式的抗衰老治疗，可以帮助我们摆脱遗传的命运，至少在某种程度上可以做到。

（四）自由基理论

这一理论最初是在1954年由R·格斯曼（Gerschman.R）报道的。但后来，美国内布拉斯加州大学医学院的德纳姆哈曼（Denham Harman）博士又进一步发展了这一理论。这些科学家们观察到，爆发、破坏性的生化反应可能是"自由基"形成和存在的原因。"自由基"是内部电荷不稳定的一类分子结构。

在常规的分子中，电子以配对形式存在。这样就使得一个电子的电能被另一个电子的电能所中和、抵销。在我们机体的细胞里，失去电子的原子寻找、并结合有多余电子的原子，形成一个稳定的分子。该分子具有相互配对的电子，显示中性的电荷。

另外，自由基是一种带有一个自由电子的分子，因此它带负电荷。这种电能的不平衡，使自由基本身具有高活性。为了达到自身的电平衡，寻找攻击其他稳定的分子，并试图从这一分子上偷一个电子。自由基可能通过得到电子达到它自己电平衡的同时，使本来平衡的那个分子变成了一个新的自由基。接着，后者又以自己的需要，去开始寻抢一个电子。体内自由基的存在，使得这个原子扒窃周期性的持续发生。

而自由基活动对于我们的机体来说又是必要的，它为我们的细胞提供了电力。我们的机体为了进行体内最基本的生物过程，需要利用自由基活动形成的生物电来产生能量。反过来，过量的自由基又会攻击损害我们的细胞结构。

自由基造成的细胞破坏而形成的代谢废物，可破坏机体细胞修复和复制所必要的DNA和RNA合成，干扰细胞能量所必需的蛋白质合成，以及破坏细胞化学过程所必要的酶系。

当我们年轻时，自由基损伤的影响相对轻微。因为年轻的身体可起动广泛有力的修复和复制机制来保持细胞和器官处在良好的工作状态。然而，随着机体的衰老，自由基损伤的累积效应开始造成其严重影响。

自由基破坏细胞代谢，导致细胞老化。自由基理论可以解释许多组织结构变化特点，如随着老化进展，则出现包括膜脂质的过氧化、色素的形成、蛋白质的交联、DNA损伤和线粒体功能下降等。

因此，能防止氧化有害影响的物质被称为抗氧化剂。天然抗氧化剂包括维生素C、维生素E、β-胡萝卜素和硒。天然植物里还含有一类特殊的抗氧化剂，被称为类黄酮。它们有防御真菌、毒素入侵的作用，以及能缓解环境压力影响。动物，包括人类，不能产生类黄酮化合物，但是人类能够吸收和利用植物类黄酮，它可以用于预防与氧化应激反应有关的疾病。

（五）废物累积理论

细胞在它们的生命过程中，可产生比它们能适当处理的更多废物。这种废物也包括各种毒素，当其累积到一定程度，就会影响细胞的正常功能，最终杀死该细胞。

细胞代谢废物引起脂褐质的证据支持这一理论学说。最常见含有脂褐质的细胞是神经细胞和心肌细胞，而这两者对生命来说，则都是至关重要的。脂褐质是细胞在一个复杂的反应中形成的废产品，即细胞中的这一反应将脂肪细胞"捆绑"到蛋白质上形成的一类物质。这些废物积聚在细胞内形成小颗粒，随身体老化而逐渐增大。因为脂褐质随着机体老化而累积，所以它被描述为"代谢之火留下的炭灰。"

（六）细胞分裂数量限制理论

细胞内积累的废物直接影响细胞分裂的数量。随着机体的老化，这些废物在细胞内积累越多，细胞退变得就越快。

虽然一只普通的鸡在任何地方都活不到20年，但法国外科博士亚历克西斯·卡雷尔（Alexis Carrel）将鸡的一块组织在含有与鸡血液中矿物质相同的培养液中保持存活了28年。他相信，机体通过处理日常废物也能够做到这样。

尽管卡雷尔的理论最终被细胞生物学家伦纳德·海弗利克（Leonard Hayflick）博士推翻了，但有人发现，当新鲜鸡细胞无意中被添加到培养液中时，使得鸡细胞似乎"不朽"，实验帮助我们解释了为什么取自含有较多废物的年长人的细胞，比取自胚胎的细胞分裂的次数少，且后者分裂的速度亦最快。

（七）海弗利克（Hayflick）极限理论

1961年，伦纳德·海弗利克博士和细胞生物学家保罗·莫尔海德（Paul Moorehead），对细胞生物学历史做出一个重大贡献。他们的试验证明了通过生物培养的人类细胞的衰老过程。海弗利克理论认为，衰老过程是由存在于每一个活细胞中的一个生物钟所控制。1961年的这一研究结论认为，人类成纤维细胞具有限定的寿命。如人体的肺脏、皮肤、肌肉和心脏中都含有这些成纤维细胞。这类细胞几年时间内大约分裂50次，然后就突然停止了。营养似乎影响细胞分裂的速度：充足的营养，细胞一年分裂50次；如营养不足，细胞分裂需用三倍正常细胞分裂的时间。细胞在它们达到增长的极限之前，发生一些变化和退变。最明显的变化发生在细胞器、细胞膜和一些遗传物质里。细胞的这种功能异常和组织、器官里细胞的减少可能对老化产生重要影响。

海弗利克的极限理论正逐渐被新兴的端粒酶老化理论（见本书相关内容）所淘汰。干细胞研究的进步、克隆治疗、纳米技术也都在挑战海弗利克的理论学说。

（八）死亡激素理论

大脑细胞，即神经元，不像其他细胞，它们不能复制。人类生来大约就有120亿大脑细胞，且人的一生中约有10%的大脑细胞要死亡。哈佛大学内分泌学家唐纳·丹科尔（Donner Denckla）博士，曾确信垂体释放的"死亡激素"或"氧耗下降激素"（DECO）可以导致神经元的损失。当他把老鼠的脑垂体腺移除时，这些老鼠的免疫系统重新恢复，细胞中的交叉联接率减少，心血管功能恢复到年轻时的水平。丹科尔推测，随着年龄变老，人类的脑垂体开始释放DECO，抑制了细胞利用甲状腺素的能力。甲状腺素是甲状腺产生的一种激素，它管理着机体的基础代谢和细胞将食物转换成能量的速度。由此带来代谢速率变化，进而引起和加速老化过程。

（九）胸腺刺激理论

胸腺被认为是免疫系统的主导腺体。胸腺的体积从出生时的200克～250克减少到60岁时的3克左右。科学家们正在研究是否由于胸腺萎缩，从而使人体免疫系统功能减低而导致衰老过程的发生。

研究表明，胸腺因子有助于恢复先天性无胸腺儿童的免疫系统，增强免疫功能低下老年人的免疫系统。胸腺激素也可能在刺激和控制神经递质、大脑和内分泌系统激素的生成中发挥作用，这意味着它们可能就是老化本身的起搏器，以及负责免疫的关键调节器。

（十）线粒体理论

实验室直接观察到线粒体老化，支持了自由基理论学说。线粒体是细胞内产生能量的细胞器，负责生成ATP，后者是我们体内细胞功能活动所需的主要能源。学者们通过一个潜在性破坏自由基形成的过程而产生细胞能量。在其他细胞中发现，线粒体也是自由基最易攻击损伤的一个目标，因为线粒体缺少各种防御。证据表明，长期积累性的各种DNA损伤是导致疾病的一个主要因素，最新有关线粒体修复的研究可能对于抗衰老具有重要意义。

（十一）错误和维修理论

1963年，索尔克研究所的莱斯利·欧高（Lesly Elgen）博士提出，因为"在细胞中制造蛋白质的装置对生命来说是如此重要，发生在这一装置中的一个错误都将会是灾难性的。"进行蛋白质生成和DNA复制有时并不是很精准。既然人体的DNA是如此重要，当其结构出现一个错误时，其自然修复过程就会遭到破坏。但该系统是无法每次都对这些分子进行完美修理的，因此这些有缺陷分子的累积就会导致疾病，进而其他与老化相关的变化亦随之发生。科学家估计，如果DNA修复过程不能维持，一年内，在人的细胞里就可积累足够的伤害，从而造成残疾。

（十二）DNA冗余理论

正如错误和维修理论一样，DNA冗余理论也认为，随着人体衰老而基因中的错误在累积。但这个理论还认为，随着这些错误的不断积累，储备性相同DNA基因序列的变化也是引起衰老的一个原因。DNA基因序列管理着这一程序，直到该程序系统彻底损坏。在伦敦国家医学研究所的梅德韦杰夫（Medvedev）博士提出，不同物种的生物学寿命是由该物种的基因序列结构决定的。

（十三）交联理论

衰老进展性交联理论是在1942年首次由约翰·布约科斯腾（Johan Bjorksten）提出的。他用这个理论来解释衰老性疾病，如动脉硬化、免疫系统功能减低和皮肤弹性下降等都是明显交联的例子。皮肤、肌腱、韧带、骨头和软骨中最常见的一种蛋白质是胶原蛋白。胶原蛋白可以比作是一个有很少梯级横档的梯子的腿。每个蛋白质通过其他横档连接到相邻的蛋白质，形成交叉连接（称交联）。在年轻人体内，很少有这样的交叉连接。胶原蛋白这种"梯子"可以上下自由移动，使胶原蛋白保持柔软和柔韧。然而，随着老化过程，这种交叉连接的数量增加，导致皮肤皱缩，变得不那么柔软和柔韧，或弹性降低。人们认为这些交叉连接开始阻碍细胞之间营养物质和废物的输送。

当老年人免疫系统不能清除血液中多余的大分子、糖类或葡萄糖时，交叉连接似乎也会发生。这些糖分子与蛋白质反应，导致交叉连接，进而形成破坏性的自由基。科学家曾经认为，随着身体的老化，身体的僵硬也是由于肌腱、骨骼和肌肉组织的交联引起的。引导人们采取更积极的生活方式和遵循良好的饮食习惯似乎可抑制或延缓这种交联过程。

（十四）自身免疫理论

免疫系统是抵御外来物质进入体内最重要的防线。随着人体的老化，像机体对蛋白抗体的区别能力下降一样，该系统产生抵抗疾病所必需抗体的能力也在下降。在某种意义上，免疫系统变成自我毁坏和抵抗自身反应的系统。自身免疫性疾病的例子有红斑狼疮、硬皮病和成人型糖尿病（II型）等。

（十五）热量限制理论

即能量限制理论，是加州大学洛杉矶分校医学院一位受人尊敬的老年病学家罗伊·沃尔福德（Roy Walford）博士提出的理论。经过多年的动物实验和长寿方面的研究，沃尔福德已经研发了一种高营养素、低热量的饮食。遵循这一饮食要求时，虽然老化过程还是要按时间顺序发生，但他发现，"无营养不良的低营养"状态可以大大延缓衰老进程。作为个体，遵循这一理论，应逐渐减轻必要的体重，直至达到能得到健康和长寿命的最佳代谢效能的一个点位。沃尔福德不仅强调饮食多少、热量高低的重要性，而且也重视适量的维生素和矿物质的补充，并配合有规律的身体锻炼。

（十六）基因突变和IDNA损伤理论

20世纪40年代，科学家们探讨了基因突变在老化中的影响。突变是指发生在基因中的变化。基因是创造生命的基础。关于辐射性的实验证据就支持这一理论。该实验观察到，辐射不仅增加了动物基因的突变率，同时也加速了动物的老化过程。然而，后来的研究显示，放疗诱导的变化仅仅是模仿与衰老相关的一些变化。当有人实验，适量的辐射实际上还增加了老鼠的寿命！这样一来，上述这一假设受到质疑。

2002年4月，鹿特丹伊拉斯姆斯大学的德波尔（deBoer）博士和他的同事宣布了他们的调查结果：人体DNA的损害是老化原因。我们现在知道称为活性氧的分子可造成DNA损害，并怀疑其进一步导致疾病，比如癌症和心脏病。活性氧分子是正常代谢过程中的副产物。

德波尔博士的团队发现了涉及DNA修复问题的一个基因缺陷，后者导致实验室老鼠的过早老化。这个基因称为XPD，负责抄录DNA控制蛋白质制造和DNA损伤修复的指令。这个基因中的错误发生在成年以后老鼠体内，使其老化更为快速。发生这一基因双重突变的老鼠老化加速，认为这是老鼠的DNA对氧化损伤更为敏感的结果。

（十七）生命的"率"理论

1908年，德国生理学家马克思·布鲁纳（Max Rubner）首先介绍了这一理论。他发现了代谢率、身体大小和长寿之间的关系。简单地说，这一理论认为，我们每个人生下来其自身能源都是有限定数量的。如果我们慢慢地使用这一能源，衰老的速度就慢。如果我们的能源消耗得快，则老化就加速。其他关于"生命率"的理论则集中在诸如呼吸的氧量或心跳的总次数等那些有总限数的一些因素。

（十八）有序到无序理论

从怀孕到性成熟的这段时期，你的身体经历着一系列井然有序的变化。正如伦纳德·

海弗利克博士所指出的：你"指导你的大部分能量来实现一个由基因决定的生产计划，即有序的生产和安排数量巨大和不同种类的分子。"然而，与上述相同的这些能量，其效率在性成熟后开始降低。体内分子中出现了无序，这些无序的分子又引起其他分子也发生错误，等等。我们的细胞、组织和器官里的这些混乱变化就导致衰老。无序的程度因人而异，这可能就是为什么人类组织和器官退变的速度不同。

（十九）老化的端粒酶理论

位于加州门洛帕克市Geron公司的一群科学家首次发现，端粒体是染色体两端核酸序列的延伸部分。端粒体维持染色体的完整性。你的细胞每分裂一次，端粒体就会变短，导致细胞的损伤和死亡。细胞的损伤和死亡则与人体衰老相关。

科学家们发现，重建消失端粒体的关键成分是"永生"端粒酶，这是只在生殖细胞和癌细胞中发现的一种酶。端粒酶似乎可以修复和替换端粒体，进而操纵可控制分裂细胞寿命的"时钟"机制。未来某种端粒酶抑制剂的发展也许可以停止癌细胞分裂，进而推测，这种酶抑制剂可把癌细胞转回到正常细胞。

二、衰老和疾病的机制

（一）线粒体

线粒体是存在于绝大多数（但不是所有）真核生物细胞质中的一种细胞器。线粒体是自我复制生成、半自主控制，是氧化磷酸化反应的场所，通过这种氧化磷酸化反应生成ATP。线粒体老化理论认为，电子传递链（ETC）里的电子泄漏，使氧分子形成超氧化物阴离子自由基（O_2-），使氧分子减少。O_2-通过酶和非酶的反应，会产生其他另一种活性氧（ROS）。随后的氧化应激状态导致ETC组件和线粒体DNA（mtDNA）的损坏，从而进一步增加ROS的生成。最终，这种"恶性循环"导致人体细胞生理功能下降，或老化。

1. 妇女的长寿性

为什么女性的平均寿命比男性长这一问题可以通过线粒体的遗传变异来解释。线粒体被喻为细胞的能源库。澳大利亚莫纳什大学的学者致力于揭示雄性和雌性果蝇之间长寿和生物老化的差异性。不同性别的果蝇其线粒体的起源不同。他们在雄性（但不是在雌性中）果蝇中发现，其线粒体的遗传性变异是预测其寿命的可靠指标。他们的发现表明，雄性果蝇的线粒体DNA中有大量的突变。这些线粒体DNA影响着这些雄性果蝇存活多长时间和老化的速度。作者的研究结论写道："我们的结果表明，通常影响男性衰老突变负载的线粒体有很多点位都存在大量的变异"。该研究作者还提出："我们的发现表明，雄性遭受到的这种戏剧性的后果是由线粒体基因组的'母婴'传播导致的。"

2. 线粒体信号可以调节寿命

在秀丽隐杆线虫（又称蛔虫）的一个实验模型中显示，降低线粒体的活动性可促进该线虫的生存，提高其寿命。美国加州霍华德休斯医学研究所的安德鲁·蒂林（Andrew Dillin）和他的同事通过调制蛔虫细胞线粒体功能，来影响整个蛔虫寿命的长短。该小组通过基因工程研制出"转基因"蠕虫，在这种虫体内，他们使其基因残疾无功能，称这种基因为cco-1。正常情况下，这一基因编码控制一些生化反应所必需的蛋白质。这类生化反应一起被称为电子传递链（ETC），是线粒体生成能量过程的一个必要部分。肠或神经细胞中具有选择性受cco-1丢失损害ETC的这些蠕虫比普通蠕虫的寿命长，而肌肉、皮肤或生殖系损害ETC的这些蠕虫没有这种情况。这表明，神经或肠道细胞线粒体的这种受损是延长其寿命的一个独特信号。然后，研究人员进一步研究了细胞内进行的蛋白质舒展反应（UPR），蛋白质积累过多就开始形成折叠，这种折叠导致对细胞的毒性。该研究人员发现，给虫子喂养可阻止UPR的特殊食料，中断在神经元或肠道细胞中的cco-1后，就不再有延长寿命的效应。这一戏剧性的发现说明，启动重折叠的蛋白质，对提高寿命实际上是很有价值的。这种情况是间接对线粒体应激的一种反应。研究人员由此得出结论："这些结果表明，线粒体可以建立和延续整个有机体衰老的速度，且不受细胞的自主功能控制。"

在动物模型中显示，改变线粒体可促进生命延长。称为细胞能源库的线粒体负责细胞各种过程的能源燃料生产。美国得克萨斯州圣安东尼奥市德克萨斯大学健康科学中心的巴特勒·A·杰费瑞（Jeffrey A. Butler）和同事们对长寿秀丽隐杆线虫与非突变野生型线虫进行比较，前者称为麻省理工学院突变体。他们给予这种虫的线粒体电子传递链的功能破坏，发现其发生了重要的代谢变化，表明它们的细胞"引擎"已经被重新配置为使用新燃料运行，并产生新的废物，从而延长了该线虫的寿命。他们总结提出，"寿命可以通过代谢状态的改变而大大延长"。

3. 细胞衰老的机制

欧洲研究小组发现一个关键生化过程与老化有关。英国纽卡斯尔大学的托马斯·冯·齐格林尼基（Thomas von Zglinicki），同一个国际合作组织的同事一起，研究探讨了细胞为什么会衰老。研究小组发现，当一个老化细胞检测到由一般损耗造成的损伤严重的DNA，它就提示该检查点基因CDKN1A（p21）处于长期激活状态，这种状态导致线粒体功能障碍和活性氧（ROS）生成，进而又提示细胞自我损害或停止分裂。这个过程可以作为一个"动态反馈回路"而提及。研究人员写道："我们向人们展示，在体现衰老表型中，对于成长稳定性的中止，这种回路既是必要的，又是充分的。"他们推测这些见解可以解释老化过程，以及可能为更有效地治疗疾病提供有针对性的方法。

（二）端粒

端粒是染色体末端具有一个专门结构的部分，它与染色体复制和稳定性相关，长度为几百个碱基对。而细胞有不同的机制来恢复端粒的长度，称端粒体内平衡。端粒缩短与细胞老化进展有关。端粒缩短见于DNA分子链中的头几个碱基对复制过程中一些端粒序列的丢失，它可能导致DNA的损伤。

1. 端粒缩短与高死亡风险相关

关于成人健康和衰老的遗传流行病学研究（GERA）文献集含有关于端粒长度和超过675000个单核苷酸多态性基因型的数据资料。这些资料来源于美国加利福尼亚北部地区100000名男性和女性人群，平均年龄63岁。美国加州凯泽永文（Kaiser Permanente）、凯瑟琳·谢弗（Catherine Schaefer）和同事使用唾液样本，首次对用生物标记的675000个基因进行分型。反过来，研究人员使用两年前收集唾液进行的电子医疗记录资料和人口调查信息交叉分析其生物标志物状态。研究小组发现，有10%端粒最短的这些人中大约有23%的与那些具有长端粒的人在以后三年端粒测量随访中更可能死亡。此外，除了青年期间，调查发现，女性比男性有更长的端粒。作者写道："引人注目的已知两个端粒维持基因复制已经证明了我们资料的可靠性。"

2. 端粒修复逆转老化相关性疾病

美国哈佛医学院学者在实验室模型中成功阻止端粒缩短，提示其逆转老化年龄相关的器官萎缩。为了减缓老化，罗纳德·A·德宾霍（Ronald A. DePinho）通过基因工程方法使小鼠端粒缩短，降低端粒酶活性。他们恢复端粒酶活性，4周后，曾在几个已萎缩的器官中的组织出现再生，新的脑细胞开始生长，结果该老鼠活得更长。研究人员报告说："在这样的晚代小鼠中，雌激素转录酶受体（TERT-ER）的端粒酶重新活化，染色体端粒扩展，显示DNA损伤减少，并与细胞检查点反应相关。从而使得在静止的培养基中，恢复增殖反应，多个器官消除了退行性变的表现。"作者指出："越来越多的证据提示端粒损伤可作为老化有关器官衰退和疾病风险的一个驱动器。"该团队提出："在成年小鼠中明显逆转系统性退行性表型的观察结果，支持重建端粒完整，发展再生技术的策略"

3. 基因变异与人类生物老化

英国和欧洲研究协作组织肯定了明确的遗传变异与人类生物老化有关。英国伦敦国王学院的蒂姆·斯皮克特（Tim Spector）和英国莱斯特大学、荷兰格罗宁根大学的同事们研究了端粒，即缩染色体上末端。端粒的缩短被认为是老化的一个生物标志。研究人员发现，那些携带特定基因变异的人其端粒缩短——从生物学看上去他们显老。变异位于称为TERC的基因附近，后者之前曾被假设是负责维护端粒长度的基因。该研究学者们推测，有些人在基因程序上已被编订为其老化的速度较快。他们注意到，通过测量端粒损失长度，具有这些变异的人中，其影响是明显的，相当于3～4年的"生物年龄"差距。另外，研究人员推测，那些基因易感人群暴露在证明对端粒"有害的"环境像吸烟、肥胖和缺乏锻炼之情况下则可能老化得更快。可能要提前几年进入生物学老化，或受困于更多的与老化有关的疾病。

4. 长寿（100岁）与端粒变异

在一个同质民族长寿人口中，发现了长寿的遗传线索。美国纽约爱因斯坦医学院的吉尔·阿兹蒙（Gil Atzmon）和同事们研究了德系犹太人。后者是一个在一般健康状况下通常都活90岁以上的人群。研究人员发现，这些被调查的年龄都很大的对象人群都继承了一个突变体基因，该基因能使他们的端粒酶系统格外活跃，能更有效地维持其端粒长度。这些人中的绝大多数都没有衰老相关性疾病如心血管疾病和糖尿病。而这些疾病通常是导致大多数老年人死亡的原因。研究指出："正如我们所推测的，长寿者是因为能更好地维持其端粒的长度。即他们之所以长寿，是得益于，至少是部分得益于参与维持端粒长度的优秀的基因变异体。"

（三）炎症

炎症是由细胞生物性学和化学反应引起的一种病理过程，表现为组织的损伤和破坏。急性炎症也是对付病理性损害、参与进行免疫应答的一种必要机制。然而，慢性炎症则与多种疾病，尤其与老化过程中的代谢和神经退行性疾病相关。

慢性炎症的细胞机制

美国马萨诸塞州波士顿大学医学院的研究人员发现，T-细胞和单核细胞在促进炎症反应中两者间的相互作用。T-细胞对胰岛素抵抗的形成发挥重要作用，胰岛素抵抗对高脂肪饮食有反应，常导致二型糖尿病。但T-细胞促炎症反应的细胞机制一直还不清楚。芭芭拉·S·尼古拉奇科（Barbara S. Nikolajczyk）等注意到，为了使T-细胞表现出上述促炎症反应，他们需要它不断与单核细胞相互反应。此表明单核细胞在慢性炎症和二型糖尿病中发挥间接作用。虽然现在尚不清楚促炎性T-细胞和抗炎性T-细胞之间是什么样的一种静态平衡水平，但本研究表明，要阻止慢性炎症，则需要恢复这样一种平衡。

（四）其他途径

1. 人类基因组"热点"是大多数疾病的来源

美国北卡罗来纳州北卡罗来纳大学医学院的遗传学学者报道，人类基因组中相对较少量的部位与大量各种各样的疾病相关。特别是一些老年性疾病与基因某一位点相关。这一点在防止发生癌症方面发挥着较明显的作用。研究人员对国家人类基因组研究所（NHRGI）关于几百人全基因组关联研究（GWAS）的结果进行了统计。这些结果为确定各种不同疾病是否反映在人类基因组的常见"热点"区域提供了一个合理的手段。这一分析表明，有两个不同的基因位点与人类两大主要疾病相关联。研究小组检查了NHGRI数据集的大量数据，首先排除如眼睛或头发颜色之类的遗传性特征和其他像药物代谢之类的非疾病性特征。然后他们专注于识别由GWAS确定的可导致实际疾病的变异。综合所有这些研究的结果，有足够的数据得出有效统计学意义的结论。然后，该组研究人员将相关疾病绘制到基因组谱适当的位置上，算出标记到基因组对应区域的特定疾病的数量，进而探讨不同疾病在整个基因组图里是随机分布反映，还是聚集在所谓的热点区域。

2. 随着年龄增长而下降的天然抗氧化剂

当机体在对抗氧化损伤时，它调用了一种储备性抗氧化酶来保护细胞，此酶称为朗氏蛋白酶，而朗氏蛋白酶的水平随细胞的老化而降低。美国加州南加州大学的开尔文·戴维斯（Kelvin J.A.Davies）和同事发现，当氧化物攻击年轻细胞的线粒体时，细胞通过增加朗氏蛋白酶水平来分解和清除受损的蛋白质。然而，随着细胞的老化，它们失去了调动大量朗氏蛋白酶的能力。这一发现有助于解释为什么人类随着老化而能量降低。结果归纳认为："朗氏蛋白酶的应激诱导调集能力的下降是细胞应激适应能力下降的一部分。应激适应能力降低，则促使细胞衰老。"

3. Sestrin——抑制衰老的一种自然蛋白质

美国加利福尼亚州加州大学由迈克尔·卡琳（Michael Karin）率领的一组科学家，在果蝇体内分离鉴定出一种被称为Sestrin的蛋白质，该蛋白质可自然抑制衰老和衰老相关性疾病。该小组还表明，中枢信号通路的规律调节则需要Sestrin，信号通路是老化和新陈代谢的中央控制器。因为苍蝇与人类的Sestrin结构和生物功能相同，研究人员表明，在过早老化的果蝇体内所见的病理表现，如甘油三酯的累积、心律失常和肌肉退化，可能类似于伴随老化的人体内的主要病理障碍，如超重、心力衰竭和肌肉萎缩等。为此，该研究小组推测，Sestrin类蛋白也许在未来可被用于防止很多与衰老相关的组织损害，治疗很多退行性疾病。

4. 雷帕霉素复合物1

伴随营养素、能量和生长因子的作用发挥，雷帕霉素复合物1（mTORC1）激酶的多发性机械靶点是哺乳动物调节细胞生长途径的关键性枢纽。美国马萨诸塞州怀特黑德研究所的大卫·M·萨巴蒂尼（David M. Sabatini）等学者曾经阐明了作用老化途径中的这一作用。先前的研究表明，当mTORC1通路受到抑制时，各种动物，包括蠕虫、苍蝇、老鼠往往活得更久。怀特黑德研究所学者们的研究表明，哺乳动物的mTORC1途径在遗传学上影响老化的表型，其概括认为："我们的研究结果显示，mTORC1是α受体激活的过氧化物酶体增殖物功能和肝酮生成的一个关键调节因子；同时也显示mTORC1活性在促进老化中的作用。"

5. 昼夜节律

虽然以前的研究已经表明，老化是受生物钟，即昼夜节律，包括协调日常基因表达、生理功能变化的内部机制和昼夜周期性的外部行为习惯因素的影响，而最近的一些研究表明，打乱哺乳动物生物钟可导致加速老化，增加老化相关性的疾病。美国俄勒冈州立大学的克里斯南（Natraj Krishnan）等通过果蝇模型，评价判断打乱动物生物钟是否影响其预期寿命和健康寿命。弄清那些有助于控制昼夜节律的关键基因是怎样改善衰老果蝇健康的，如果是在其不受损害的情况下，都可能产生明显的健康影响，其一生都可受到这种影响，包括早期死亡；研究者发现，如果没有这种基因，年轻时的果蝇还能够处理一些应激，但中年和老年的果蝇就不行了。研究总结写道："这些数据表明，应激防御途径受损可引起加速衰老，且昼夜生理调节网络随着机体衰老而受损。"

三、寿命研究：临床措施

（一）ω-3脂肪酸

1. 美国每年有96000人死于ω-3脂肪酸缺乏症

几项研究已经发现，在人们衰老时，ω-3脂肪酸在维持心血管健康、认知能力、视力等人体很多正常功能中发挥着治疗作用。鱼类如鲑鱼体内富含ω-3脂肪酸。由美国疾病控制预防中心（CDC）和公共卫生学校协会共同赞助发起、美国哈佛大学学者进行的一项研究发现，ω-3脂肪酸缺乏症是美国人的第六大杀手。本研究采用2005年美国国家健康统计中心的健康统计数据，分析评价了十二种饮食、生活方式和代谢风险因素。为了确定有多少本可以避免的死亡，还运用了一个数学模型。该模型被之后的实践很好地效仿。小组认定，每年有72000到96000可预防性的死亡是死于缺乏ω-3脂肪酸。这比摄取过量反式脂肪酸更致命。因为据报道，同一年则有63000到97000反式脂肪酸摄取过量者在生存。

2. 补充ω-3脂肪酸可减缓衰老过程

美国俄亥俄州州立大学的简K.格雷森（Jan Kiecolt-Glaser）等在一项持续四个月的研究中，登记超重但是健康的中年和老年人群。要求被试者服用2.5克或1.25克的ω-3脂肪酸，两者均被标准化为含二十碳五烯酸（EPA）与二十二碳六烯酸（DHA）比率为7∶1的剂型，并设安慰剂组为对照。与安慰剂组比较，补充ω-3的两组的白细胞端粒延长，氧化应激反应实际减少了约15%。研究者报道："这些数据表明，ω-6∶ω-3比率较低的多不饱和脂肪酸可以影响细胞老化，"他们认为："炎症、氧化应激和免疫三位一体的细胞老化代表着重要的疾病发生机制，这些机制可通过营养干预而改善。"

3. ω-3脂肪酸可能促进生理年龄年轻

美国加利福尼亚大学旧金山分校的莱明法詹妮费-法（Ramin Farzaneh-Fa）等研究了一组608例稳定性冠状动脉疾病患者，观察时间为6年。分别在研究开始、5年时两次测量白细胞端粒长度。然后建立模型，探讨 ω-3脂肪酸［二十二碳六烯酸（DHA）和二十碳五烯酸（EPA）］与随后端粒长度变化的关系。研究人员发现，这些受试者中，血中DHA+EPA含量最低剂量者其染色体端粒缩短速度最快；而那些血中DHA+EPA含量最高者其染色体端粒缩短速度最慢。进而还显示，DHA/EPA水平每增加一个单位，就减少染色体端粒缩短32%。ω-3脂肪酸可能防止氧化应激，或增加端粒酶的活性，这可能会通过创建更精确的端粒复制，减少端粒的缩短。基于上述推测，研究人员得出结论："在这群冠心病患者中，血液 ω-3脂肪酸的基础水平和5年以上染色体端粒缩短的程度之间呈反比关系。"

（二）维生素和矿物质

1. 维生素和矿物质可以预防老年性疾病

由于体内维生素和矿物质的丢失，久而久之可以发生细胞和组织损伤，导致与衰老相关的疾病。来自美国加州儿童医院奥克兰研究机构的乔伊斯·C·麦凯恩（Joyce C. McCann）和布鲁斯·N·艾米斯（Bruce N. Ames）观察了硒和维生素K中度缺乏症的表现。作为维生素和矿物质长期降低的结果，它是怎样随时间而形成损害积累、导致衰老相关性疾病的。通过总结和评价几个通用类型的科学证据后，研究小组分析了那种从进化角度看是所谓必需的硒依赖蛋白质，是否比那些所谓不必需蛋白更抗缺硒。他们发现，在细胞和组织水平存在一系列极其复杂的机制。当硒不足时，这些机制则以牺牲那些非必需蛋白而保护必需的硒依赖蛋白质。他们还发现，在适度缺硒时，硒依赖蛋白质中的突变常伴随于衰老相关性疾病，包括癌症、心脏病、免疫或大脑功能下降。通过研究非必需矿物质依赖性蛋白质和维生素间的关系，试图弄清维生素或矿物质缺乏与衰老相关疾病间的有机联系之后，研究人员得出结论："在世界许多地方，中度的硒缺乏症都是很常见的，硒的适量摄入可以防止未来疾病发生。"

2. 锌的相关研究

之前有许多研究都已证实，锌对防止氧化应激，帮助修复DNA损伤是至关重要的。已经证明，锌缺乏增加随衰老而提高的风险，在基因损坏数量增加时降低机体修复基因损伤的能力。美国俄勒冈州立大学的艾米丽·霍（Emily Ho）和同事们研究了用于探讨细胞锌运输机制的实验室动物模型。这些动物的锌转运机制明显失控。即使推测它们的饮食里也含有足量的锌，但老年动物仍表现为缺锌。然而，当研究者给老年动物以约10倍于需求量的锌饮食时，炎症生物标志则显示其恢复到那些年轻动物的状态。作者报道认为："通过日常饮食补充恢复锌的正常水平，可减少衰老相关性的炎症；衰老相关性的锌转运异常可能影响细胞内锌的水平，进而增加机体对老化相关性炎症的敏感性。"

四、结论

因为寿命不是限定的，因此衰老并非不可避免。自从1992年提出这一理论，它一直成为抗衰老健康医学体系的基础，是致力研究的一个开创性领域。在一项由人口统计学家J. R. 威尔莫斯（J.R.Wilmoth）和他的同事们的研究中发现，瑞典的最大死亡年龄已经从19世纪60年代的100岁增长到19世纪90年代的108岁。他们也注意到，寿命的增长已在加速：在1969年之前，最大死亡年龄每10年增加0.44岁；而自1969年以来，它则以每10年1.11岁的速度上升。该组学者指出："一个强化预防和治疗如冠心病、中风和癌症之类疾病的努力，已经大大推动了1969年以来最高年龄的快速增长。"

此外，抗衰老生活方式科学化亦可增加高品质的25.3年的预期寿命。来自哈佛公共卫生学院的学者研究发现，最长寿的美国人是住在美国新泽西州卑尔根县的亚裔妇女。她们的生命时间比美国其他任何种族都长，人均寿命为91.8岁。相比之下，哈佛大学的研究小组发现，美国最短寿命的人群是南达科他州的印第安人，他们的平均寿命仅为66.5岁。尽管他们接受政府提供的免费或低花费的医疗服务。我推测卑尔根县女性长寿的显著特点是因为她们自己都能利用预防保健领域中最先进的生物医学技术，包括预防性筛查、早期的疾病检测、积极干预、合理营养等，所有这些都是抗衰老医学模式的基石，也是抗衰老健康医疗服务产业的核心基础。

参考文献

［1］ Mikhail F. Alexyev, Susan P. Ledoux, and Glenn L. Wilson. *Mitochondrial DNA and aging. Clinical Science*, 2004, 107, 355–364.

［2］ Camus MF, Clancy DJ, Dowling DK. *Mitochondria, Maternal Inheritance, and Male Aging. Curr Biol*, 2012 Aug 1.

［3］ Jenni Durieux, Suzanne Wolff, Andrew Dillin. *The Cell-Non-Autonomous Nature of Electron Transport Chain-Mediated Longevity. Cell*, 7 Jan. 2011, 144(1) pp.79–91.

［4］J. A. Butler, N. Ventura, T. E. Johnson, S. L. Rea. *Long-lived mitochondrial (Mit) mutants of Caenorhabditis elegans utilize a novel metabolism. The FASEB Journal*, December 2010, vol. 24 no. 12 4977–4988; doi: 10.1096/fj. 10-162941.

［5］Joao F Passos, Glyn Nelson, Chunfang Wang, Torsten Richter, Cedric Simillion, Carole J Proctor, Satomi Miwa, Sharon Olijslagers, Jennifer Hallinan, Anil Wipat, et all. *Feedback between p21 and reactive oxygen production is necessary for cell senescence. Molecular Systems Biology 6*, 16 February 2010; doi:10.1038/msb.2010.5.

［6］M. Kvale, K. Lapham, T. Hoffmann, S. Sciortino, L. Walter, Y. Banda, I. Listerman, J. Lin, S. Hesselson, P. Kwok, E. Blackburn, C. Schaefer, N. Risch. *The Kaiser Permanente/UCSF Genetic Epidemiology Research Study on Adult Health and Aging: A genome-wide association study of telomere length in a multi-ethnic cohort of 100,000 subjects* [Abstract #112]. Presented at American Society of Human Genetics 2012 Meeting. 8 Nov. 2012.

［7］Jaskelioff, Mariela; Muller, Florian L.; Paik, Ji-Hye; Thomas, Emily; Jiang, Shan; Adams, Andrew C.; Sahin, Ergun; Kost-Alimova, Maria; Protopopov, Alexei; Cadinanos, Juan; Horner, James W.; Maratos-Flier, Eleftheria; DePinho, Ronald A. *Telomerase reactivation reverses tissue degeneration in aged telomerase-deficient mice. Nature*, Nov. 28, 2010; doi:10.1038/nature09603.

［8］Veryan Codd, Massimo Mangino, Pim van der Harst, Peter S Braund, Michael Kaiser, Alan J Beveridge, Suzanne Rafelt, Jasbir Moore, Chris Nelson, Nicole Soranzo, et al. *Common variants near TERC are associated with mean telomere length. Nature Genetics*, 7 February 2010; doi:10.1038/ng.532.

［9］Gil Atzmon, Miook Cho, Richard M. Cawthon, Temuri Budagov, Micol Katz, Xiaoman Yang, Glenn Siegel, Aviv Bergman, Derek M. Huffman, Clyde B. Schechter, Woodring E. Wright, Jerry W.Shay, Nir Barzilai, Diddahally R. Govindaraju, Yousin Suh. *Genetic variation in human telomerase is associated with telomere length in Ashkenazi centenarians. PNAS*, online before print November 13, 2009; doi:10.1073/pnas.0906191106.

［10］Madhumita Jagannathan-Bogdan, Marie E. McDonnell, Hyunjin Shin, Qasim Rehman, Hatice Hasturk, Caroline M. Apovian, Barbara S. Nikolajczyk. *Elevated Proinflammatory Cytokine Production by a Skewed T Cell Compartment Requires Monocytes and Promotes Inflammation in Type 2 Diabetes. J Immunol* 1002615, December 17, 2010; doi:10.4049/jimmunol.1002615.

［11］Jeck WR, Siebold AP, Sharpless NE. *Review: a meta-analysis of GWAS and age-associated diseases. Aging Cell*, 2012 Oct; 11(5):727–31.

［12］Jenny K. Ngo, Laura C. D. Pomatto, Daniela A. Bota, Alison L. Koop, Kelvin J. A. Davies. *Impairment of Lon-Induced Protection Against the Accumulation of Oxidized Proteins in Senescent Wi-38 Fibroblasts. J Gerontol A Biol Sci Med Sci.*, August 24, 2011.

［13］Jun Hee Lee, Andrei V. Budanov, Eek Joong Park, Ryan Birse, Teddy E. Kim, Guy A. Perkins, Karen Ocorr, Mark H. Ellisman, Rolf Bodmer, Ethan Bier, Michael Karin. *Sestrin as a Feedback Inhibitor of TOR That Prevents Age-Related Pathologies. Science*, 2010: 327(5970): 1223–1228; doi: 10. 1126/science. 1182228.

［14］Shomit Sengupta, Timothy R. Peterson, Mathieu Laplante, Stephanie Oh, David M. Sabatini.

mTORC1 controls fasting-induced ketogenesis and its modulation by ageing. Nature 468, 1100–1104, 22 December 2010; doi:10.1038/nature09584.

[15] Natraj Krishnan, Doris Kretzschmar, Kuntol Rakshit, Eileen Chow, Jadwiga M. Giebultowicz. *The circadian clock gene perod extends healthspan in aging Drosophila melanogaster. Aging*, November 2009, Vol.1 No.11 pp.937–948.

[16] *Omega-3 deficiency causes 96,000 US deaths per year, say researchers,* Nutraingredients-USA; http://www.nutraingredients-usa.com/Research/Omega-3-deficiency-causes-96-000-US-deaths-per-year-say-researchers/; accessed 17 Sept. 2009.

[17] Kiecolt-Glaser JK, Epel ES, Belury MA, Andridge R, Lin J, Glaser R, Malarkey WB, Hwang BS, Blackburn E. *Omega-3 fatty acids, oxidative stress, and leukocyte telomere length: A randomized controlled trial. Brain Behav Immun*, 2012 Sep 23.

[18] Ramin Farzaneh-Far, Jue Lin, Elissa S. Epel, William S. Harris, Elizabeth H. Blackburn, Mary A. Whooley. *Association of Marine Omega-3 Fatty Acid Levels With Telomeric Aging in Patients With Coronary Heart Disease. JAMA*, 2010; 303(3):250–257.

[19] Joyce C. McCann and Bruce N. Ames. *Adaptive dysfunction of selenoproteins from the perspective of the triage theory: why modest selenium deficiency may increase risk of diseases of aging. FASEB J*, 2011 25:1793–1814.

[20] Wong CP, Magnusson KR, Ho E. *Increased inflammatory response in aged mice is associated with age-related zinc deficiency and zinc transporter dysregulation. J Nutr Biochem*, 2012 Sep 13.

[21] Wilmoth JR, Deegan LJ, Lundstrom H, Horiuchi S. *Increase in Maximum Life-Span in Sweden, 1861-1999. Science,* Sep 29 2000;2366–2368.

[22] *Bergen County, NJ is long in longevity.* New York Times, September 12, 2006; *Asian women in Bergen have nation's top life expectancy.* Free Republic, September 12, 2006; *Asian-Americans live well in Garden State. Wall Street Journal*, Nov 15, 2010.

Foundation and Process About the Anti-Aging Health Medical and Health Services Industry International Development

Ronald Klatz

Abstract

Life is not qualified, so the aging is not inevitable. Content of this article expounds the health service industry development and experience of the developed countries, from theory to industry, academic, research and development of joint relations and the development process, once again proved to guide practice with theory of truth. Further illustrate the emerging health service industry the core of the foundation for continuous technological innovation, it is the guarantee of sustainable development of the entity industry, also is the famous brand in health services industry chain to build the core competitiveness. By understanding various aging theory, illustrates the mechanism of aging and disease, lists the clinical measures in the study of life.

Keywords

Caducity, Theory, Disease, Life, Clinical Measures

作者简介

罗纳德·科莱兹（Ronald Klatz）

美国抗衰老医学科学院主席，抗衰老医学学科创始人，英文"抗衰老ANTIAGING"发明人。毕业于美国骨外科医院和中美洲健康科技大学，获医学博士学位。他除了被美国医学会授证为家庭医学、运动医学和抗衰老医学专科医生外，还是多个美国国会议员的健康顾问、中美洲健康科技大学医学院内科系教授。他集中研究和创造生命科学，尤其是抗衰老科学领域的新技术和新产品。

他和高德曼等著名医生创办了美国抗衰老医学科学院并担任院长至今，他是抗衰老临床医学的先驱，用他的领导才能和洞察力使学会的医生和研究人员增长到55000人，遍布全球120个国家。

科莱兹博士使医学界的面貌一新。他是研究大脑抢救、急救和创伤医学、器官移植和血液储存等领域生物医学公司的合作创始人，是器官复活系统的创始人。他不仅创造了许多治疗和预防老年退化性疾病的新方法，还负责培训全世界从事抗衰老医学医生的工作。他获得克林顿总统签署的"卫生保健创新突破奖"等多种大奖，1997年被评选为十大医学发明家之一。他撰写编著抗衰老医学学术专著及教材；他也是世界经济论坛专家委员会委员，并向美国奥巴马政府提出12点医疗健康改革计划。

他通过在医学界直接负责创立抗衰老医学，对政府关于健康的政策规定具有一定的影响力。他的努力引领了21世纪医学健康界的新潮流。作为29本有关抗衰老医学著作的作者，科莱兹博士致力于帮助大众认知"衰老并非不可避免的道理"，在华盛顿具有影响力。

"我们已经逐步迈进了更积极、更健康、更有生产力的老化过程。科莱兹博士告诉我，我们有令人惊异的机会能鼓励我们开阔眼界，这是非常有建设意义的"

——众议院共和党发言人纽特·金里奇（Newt Gingrich）

"我在这里特别要答谢科莱兹博士将抗衰老健康作为全国性健康论题的最首要部分"

——美国参议员奥林·哈奇（Orrin Hatch）

"热烈欢迎你们参加这个年度晚宴，特此表彰科莱兹博士为人道主义和基础科学工作开创了抗衰老医学这一崭新学科"

——比尔·克林顿（Bill Clinton）

抗衰老医学是应对人口老化危机的根本方法

朱　敏

摘要：

人口老化对社会发展和社会经济的影响很大，将会导致新一轮危机，西方发达国家已引起广泛关注。抗衰老医学模式不仅延长人的寿命，更重要的是延长完好生理功能和有贡献力的年限，不仅带来显著的社会效益，也在经济方面给政府节约巨额开支，有利于国家经济的良性发展，从而化解人口老龄化所产生的社会和经济危机。中国现在是世界老年人口最多的国家，不到20年的时间便进入了发达国家近百年才出现的人口老龄化状态，成为老龄化速度最快的国家。中国发展抗衰老医学是应对抗老化危机的根本方法，加速与国际知名医学组织建立合作共赢体系，将发达国家的先进理念、知识经验和前沿技术引进中国，并在中国建立研发中心、诊疗中心和教学中心为一体的健康服务产业基地，不仅可以将国际优秀研发成果成功引入中国，实现创新研发与临床实践有机结合的目标，而且成为国际健康长寿的中心和样板。

关键词：

中国　老龄化　抗衰老医学　健康产业基地

一、人口老化在全球和中国的发展态势及其影响

人口老化对社会发展和经济的影响在西方发达国家已引起广泛关注。2002年1月在美国亚特兰大召开的主题为"人口老龄化危机"的美国经济学年会上，着重研讨了其对社会经济的影响。2005年9月美国白宫生物伦理顾问委员会主席里昂·卡斯（Leon Kass）警告："我们已经迈入了长期医疗保健巨大隐形的阴影。"此危机主要源于与衰老相关的各类慢性疾病的人数在不断增加及医疗费用开支的极度膨胀。

在人口以每年1.7%的幅度增长的同时，其老年（65岁及以上）人口却以每年2.5%的

速度倍增。据估计，在未来的 20～30 年，发达国家的老年人口将有30%～140%的增长，而发展中国家则有2～4倍的增长。世界卫生组织的统计和预测数据为：2000年全球60岁以上人口6亿（2/3在发展中国家），2025年翻倍为12亿（3/4在发展中国家），2050年将高达20亿。

中国现在是世界老年人口最多的国家，不到20年的时间便进入了在发达国家近百年才出现的人口老龄化状态，成为老龄化速度最快的国家。目前中国老年人口比例占全球老年人口的比重超过1/5，预计到2020年，这一比例将达到1/4，2050年，中国则可能增长到24%，总数达到3.22亿人。老龄高峰将在2030年左右到来，并要持续20余年。按照国际公认标准，65周岁及以上的老年人口占总人口比例7%以上，或者60周岁及以上老年人口占总人口的10%以上，就是老龄化社会。据联合国估计，到下一代，中国老龄化问题将比20世纪的欧洲要严重得多。

人口老化对社会经济影响还源于社会生产力群体的相对下降和资源分配不合理。老化危机的关键问题是与衰老相关的各种慢性疾病的急剧增加，其医疗、护理开支巨大。世界卫生组织在其报告的人口老化与健康部分中提出："在没有适宜的政策对应人口老化问题时，通常资源会不合理使用"、"在全球范围内，无论是发达国家还是发展中国家，其公共政策和资源分配都难以满足迅速膨胀的老年人口在医疗、社会和经济方面的需求"。

二、发达国家应对人口老化的方法

西方国家普遍认为，人口老化对社会发展和经济的影响很大，将会导致新一轮危机。此危机主要源于：各类慢性病患者的增加及其医疗费用开支的极度膨胀。世界卫生组织在2000年度研讨会上认为：如果加强在老年人问题上的投入，包括透过教育提高老人的自立能力、通过医学干预减少疾病对老人的困扰，更重要的是应用高科技成果维护老年人的正常生理功能和精力，发挥他们丰富的经验和余热，给社会带来的则是机遇。

早在1992年，以科莱兹和高德曼两位博士率领的12位医德厚重的临床医生及科学家，提出了解决这个问题的具体方案。首次提出了医疗模式的革新，即以人类健康长寿为核心的抗衰老医学学科——健康医学理念，并建立美国抗衰老医学科学院——医学教育和专业人员培训认证的国际组织。在之后的20年中，以积极严肃的科学态度、创新的方法及脚踏实地的临床实践为基础，将各国医学专家和科学家组织起来，通过每年召开世界抗衰老医学大会及再生生物健康科技博览会进行医学培训和学术交流，使抗衰老先进理念、经验及临床技术形成了以人为本的健康促进模式。

抗衰老医学是致力于通过超前检测、主动预防、个性治疗及动态监测，改善因功能失常、丧失导致的退化性疾病的临床学科，其目标就是致力于医学研究与临床转化，不仅延长人类寿命，同时最大限度地提高人类的生命活力。2001年已经发展成一个拥有来自110个国家和地区的2万多名科学家、医生及健康产业从业者的国际权威医学组织——世界抗衰老医学会，这个医学会已成为整个产业的智囊和资源定位及整合中心，并与多国政府政策制定部门合作，举办了许多重大活动。正如世界卫生组织1996年《迎接21世纪的挑战》的报告中所指出的那样，21世纪的医学将从"疾病医学"向"健康医学"发展；从重治疗向重预防发展；从针对病灶的对抗治疗向整体治疗发展；从重视对病灶的改善向重视人体生态环境的改善发展。

抗衰老医学得到了美国政府的广泛重视和好评：美国众议院院长纽特·金里奇（Newt Gingrich）说："我们已经迈进了更积极、更健康、更有生产力的老化过程。科莱兹博士告诉我，我们有令人惊异的计划能鼓励我们开阔眼界，这是非常有建设意义的"；美国参议员奥林·哈奇（Orrin Hatch）说："我在这里特别答谢科莱兹博士将抗衰老健康作为全国健康论题的首要部分"；美国总统比尔·克林顿（Bill Clinton）说："热烈欢迎你们参加这个年度晚宴，特此表彰科莱兹博士为人道主义和基础科学工作开创了抗衰老医学这一崭新学科……"

世界健康网是互联网（www.worldhealth.net）上关于人类健康长寿、抗衰老医学的第一大门户网站。发行的杂志《抗衰老医学信息》是引领抗衰老领域的刊物，曾连续4次荣获APEX年度最佳发行刊物奖。率先编辑出版了《抗衰老临床医学》系列教科书，并出版了20多本大众科普健康教育丛书。通过继续教育、网上教育及在校硕士学位课程等方式，每年为抗衰老医疗领域培训出5万医生、健康临床从业人员与科学家，成为健康医学产业规范有序发展的保障。

尊敬老人，让老人能安享晚年幸福是社会进步与文明的重要标志。开展抗衰老医学，是提高老年人的生活质量，使老年人生活的幸福充实，不断引进最新的前沿科学技术和方法，主动预防、个性治疗和衰老相关的慢性病、降低慢性病发病率。其社会效益和经济效益是显而易见的。

一些对抗衰老医学的内涵和作用不甚了解者会担忧因老人数量增多，国家会负担加重。其实不然，延长健康生存的期限，将给国家带来丰厚的利益。单就美国延长健康寿命一项，每年的经济价值约达2.4万亿美元（见2000年6月3日《经济学家杂志》）。据统计，当抗衰老医学能够推迟老年人进住老人院一个月，美国医疗护理系统每年将节省开支3亿美元。如果通过抗衰老治疗将老年痴呆症的发病年龄推迟5年，国家将每年节省40亿美元。目前，慢性退化性疾病发病率呈增长趋势，甚至向年轻化发展。在美国，仅在1993年就有大约4.7万名年龄在45岁以下的冠心病患者。

就美国而言，老年常见病的花费巨大，如果使用抗衰老医学将最常见老年病的患病率降低10%，每年将给美国节省上千亿美元的卫生医疗开支。表1为与衰老相关的美国常见疾病与医疗卫生开支的关系。

表1：美国常见疾病与医疗卫生开支的关系

（单位：亿美元）

疾 病	年耗资	统计年份	节省额（亿美元）
心血管病	3935	2005	393
癌症	1895	2003	189
糖尿病	1320	2002	132
关节炎	1869	2004	186
老年痴呆症	1000	2003	100
骨质疏松症	140	2003	14
白内障	35	2003	3.5
合 计			1017.5

抗衰老医学模式不仅延长人的寿命，更重要的是延长完好生理功能和有贡献力的年限，不仅带来显著的社会效益，也在经济方面给政府节约巨额开支，有利于国家经济的良性发展，从而化解人口老龄化所产生的社会和经济危机。

实际上，1992年后的20年中，世界抗衰老医学会严格遵循产、学、研一体化，以学术带动产业，每年培训5万名医学博士及健康从业者，他们成为抗衰老健康产业规范发展的保障。并成功地带动了一个年产值为1150亿美元的健康医疗医药产业。

2009年，世界抗衰老医学会为美国医疗改革提出了《美国抗衰老医学科学院12点医疗卫生实战行动计划：2012年前（三年）的低成本高收益的健康医疗卫生改革模式蓝图》，这本白皮书可以低成本、高效益地解决目前医疗面临的困境。美国以及许多其他因人口老龄化带来的经济、社会与政治问题的国家，都可以按照这12条建议显著地提高与延长人类健康寿命，从而保护工作者的生产力与减少功能丧失、住院费用以及慢性病长期带来的负担费用，达到深远的净额经济节省的目的。

三、中国亟待建立国际抗衰老医疗健康产业基地

2008年1月，胡锦涛总书记在十七大报告中提出："健康是人全面发展的基础。"世界抗衰老医学会正在全球范围内建立一个健康医学体系以实现"人人享有健康"的目标。

中国"十二五"规划提出："十二五"期间我国人均预期寿命提高一岁。我国已经将"健康长寿"作为重要的内容载入了政府的战略规划。医学研究和对各种疾病的预防和治疗是规划实施的方法。对衰老相关的各种非传染病如心血管疾病、恶性

肿瘤、糖尿病、神经退行性疾病的超前检测、主动预防及治疗是抗衰老医学的重要组成部分。

中国经济的快速发展及人民生活方式的改变，中国的老龄化问题及经济高速发展而带来的医疗健康问题越来越显著，现有的卫生系统难以满足老龄化及慢性疾病的需求。随着改革开放的进一步深化，中国具备了坚实的经济基础，通过鼓励创新、包容和科学发展、引进优秀人才及尖端技术等相关政策融入国际大环境里，搞好抗衰老医学，将起着越来越重要的作用。

人口老龄化对中国的经济、社会、政治、文化等方面发展带来了极大的冲击，庞大老年群体的养老、医疗、社会服务等方面需求的压力也愈来愈大。处于社会转型关键时期的中国，许多制度尚待建立和完善，养老、医疗、社会服务等方面的压力早就潜伏生长，人口老龄化只是凸显了这些压力。随着中国经济的快速发展，导致了环境污染、食品安全等严重影响人类健康的问题，看病难及看病贵，疾病年轻化及医源性、药源性造成发病率上升等问题显得十分尖锐，主要是中国的医疗卫生工作仍然处于以"疾病医学"为核心的高成本恶性循环体系中，社会负担会越来越重。

抗衰老医学是充分利用现代生物技术、并将西医与东方传统医学结合起来的新兴学科。抗衰老医学模式通过早期检测、个性化主动预防及治疗、正确的营养补充、生活方式健康化的调整与健康教育的执行，运用最新生物技术来延缓及避免病理老化，从而提升全民健康的水平，实现经济社会的发展。

中国发展抗衰老医学是应对抗老化危机的根本方法，现在是难得的大好时机。具体办法是加速与国际知名医学组织建立合作共赢体系，将发达国家的先进理念、知识经验和前沿技术引进中国，并在中国建立研发中心、诊疗中心和教学中心。在实践中解放思想，开拓创新，大胆探索，逐步建立起符合中国国情的有实效的抗衰老医学模板。

《美国抗衰老医学科学院12点医疗卫生实战行动计划》白皮书在中国的实施，不仅可以显著地提高与延长人类健康的寿命，而且能够大量节省医疗卫生系统费用。12点计划的潜在效益都是建立在全世界抗衰老医学会的110个国家的2万多名医生、健康专家与科学家会员共同的知识与长期实践的成功经验之上的（见表2）。

为了使中国成为生命科学健康医学的科技强国，我们正在将抗衰老医学创始人用几十年的成功经验设计并将亲身投入的世界抗衰老医学中心落户中国。这是全球唯一的集研发、诊疗、教学于一体的国际级基地。它包括尖端的生物多靶向癌症治疗技术等国际多项前沿技术，同时把人才持续引进中国。基地的成功落户将使中国成为世界瞩目的生命科学最璀璨的明星，使中国成为健康长寿大国并成为全球化解老龄化危机的榜样。

表2：美国12点计划的潜在效益

（单位：年/亿美元）

序号	切实可行的12点 医疗改革实战方案	预计延长健康寿命时 间额外增加的年限/人	预计为社会节约的 医疗费用
1	医疗检测/监测点	2	67.5
2	衰老生物标记物与功能健康测量	5	1195
3	一年两次免费的新陈代谢综合检测	3	1546
4	24小时×7天不间断的远程医疗问诊服务	3	4000
5	衰老干预药物	3	392
6	干细胞、纳米技术、基因工程	4-12	1971
7	个性化的基因检测与营养基因组学		2923
8	免费或有补贴使用健身房、Spa、排毒疗法与 身体康复设施	2	
9	抗衰老干预在线电子数据库	2	234
10	免费的在线医学教育	5	2.4万
11	抗衰老医学世界中心的建立（研究、临床、 教学、产业园区）		
12	有闲阶级		
	第1～12点带来的效益	超过29年	3.64万亿美元

Anti-Aging Medicine is A Fundamental Way to Solve the Population Crisis

Min Zhu

Abstract

Population aging has much effect on the economic and social development, will lead to a new round of crisis, the western developed countries has caused widespread concern.Anti-aging medicine model not only prolong the life of people, more important is to extend in good physiological function and contribution of fixed number of year, not only bring significant social benefits, also in the economic aspect for the government to save expenses, conducive to the healthy development of national economy, so as to dissolve the aging society, the population and the economic crisis.China is now the world's most populous country in the elderly, less than 20 years has entered an ageing population in developed countries nearly hundred years, become the fastest aging countries.Anti-aging medicine of China's development is the fundamental way to cope with the aging crisis, accelerate to establish win-win cooperation with international famous medical group system, the developed countries of advanced ideas, knowledge, experience and cutting-edge technology introduced into China, and set up r&d centers in China, diagnosis and treatment center and teaching center for the integration of health services industry base, and not only international outstanding research and development success of organic can be introduced into China, realize the goal of innovation research and clinical practice organic combination, and become the focus of international health and longevity and template.

Keywords

China, Aging, Anti-Aging Medicine, Base of Health Industry

作者简介

朱　敏

　　曾在外交部、国务院机关事务管理局及外事部门工作；现任中国国际问题研究基金会副理事长，中国人民外交学会理事、中国国际友好联络会理事、中国前外交官联谊会特邀理事、中国商业联合会外联委副会长。有着丰富的对外交往经验，多次完成了重大的外事任务。2011年接受美国抗衰老医学科学院及世界抗衰老医学会特别授权，并担任特别顾问及世界抗衰老医学会亚太区主席，全权负责抗衰老健康医学在亚太地区的可持续发展。

生命健康管理创新发展的理性思考

陈元平

摘要：

　　健康针对生命定义才有价值，生命的存在集中体现在生活内容的构成上。从人的生活层面考量，生命的健康是生命能力的体现，"健康"自然地成为人们判断生命机能的生活能力标志——健康力。人类的生生不息，其实质体现的是一种能力，是一个个体人应具备的健康能力。人体生命科学应该把生命动态过程作为研究的主题，从宏观的、动态的人体生命科学的研究与实践中挖掘客观的生命常态健康数据，运用系统思维方法结合现代科学技术手段，对生命状态进行调整，使生命基于平衡和谐，回归其本源健康力，以提升其生活的健康质量，以生命实践来证明健康地活着是硬道理。身心灵的平衡和谐就是健康，它理应成为维护国民健康的实践方式，是一系列科学理论转化为生命健康实践的一个集中体现。我们的健康教育与健康促进也应该基于和谐成就生命的理念，围绕躯体健康维护、心理健康调整、社会健康适应、道德健康追崇展开。

关键词：

　　生命机能健康　　健康力　　宏观动态研究　　第三组生命数据　　系统思维

　　健康一定是针对生命所定义才有价值，而生命的存在集中体现在生活内容的构成上。从人的生活层面考量，生命的机能性健康成为人们普遍的生命能力的体现，"健康"自然地成为人们判断生命机能的生活能力标志。

　　人类生命延续的历程中经历了丰富的实现生命机能健康的内容，如近些年西方国家推动的抗衰老医学，中国的养生、武术、气功以及现代医学、传统医学等，这些都被人们用来实现生命机能健康的理念和手段，都体现着它们以不同的方式影响生命机能健康的构成，同样也预示了它们自身的局限性。这也就意味着影响人们生命机能健康的理念和方式实际上一直处于不断进化的过程中。

一、倡导生命健康科学的宏观研究

人体生命科学是21世纪的一个热门话题，长期以来，它的研究存在两个局限：一是重视微观研究，忽视宏观研究；二是重视静态研究，忽视动态研究。虽然它被人们炒得沸沸扬扬，但实际上对它的研究仍处于非整合的初级阶段。因为，人的认识规律是从微观到宏观、从局部到整体、从个别到一般的。当人们既能用分子生物学、生物化学等这些局部的生命理论，又能用整体的生命理论去解释生命现象时，生命科学才可能上升到高层次。高层次的科学研究"见微知著"，能从简单的现象中悟出深层次的规律性，这种规律才是放之四海而皆准的。但是，现代的大多数研究仅能认识微观的、静态的人体生命现象，而宏观的、动态的人体生命科学的研究比较滞后。微观是由宏观来控制的，因此，应该大力提倡对人体生命健康科学的宏观研究。

生命在于运动，这是不争的事实，所以，人体生命健康科学应该把生命动态过程作为研究的主题。生命健康应该成为目前人体科学研究的重要领域，它理应成为维护国民健康的实践方式，是一系列科学理论转化为生命健康实践的一个集中体现。我们的健康教育与健康促进也应该围绕躯体健康维护、心理健康调整、社会健康适应、道德健康追崇展开。

二、生命机能常态性健康判断

从生命在于运动到生命在于管理是人类对生命健康认知理念与实践上的一大进步。生命健康管理是应对个人或人群的健康危险因素进行全面管理的过程。其宗旨是调动个人及集体的积极性，有效地利用有限的资源来达到最大的健康效果。生命健康管理作为一种服务所依赖的是对生命动态数据的科学客观分析。科技进步特别是数字化信息技术的飞速发展，为我们更为准确地捕捉人体生命状态的信息成为可能。

医学研究的对象是人的生命，换句话说，生命是医学的本元，准确地说现代医学是以疾病判断为标准捕捉生命信息。国民体育体质研究的对象也是人的生命，它是以竞技体育与社会体育的运动能力判断为标准捕捉生命体质信息。这里，我们清晰地看到了影响生命机能健康的认知与实践表现出明显的二元判断结构。而对生命机能常态性健康判断的认知与实践是相对弱化的。

何为生命机能常态性健康判断？首先人体是一个开放的复杂的巨系统，人的生命是一个维持稳态的机构，人之生命在于不断地维持稳态之中，因此人的生命是一个身心统一的整体。

人体本身不仅是一个有机的整体，而且人体与自然界也存在着对立统一的整体关系。"万物各得其和以生，各得其养以成。"（荀子）人体总共有十大系统（消化系统、呼吸系统、内分泌系统、生殖系统等），各个系统相辅相成，不可分隔。人生活在自然界之中，自然环境和自然条件是人类赖以生存的物质基础。同时，自然界的各种变化，又直接或间接地影响着人体，而人体则相应地产生反应，这种反应（包括躯体的、心理的、社会适应性与道德四个方面）属于生理范围的是生理的适应性，也就是生命机能常态性、基础性健康；超越了这个范围，即是病理性反应，或者说临床反应。所以当一个系统出现问题，其他系统相应也会出现不同程度的反应。

随着高科技信息科学的飞速发展，信息技术愈发地表现出临床医学技术性的丰富。可是，我们并没有看到信息技术对生命机能常态化健康的认知与信息技术的深刻应用，与信息技术在临床方面的丰富应用明显的不对称，特别是在生命机能健康的整体性、常态性和非临床性认知与实践上是混沌的。

在对"生命健康"的具体认知和实践中，人们明显地表现出对生命机能存在与变化整体性判断的混沌性特征。人们忽略了生命健康是由生命机能的丰富性构成的，是生命机能的常态化、疾病化、体育体质化等功能的综合性体现。而人们对生命机能疾病性特征的认知表现出了与生命机能之间关联性的异化，无意间以为生命健康与生命机能疾病性关联是生命健康的整体性结构，甚至无限的主观意识地拓展了生命机能疾病在生命机能功能范畴的存在，同时，也将生命机能健康丰富的功能性与生命机能疾病性功能狭义的固化。信息技术的理念和技术实际是被临床医学的理念和技术应用给异化了，但信息技术自身并没有意识到。

三、发现生命状态第三组信息数据

那么，生命机能健康的常态化认知与影响可以在系统化的数字信息理念和技术应用中表现吗？

在"生命健康"和"生命健康管理"的认知与实践过程中，或者说在教学与项目课题研发中，我们展开了"生命健康集成化专题研究"。五年来，我们充分运用传统医学理念与现代高科技技术，使系统思维方法与动态测量技术高度整合，进行了大量的样本研究与实践探索。我们试图从生命机能常态性健康判断的层面、生命机能的生活能力与社会化（包括环境）层面挖掘生命的第三组信息数据。

何为第三组信息数据？它是人的生理适应性范畴的生命机能常态性、基础性的健康信息数据。这组数据是与生命疾病判断信息和生命体育体质判断信息既有区别又有关联的、具有独立价值判断的信息数据，严格意义上讲，这是一组正常人的生命健康本源的社会化本质数据，也可以说是健康人的标准数据库。通过这样一组数据将自然人与社会人作动态比附，建构一个由心神调控的心身同构、同序的小生命体系统和人与自然与社会同构、同序的大生命体系统信息。从对生命的第三组信息数据的量化分析评价来客观地认识生命健康的规律；实现客观科学检测评价人体的生命状态，进而构建出亚健康人群的级差数据库，以便客观准确地找到亚健康状态的系统来源。从关注生命健康状态的角度，通过对亚健康人群实施合理有效的健康干预与调理；使人体层面实现阴阳平衡和生理、心理、精神方面同步干预与调理；系统层面实现全身经络畅通，人体系统内部物质、信息和能量交换正常；器官层面实现器官生理功能高效率运转；组织层面实现组织内环境供血供氧正常，组织损伤修复的条件充分；细胞层面实现身体生物场和生命信息网络的有序规律，细胞内生态环境的平衡；从而对大量的亚健康人群（未病人群）的生命状态进行调整，以提升其生活的健康质量，以生命实践来证明健康地活着是硬道理。

四、生命基于和谐，回归本源健康力

我始终认为：疾病是一种感觉，健康是一种状态，生命是一种过程。平衡就是健康，即健康是一种相对的平衡、和谐以及有序的通顺状态；疾病是因为不平衡、不和谐或者不通顺时表现出来的一种不适的感觉；而生命则是疾病和健康和谐共演的整个过程。生命基于和谐，健康源于保养，疾病在于调养。我们应该更多地依靠和保养自身的健康能力去平和疾病，给生命以和谐的演进之环境。健康更主要的是靠我们自己去建设它和保养它，不能完全去依赖医生和医药。故此，我们应该平和善待疾病，因为平衡就是健康，和谐才能成就生命。我们倡导的健康管理就是真实地寻找生命状态，使之通过我们的真诚服务，回归其本源就具备的健康能力，即自我抵抗能力与免疫能力、自我清障能力与排异能力、自我修复能力与痊愈能力、自我应激能力与适应能力、自我调节能力与控制能力、自我组织能力与平衡能力、自我耐受能力与代偿能力、自我固摄能力与保护能力、自我监测能力与防御能力。

人类的生生不息，其实质体现的是一种能力，是一个个体人应具备的健康能力。"生命健康管控系统"努力要做的就是要在充分认识每个人机体所具备的健康能力的基础上，有针对性地帮助、科学地建设、客观地提高个体所应有的健康能力。这也就是"生命健康管控系统"所实施的新型健康管理服务体系。

我们开展的人体生命健康科学的研究，试图对生命、社会、文化做出符合人性的解读，它是从国家社会的角度进一步促进人类群体的健康行为方式和人类社会的健康文化的发展。然而，面对一个崭新的健康理念与实践的认知，需要多学科、多角度、多元化的科学沟通才会形成社会共识。

今日沟通与昔日沟通的最大差异：由于科技的介入，沟通已超越时间、空间，甚至逾越了权力与阶层的围墙。感谢科技带给社会巨大的力量，它推动着各个领域飞快地进步与发展。生命健康产业在未来发展的道路上一定会找到与科技最为吻合的接洽点，仰仗科技的巨大力量寻求基于知识的、传统与现代智慧相结合的、人与自然共存的、可持续的发展模式，造福于人类。

五、信息科学与生命科学划时代联姻

历史上每一次重大的经济和社会变革，都伴随着一次对生命产生和自然运作方式的新的解释。新的自然观、生命观，总是构成所有新社会秩序的架构中最为重要的一股力量。在每一次变革中，新的宇宙观、生命观都被证明人类新的社会组织方式是正确的和不可避免的。数字化生命健康管理的社会化功能将与社会发展的自然秩序是适配的，它是对高科技时代人类社会自然发展的宏大设计所进行和体现的合法反映。

按照这种新的思维方式，人的生命系统是一个随时间以可以预测的方式展开的信息程序，并以此形成诸多维护生命健康的规律性工具。它是将信息科学与生命科学组合成的简单的可操作的社会功能框架，并通过控制论的语言为这种生命健康维护、管理的新途径提供详尽的描述，使得由数字信息构成的生命充满健康活力。

每一个社会都是人类妄图克服时间和空间限制这一深切愿望的组织形式，目标总是相同的。人类对生命健康研究实践的目的是使自己健康长寿，现代人的梦想是使自己好好地活着，以便能够快乐地走完短暂的人生之旅，并经历一份世俗的不朽。

Rational Thinking on the Innovation and Development of Life and Health Management

Yuanping Chen

Abstract

The definition of health only has its value when points at life, while the existence of life mainly embodies in the constitution of one's daily life experience. The health condition is the reflection of life vitality under the consideration of human life, and 'health' naturally becomes the standard of physiological function of mankind——health ability. The essence of everlasting vitality of human life is a kind of ability, the ability to become healthy that each individual should have. Human life sciences should take the dynamic process of life as research subject, and excavate the data of normal life health from the macroscopic dynamic research and practice of human life science. The systematic thinking method and modern science with technology should be combined to adjustment the state of life and to make life returning to the origin of health ability based on its balance and harmony, so that the health quality is promoted and the top priority that to live healthily can be proved by the time of life. The balance and harmony of physical, psychological and intelligence is health. It is a concentrated reflection of a series of scientific theory transforming to the practice of life, which should become the practicing way to maintain the public health. Our Health Education and Health Promotion should be developed based on the concept that harmony achieves life and around the physical health maintenance, mental health adjustment, social health adaptation and moral health aspiration to popularize.

Keywords

Vital Functions of Health, Health Ability, Macroscopic Dynamic Research, The Third Group of Life Data, Systems Thinking

作者简介

陈元平

中国人民大学培训学院首席专家、健康管理学院院长，中国健康管理协会副会长，国家中医药管理局治未病工作顾问专家，科学技术部"十二五"国家科技支撑计划"中医预防保健（治未病）服务技术研究与示范"项目评审专家组成员。

抗衰老健康医学中关于"衰老与长寿"的认知和数字化模型

罗伯特·高德曼　罗纳德·科莱兹/郭弋编译

摘要：

提高人类的生命治疗，延长人类的健康寿命和青春寿命是投身于抗衰老医学产业的科学家和医生们的共同目标。这一目标是靠科学系统化的数学模型来支持的，是可监控可复制的依据，也是达成国标的必备基础。本文阐述了人类健康长寿的实现是社会和谐体系建立的必要条件之一。如果你知道你会大约活到200岁以上，你就会对如何选择食物是否影响农业与自然平衡、垃圾数量与类型和其对生态环境产生的影响，以及你是否真的需要所有这些人工合成、经过化学处理的家居摆设等问题三思而后行了。最终，随着意识水平的提升，使我们每个人认识到，我们确实必须创建一个温和、友善、可持续、和谐的全球化社会体系。

关键词：

衰老　长寿　生物标志物　抗衰老

一、引言

从发达国家的人口寿命发展过程分析，在美国，1955年出生的人群，平均预期寿命只有48岁；1995年出生的人群，平均寿命为65岁；而2025年出生的人群中，这一数字将达到73岁。事实上，到2025年，将没有一个国家人口的平均预期寿命低于50岁。

在法国，1950年出生的人数以万计，而只有200个百岁老人；到2050年，这个数字预计将达到150000∶750，750人会顺利度过21世纪，并迎接22世纪的到来。这个例子说明，在一个世纪的时间里，这一数字将会成倍增加。然而，长寿会引起经济和社会结构上的重大且永久的改变。世界人口以每年1.7%的增长率增长，65岁以上人口的数量则以每年2.5%的速度递增。目前世界上大多数国家的人口中，增长最快的是80岁以上的人口比例。到2025年，80岁以上人口将占总人口数的30%。笼罩全球的世界人口老龄化问题，将对由政府官员所建设的相对稳定的社会和经济基础设施产生颠覆性的影响。人口老龄化现象的经济影响是非常深远的：（1）在未来的25年内，世界各主要地区老年人抚养率将上升；（2）在2025年，赡养老人的负担将比1998年增加50%。

此外，大多数国家的社会结构都存在崩溃的危险。发达国家和几乎所有发展中国家，对处理老龄人口猛增（早在2003年开始）的情况都没有充分准备。从未来12个月里，我们可以预期到反对派将质疑政府养老计划进程等一系列国际性恐慌。身处一个全球化的社会，我们将如何适应即将到来的老年人口飙升所带来的影响呢？（1）中青年家庭成员期望为家长提供看护服务；（2）供养未接受疾病早期预防和干预的老龄化人群的人均成本增加；（3）工作适龄的公民人口减少。总之，医疗成本上升的压力将落在每个有生产力的个人头上。显然，当前的医疗政策方案无论是对于个人或人群的健康护理都是难以为继的。世界抗衰老医学中心旨在展现将以下原则国际化的重要性：（1）预防取代治疗；（2）医疗本质的转变：以患者为中心，以健康生命为重点，代替传统的疾病导向的、以死亡为基础的医疗模式；（3）抗衰老研究的资源需根据老龄人口膨胀的程度进行承诺性拨款。

二、衰老的生物标志物

癌症、心脏病、脑血管病、肺病、糖尿病、肝病等疾病多发于40岁以上人群的事实，使我们意识到这些疾病均是功能退化导致病变，而这些慢性病在身体中的量化过程超过数年或十几年。随着发展中国家经济发展的进程，环境污染、大城市化，以及人体自身压力等原因造成了以上慢性疾病的年轻化。因此，抗衰老医学的目标是建立一个可复制、可产业化的超前检测及主动干预的数学模型，定量分析，做到可控可复制：（1）数字检测：定义一组可靠相关的、实验室计量导向的人类衰老生物标志物（biologicalmarkers）；（2）对比监控：建立一套方法，以20年为单位，安全有效地逆转既定的每项生物标记。

抗衰老医学确定的生物标志物如表1和表2所示（第一阶段）：

表1：实验室标志物

线粒体能源的产生	骨密度
内在细胞抗氧化分子的产生（证明抗氧化保护/缓冲能力）	甲状腺功能
胶原交联组织学	皮质醇
肝酶	胰岛素样生长因子-1
糖化血红蛋白/3小时糖耐量+胰岛素曲线	睾酮、雌激素、孕激素
白蛋白/总蛋白	脱氢表雄酮
肾功能	褪黑激素

表2：生理标志物

身体成分和体脂肪	握力
骨密度	记忆力
心电图和R1、R2的可变性	心理性格
末梢血管循环	神经传导速度诱发反应
心脏输出	排便功能及时间
肺功能	中枢神经系统的处理速度，包括脑（P300）
外围脉冲压力	感官功能：包括嗅觉、味觉、听觉、触觉、视觉
肾过滤/肾功能	平衡与协调
脊髓的分析和灵活性	反应时间

超前诊断标志物：

- 通过快速、低辐射CAT扫描实现的三维轴向X线体内断层摄影技术。
- 先进的SPECT/PET扫描技术，神经与认知功能的早期发现与检测。

三、应用生命科学及生物医学前沿科技并不断地产业转化

当新千年的钟声响起，我们也打破了以前的长寿纪录。自1950年以来，全球范围内人口的平均预期寿命已增加了20多岁，达到现今的66岁。到2050年，联合国计划让所有国家人口的预期寿命稳步增长到76岁。寿命增长预计将继续。英国剑桥大学的吉姆·欧鹏（Jivn Opening）博士和德国马克斯·普朗克人口研究学院博士詹姆斯·沃佩尔（James Opel）通过观察发现：在过去160年间，人类最大预期寿命纪录每年、每个季度都在被刷新着。他们表示，"如果人类预期寿命已接近最大值，则人类预期寿命值的增长速度应该放缓才是，而事实并非如此。"

试想在未来世界中，你可能很难区分一个105岁身体健康的运动员和一个健康有活力的65岁老人。在21世纪中叶的某个时候开始，活到120岁可能成为普遍现象，老而不衰的我们可能直到100岁才度过人生的全盛时期。我们都将是不老的社会公民。世界抗衰老医学中心的最终目的，就是帮助每一个人达到他们个人最佳健康状态并且保持长寿，向全新的社会形态迈出第一步。

"抗衰老"现在是一个家喻户晓的词，是最热门的保健和美容美体代名词。翻开每天的报纸或周刊的页面，或漫步在当地的药店或百货商店的过道，你很可能会遇到几十种"抗衰老"产品。然而，抗衰老领域远比这些深广得多。你不能通过单纯使用护肤霜、健身器材、抑或是维生素丸达到抗衰老的目的。抗衰老医学涉及以科学为基础的、逆转衰老的介入医学管理等多个元素，而这也需要在训练有素的抗衰老医生或保健医生的指导下进行。抗衰老还包含了最有前景的生物技术，无论是当前的开展或短期的应用，都是为了使

今天我们每个人在一个强有力的、重要的、高生产率的时尚生活中显著地延长健康寿命。

四、为光明的未来打个赌

一些世界上最知名的预测专家正在迅速接受一个观点，即对人类寿命周期扩展的希冀将不再仅仅止于百岁。全球商业网络———一家从事对未来的合作探索、发现前沿知识并为战略行动创造创新性工具的世界性会员组织预测。

科学和医学不仅将要使更多人的寿命延长至其"Hayflick界限（1961年，由科学家伦纳德·海弗利克提出的'动物体细胞在体外可传代的次数与物种的寿命有关；细胞的分裂能力与个体的年龄有关'理论）"——120岁，而且随着生物学的进步，这个界限还将延长，甚至超越人类极限。如果我们看一下目前对干细胞和端粒酶等现象的研究工作就可以发现，我们正在研究大量关于衰老的控制机制。很可能在未来的25年，社会上将看到对衰老过程有效的医疗干预方式——接受这种治疗的人，会继续在外观上、感觉上和行为上比他们的实际年龄显得更年轻。个体寿命比当前正常水平还更长的前景将开始展开。事实上，从历史发展趋势来看，人们发现：在过去一个世纪里，我们的平均寿命从45岁~85岁，增长了近一倍。我们没有理由不在下一个世纪再度创造这样的进步。如果85岁的寿命再延长一倍，你将能活到170岁——所以我的预期实际上还是保守的。

彼得·施瓦茨（Peter Schwatz），全球商业网络创始人，对于他的预测十分笃定，他通过美国"Long Bet基金会"下赌注，预计生于2000年的最后一个人将活过2150年。这被登在当年的《抗衰老医学新闻》期刊上，施瓦茨先生的投注至今仍然没有挑战者。

也许下注未被挑战的事实正是因为认同"人类的寿命有限"概念的人数正在下降。这是难以忽视的生物技术的发现促成了医药和保健的飞跃。根据美国生物技术工业组织的数据：（1）由美国FDA批准的超过117种生物技术制药产品和疫苗已在全球帮助了250余万人；（2）超过350个生物技术制药产品和疫苗正处在临床试验阶段，针对包括癌症、阿尔茨海默症、心脏疾病、糖尿病、关节炎等超过200多种疾病；（3）生物技术产生了数以百计的医疗诊断测试，拥有先进的预测疾病的准确性。

生命科学技术及生物医学技术的突飞猛进带动了一个以技术支撑的现代化绿色实体经济产业，成为国际新一轮生物技术产业BT产业革命，自1992年以来，生物技术产业数量已翻番，年产值从1993年的80亿美元增加至2000年的223亿美元，2012年达1150亿美元。

高质量且高长度的人类寿命的前景是光明的。生物技术产生了巨大的益处，大大改善了人类生存的条件。我们认为，全球人口在老年时将不再受到衰老性疾病肆虐的折磨。随着科学家继续在生物技术上的探索发现，并将其应用到预防保健上来，这一切都将实现。

五、至2029年，人类实现长生不老的巨大飞跃

站在国际抗衰老医学创始人和学术产业领袖的先行者罗纳德·科莱兹博士的位置看，直到2029年，5项生物技术将永远改变医疗的基础和前提（见图1），今天也已经初见端倪：

干细胞： 为人体细胞、组织和器官用于急性紧急护理以及慢性病治疗。

克隆： 一种可生产出一致型的器官、组织和蛋白质供人类使用的极具前景的生物医学技术。

纳米技术： 使科学家能够使用微型工具在进行人类生理学最基本层面操作的技术。

人造器官： 更换身体部位的可靠供应手段。

数字性脑界面： 一项可将个人的想法、感官知觉、情感、性格、自主的身体反应转移至计算机存储设备中，使你的记忆和意识在身体死亡后得到保存，这样一点克隆器官时代，可以恢复记忆。

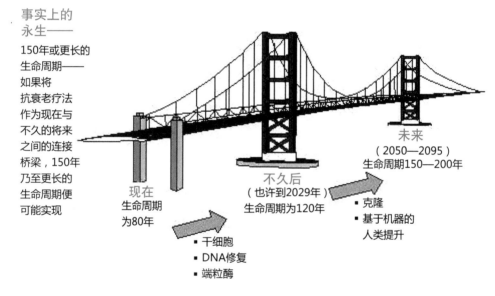

图1　永生时代的到来

社会的进步是在人类的创新中不断发展的，粉碎"旧时代"观念，我们必须从扼杀革命新思路的先入为主的旧观念中彻底跳出来，从创造性的角度开始思考。海弗利克认为，生命长度本身是由细胞分裂的能力决定的理论长期占据着主导地位，直到科学家们于1997年宣布发现位于染色体末端的被称之为端粒的重复DNA序列，衰老的真相才得以阐明。考虑到端粒是细胞老化过程中所涉及的主要遗传因素，有人推测，调节端粒可以彻底革新衰老研究。一个正常的细胞每次分裂，端粒缩短，一旦端粒短到一定的程度，细胞分裂停止，细胞即进入衰老或老化的状态。科学家们开始热衷追寻对端粒酶的

探索，这是一种在染色体末端合成DNA进而赋予细胞不断复制能力的酶。当研究人员将这种酶引入正常细胞中，它还原了端粒长度——从而重新控制了细胞衰老的分子"时钟"，增加了细胞寿命而既不改变其正常功能也不使它们癌变。通过几个端粒恢复的体外培养实验，一成不变的海弗利克理论背后的真相得以浮现。有趣的是，海弗利克博士在几年前提出，既然人类预期寿命要1万年才能达到70多岁，要达到100岁的预期寿命则需另一个万年。

同样，老年病专家长期以来一直纠结于靠单纯死亡率来计算人类最高寿命周期。Gompertz死亡率模型根据纯粹的人口规模、死亡率，以及其他类似的线性模型中的变量的常量来计算最大的寿命值，完全忽视了技术的巨大潜力和科学成就的飞跃带来的实实在在的人类"永生"的可能性。是时候纳入科技知识变量，改变科学家们在过去100年所坚信不疑的人类预期寿命只能获得微小的、线性的延展的理论。

我们可以预期，关于衰老与长寿的医学技术呈几何级猛增的事实，在很大程度上要归功于生物医学技术的进步。医学知识每3.5年或更短就可翻一倍。在2006年夏季奥运会期间，我们看到2倍于今人认知基础的增长。2007年增长至4倍，到2010年8倍，2014年16倍……2029年，将拥有比我们目前所知多512倍的知识。因此，很快人类将达到如何停止老化的地步，停住衰老的时钟，甚至最终重置生命时钟本身的运作机制（见图2）。

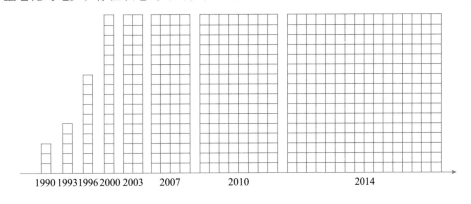

图2

长寿环节，由LEx方程式所示，长寿是直接与五个关键生物技术成比例的（见图3）：

$$\lambda \propto \sum_{k=1}^{5} T_k^{\frac{t}{3.5}}$$

图3

λ =人类生命周期

Tk={干细胞、克隆、纳米技术、人工器官、数字性脑界面}技术知识

以及t =年（公元2000年后），其中的指数t/3.5代表的医疗技术是每3.5年翻一番

六、五大生物技术逐步实现人类长生不老

显然，我们正在经历一个令人振奋的医学新时代的到来，这将导致介入长寿方法规模大于其他任何医学的最新进步。这五种关键生物技术的进步无疑将宣告有关衰老和疾病的最基本的细胞机制知识的巨大财富，这将是人类克服其最古老、最衰弱、最令人难以捉摸的疾病——衰老的最重要贡献。随着生物技术的飞跃，我们有理由期待现实中的长生不老，人类寿命为150年以上的愿景可以在2029年实现。

（一）基因工程，包括干细胞

基因工程的进步使得科学家可以改变基因组成以消除疾病。当千禧年来临时，遗传科学家宣布已经将人类的基因构成解码。人类基因组计划绘制生命的"蓝图"，许多专家预计这将带来精确对症的药品和医疗。

然而，这一创新"蓝图"中识别疾病的有效医疗干预应用在至少10年后才能实现。现在"生命蓝图"的关键是要健康地生活十几年，直到产业资金投放于人类基因组计划提供的医疗干预措施，并用于富有成效的防止人类衰老之用。重要的是不仅要生存足够长的时间，还要保持体力和脑力基本完好，这样才能享受人类基因组计划的益处。

要达到人类长生不老，我们必须遵循抗衰老医学的以下规则：不死亡。据美国人口普查局数据，一旦我们达到65岁，男性的预期寿命还有15.8年，女性则还有17.6年。这足以弥补今天的医学知识与将在10年之后掌握的医疗知识间的差距，而后便可到达实际意义上的长生不老——200岁及更久的寿命。这些提供安全和有效的治疗手段的医生和科学家们，都在从事抗衰老健康保健事业。在这个岗位上，这些具备远见卓识的人士都是为这个创新领域描绘"蓝图"的"航海专家"。

干细胞

一般来说，干细胞是能自我更新的原始细胞，它可以发展成为功能齐全的分化细胞。它们具有可以通过基因工程操作、进而产生特定的细胞类型的独特能力。

在人类长生不老方面，重点是人类多能性干细胞（hPSCs），这些细胞的独特性在于它们可以发展成体内所有细胞和组织。"多能性"是一个术语，指的是细胞有能力形成细胞层的三种类型：肠上皮细胞（内胚层）；软骨、骨骼和平滑/横纹肌（中胚层）；神经上皮细胞、胚胎神经节和分层鳞状上皮（外胚层）。hPSCs分两类：从供体的体外受精囊胚（超早期阶段的胚胎）得到的人类胚胎干细胞（HES）；从供体胎儿物质衍生出的人类胚胎生殖细胞（HEG）。

人类干细胞的多能性为人类的生长细胞、组织、甚至器官创造了巨大潜力——在受

控实验室环境中，应用到紧急的急性护理和慢性的衰弱疾病的治疗中。干细胞研究的成果实现了人体细胞移植的丰富来源。

（二）克隆

1997年年初，当制造基因完全相同的副本的过程成为科学事实时，在罗斯林研究所的伊恩·维尔穆特（Ian Wilmwt）博士和他的同事揭示了绵羊多利的存在。多利的出现证实了成年细胞的细胞核可以成功地转移到去核的卵子以创造出克隆的后代。多利的诞生是重要的，因为它表现出卵子细胞质（细胞的细胞核外部分）重新编码成人细胞核的能力。重新编程使分化的细胞核能充分表达成年动物胚胎发育所需的所有基因。当细胞分化——从胚胎细胞发育产生功能明确的成年细胞——它们失去了许多基因表达能力，相反，它们只表达那些细胞分化功能的特定基因。

随着多利羊的产生，克隆已被用于从获得供体细胞来分别"复制"小鼠、山羊和牛。这些从完全分化的成年细胞克隆正常动物的例子，表明了核重组编码的普遍性。利用核移植，只表达核供体动物的遗传性状就可以产生多个相同的副本，而成功的概率目前比较低，预计核重组编码的基本机制可在卵细胞的细胞质被更好地理解时得到提高。

目前克隆专家的科研重点是成功将通常在卵子细胞质中发现重组能力赋予个体细胞的细胞质，从而消除对卵子的依赖。这样，专家们希望可以从通过移植受体中的成人细胞核转移得到的多能性干细胞，实现可移植基因相配的细胞，这些细胞不会引发免疫排斥反应，因为他们可将移植的组织抗原完全匹配。这项技术有望生产出基因配对的细胞来修复由退行性疾病导致的受损器官，可用于基因工程和核移植技术，可用于生产与统一遗传性状一致的克隆动物，进而制造出具有一致性的器官、组织和蛋白质，以便在生物医学上造福人类。

（三）纳米科技

用纳米器件——十亿分之一米规模的高科技化小型设备，使在人类身体最微小的基本层面进行生物学操作成为可能。这些微小的工具，使科学家能使用与生物学本身同等微观的方式进行操作，如同一个技师使用与汽车引擎同等规模的器具进行引擎修理一样便利。

纳米技术可能是我们拥有的最好的治疗装备——甚至可能根治如癌症和糖尿病等顽固性疾病。研究人员现在已经设计出许多高超的由生物学基础元件组成的纳米机器。纳米电机以及纳米镊子——机械和能源方面完全从DNA层面建立——这是革命性的创新，将帮助科学家发明人体内部微观机器人来修复岁月的痕迹。

（四）人造器官

医学改造术兴起仅是短短几年的时间。我们要谈的不是腹壁整形术，我们想说的是你在附近的诊所登记，离开时已经带着崭新的身体部位了。人体几乎每一个身体部位的先进模板已经存在于研究实验室里。而并非遥不可及的未来的"身体部位商店"，将是20世纪中叶就开始的研究工作的延伸。威廉·考尔夫（William Kollf）博士，肾透析机的发明者，在20世纪50年代从荷兰移民到美国后开始在克利夫兰诊所进行人工心脏开发，被称为"人造器官之父"，并于20世纪60年代在犹他州州立大学创建全美第一个人工器官的研究计划。

来自世界各地的研究小组正在从事机械的身体部位项目研究，这将战胜成千上万人面临的多种疾病和残疾的威胁。

《科学美国人》编辑委员会最好地阐述了生物技术的价值。根据该杂志2001年3月刊所述，编辑评论："感谢现代科技和医学，人们得以越来越多地控制他们的生存差异。……疾病不会再是问题。技术可能发挥其最大的影响力"。

事实上，随着基因工程和干细胞研究的应用，更换磨损或损坏的人体器官零件以延长人类健康寿命的希望就在不远的将来。生物技术革命是抗衰老医学不可或缺的，由以下步骤可得到证明（见表3）：

表3： 生命技术革命的当前成就和未来目标

身体部位	目前可实现	未来可实现
大脑	在大脑内植入人类或动物神经组织以治疗帕金森氏症。	美国国家衰老研究所人员称"干细胞研究表明可更换因大量神经系统疾病损坏或丢失的脑细胞。"
眼睛	科学家已经研发了人造视网膜。	2002年1月，日本科学家宣布成功培育人造眼球及移植到蝌蚪体内并连接到视神经。在未来的应用中可使人类恢复视力。
耳朵	电子耳蜗植入可缓解损坏的内耳组织。	科学家已塑成实验室阶段的类似外耳的软骨，将应用于人体。
乳房	盐水用于乳房重建。	科学家正在培育实验室阶段的乳房细胞，与高分子聚合生物材料混合，然后植入形成新的乳房组织。
心脏	人类移植是常规手术但器官供应受限。可更换机械心脏瓣膜。2001年世界第一例机械心脏置换成功。	工程生命移植（LIFE）的财团创建于1998年6月，旨在创造"盒装心脏"，即可存储在医院，根据需要进行移植的可移植心脏。
肝脏	普通移植。	研究人员已经研制出具有一些肝功能的组织，并在研发具备完整肝功能的人造肝脏。
肾脏	肾透析是司空见惯的，移植也较容易实现。	在2002年1月，科学家宣布制成从胚胎克隆得到的小型肾脏。此肾脏出现功能类似于能够产尿的真正器官。

续表

身体部位	目前可实现	未来可实现
胰腺	胰腺移植可操作。	可移植、产生胰岛素的胰岛 β 细胞正处于研发阶段，可供治疗糖尿病。
胃	为糖尿病、神经病变影响肠胃系统的患者研发的喂养管。	胃调节器通过给胃壁电极发送信号来帮助消化。
膀胱	"组织工程膀胱"已经弥补了有先天缺陷婴儿的膀胱组织。	缓解尿失禁的软骨已在实验阶段。
血管	机械手段用于疏通动脉血管（血管成形术）。	研究人员正在研发小口径动脉内衬两层细胞的聚合物支架。可以代替患者动脉。
神经	四肢神经可修复可再生。	导电聚合物替代神经正在研究中。
脊椎	2001年6月，以色列研究人员宣布成功修复切断的脊髓，并重建瘫痪患者的运动。在患者的脊髓中，研究小组向患者体内注入巨噬细胞——通常在中枢神经系统中缺乏——并再生了脊髓组织。 2002年2月"脊髓问题"项目研究人员宣布，他们通过在脊髓中植入装置，刺激一个四肢瘫痪患者使其恢复行走能力。	脊髓干细胞移植的努力正在进行中，用来修复或取代受损的神经元、产生抗体、促进神经再生；进行脊髓损伤后的再训练，并将任务转移到完好的神经。
胯	用金属替代球窝关节现在很常规。	
手	机械假肢现已应用；断手复位的成功率提高。	首例人类（尸体）手移植将有望成真。
手指关节	金属关节可以取代手指关节。	组织工程可形成手指关节，在未来可植入患者手中。
皮肤	合成皮肤替代物和活皮肤细胞用于治疗烧伤和严重的皮肤溃疡。	大规模应用于减少皮肤受伤的潜在致死率。

资料来源：摘自Saltus："全面大修"，《波士顿环球杂志》，1999年5月23日。

为总结医药生物技术进步的重要潜力，我们引用了由美国心脏病学院在2000年的年度会议上公布的未来50年心脏病研究项目。他们提出假设（预测）：

现在是2024年，你75岁。你发现在飞机上坐在你旁边的乘客移植了猪的心脏，他的动脉中充满了"智能尘埃"，这些"微尘"可以将他的病情报告连续发送到他的医生的计算机上。这并不是天方夜谭，因为，你也拥有一颗猪的心脏。到了2049年，你100岁，你的许多器官将被取代。另外你会觉得你比50岁时感觉更好，因为在你的血液中的"纳米实验室"可以在任何你需要的时候产生和提供药物。

（五）意识与思想的保存

据圣保罗智睿培训研究项目的主管塞尔吉奥·纳威达（Sergio Navectar）的研究，在巴西，先进的健康人大脑植入会出现在40～50年之后，脑移植将使得个人的能力得到选择性增强（视皮层下植入位置而定）。为扩大此类应用，纳威达博士设想在皮质运动区增加电气回路，加强人类协调和反射。

今天，科技取得长足发展，"数字脑界面"将在不久的未来出现。通过植入一个小的接口，人们将可以连续不断地传输他们的思想、感官知觉、情感、性格等自主人体数据和意识的元素至计算机，计算机将对你的思想和行为模式进行了解并预测你的行为。那时，电脑开始将数据发送给与它相连的个人，电脑和个人同步到一个单一的意识实体。数字脑界面使计算机具有全部回忆和随时调取存储知识的功能，像你的双胞胎一样高效地服务于你的意识。在肉体消逝的时候，意识得以保存，它可以被转移到新的身体中，而这可能将是你的克隆躯体。

七、历史车轮的滚动

长达两个世纪的人类生命周期将重新定义社会秩序。伴随着整体寿命延长这一趋势，人类将朝着不老的社会方向发展，任何时间和地点我们都将体验无尽的身体/精神的活力。我们将有充分的时间来享受生活，并有机会在一生中更换三至四个事业领域。

当今的医学进步为人类带来了空前的治疗或改善衰老退行性疾病的能力，而这正在推动前所未有的、带来人类机能全面增强的生物技术的进步，这种人类机能的增强将同时属于男人和女人，且同时包含生理和心理的双重提升。这样一来，维护和加强我们的思想和身体的能力就将趋于无限（见图4）。

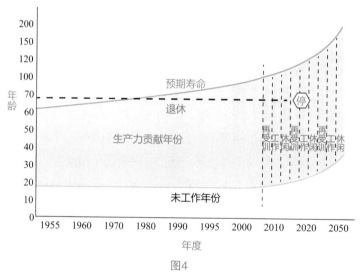

图4

更重要的是，除了提高个人的健康，由那些支持或投身于抗衰老医学临床专科发展的人们所带来时间和财力物力上的投资更是拯救人类的要素。如果你知道你会大约活到200岁以上，你就会对如何选择食物会否影响农业与自然平衡、垃圾数量与类型和其对生态环境产生的影响，以及你是否真的需要所有这些人工合成、经过化学处理的家居摆设等问题三思而后行了。最终，随着意识水平的升高，使我们每个人认识到，我们确实必须创建一个温和、友善、可持续、和谐的全球社会。

参考文献

［1］摘自1998年《世界卫生报告》，"五十岁的真相"，http：//www.who.int/whr/1998/factse.htm.

［2］摘自世界卫生组织，"老龄化与健康"，http：//www.who.int/ageing/scope.html.

［3］摘自1995年5月，美国商务部经济与统计管理局，"美国人口普查局六十五岁以上人口统计摘要"。

［4］摘自联合国经济和社会事务部人口司，2001年2月28日《世界人口前景：2000年修订版——亮点》。（ESA/P/WP.165）

［5］摘自2002年5月10日《科学》杂志，Oeppen J和Vaupel J："突破预期寿命的限制"，296（5570），1029–103.

［6］摘自《想打赌吗？》，2002年5月，第131页。

［7］编辑委员会，"人类进化的未来"，《科学美国人》，2001年3月。

［8］马特森MP，"老年痴呆的神经保护策略：限制饮食，端粒酶激活，干细胞疗法"，2000年7月35（4）：489–502.

［9］2002年1月5日，路透社。

［10］斯多·D，"成长的心，从零起步"，《科普》，2000年4月。

［11］2002年1月30日，美联社。

［12］2001年6月14日，路透社。

［13］2001年1月31日，MSNBC。

［14］Arnst："重建脊髓"，《商业周刊》，2000年12月11日。

［15］雷布恩·R，"噢，你也有颗猪的心脏"，《商业周刊》，2000年3月27日。

［16］2000年1月10日，《inter@ctive周刊》。

［17］*Bergen County, NJ is long in longevity. New York Times*, September 12 2006; *Asian women in Bergen have nation's top life expectancy. Free Republic*, September 12, 2006; *Asian –Americans live well in Garden State. Wall Street Journal*, Nov. 15, 2010.

［18］Severine Sabia, Archana Singh-Manoux, Gareth Hagger-johnson, Emmanuelle Cambois, Eric J. Brunner, Mika Kivimaki. *Influence of individual and combined healthy behaviours on successful aging. CMAJ*, October 22, 2012.

［19］Jaffe S. *Scientists test theories on aging and their resolve. The Plain Dealer,* Dec., 16, 2002

［20］*Researcher finds vitamins , exercise may slow harmful effects of aging. Breakthrough Digest*, July 30. 2003.

［21］*The simple answer for defying age: exercise.* Newsday.com, August 20, 2003.

［22］Http://csis. org/program/global-aging-initiative; accessed 4 Oct. 2012.

［23］*Explaining High Health Care Spending in the United States: An International Comparison of Supply, Utilization, Prices, and Quality.* The Commonwealth Fund, May 2012.

［24］Lobban R. *Early detection via telehealth: falls, infections, nutrition, dental.Caring*, 2009 Mar;28(3):48–50.

［25］ *Centers for Medicare & Medicaid Services*. http://cms.hhs.gov/,via http://www.ortcc.org/PDF/ BenefitsofTelemedicine.pdf.

［26］ *Half of primary care doctors in survey would leave medicine.* CNN. Com, 18 November 2008.

［27］ *Poor working conditions for docs may affect quality of care, MedPage Today*, 7 July 2009.

［28］ Wilmoth JR, Deegan LJ, Lundstrom H, Horiuchi S. *Increase in Maximum Life-Span in Sweden, 1861-1999. Science*, Sep 29 2000; 2366–2368.

［29］ http//www.un.org/en/globalissues/ageing/index.shtml.

Perspectives in Anti-Aging & Regenerative Medicine State of the Specialty Report:Anti-Aging Medicine at Twenty Years (2012)

Robert Goldman, Ronald Klatz

Abstract

Anti-aging medicine is among the fastest-growing medical specialties throughout the world and is founded on the application of advanced scientific and medical technologies for the early detection, prevention, treatment and reversal of age-related dysfunction, disorders, and diseases. It is a healthcare model promoting innovative science and research to prolong the healthy lifespan in humans. As such, anti-aging medicine is based on solid scientific principles of responsible medical care that are consistent with those applied in other preventive health specialties. The goal of anti-aging medicine is not to merely prolong the total years of an individual's life, but to ensure that those years are enjoyed in a productive and vital fashion.

Keywords

Aging, Longevity, Biologicalmarkers, Anti-Aging

作者简介

罗伯特·高德曼（Robert Goldman）

世界抗衰老医学会（WAAAM）主席、美国抗衰老医学科学院创始人之一。高德曼博士在开发国际医学组织和医药企业方面具有丰富经验。他是美国国家运动医学会创始人、国际健美联合会医学主席，是多所顶级大学的高级研究员、学院的教授，也是哈佛大学教育研究中心的成员。高德曼博士是冠军运动员、运动医学专家、中国武术专家和世界体育先生。他曾3次赢得肯尼迪健美奖，创造了20项力量型世界吉尼斯纪录；同时，他还是世界著名健美运动员的指定医生和健美体育运动总统委员会的特别顾问；国际健美联合会国际医学委员会主席，监管170多个国家的运动医学委员会；1984年建立美国国家运动医学协会，在全球培养了成千上万的专业运动教练并带动了健身产业的发展。2001年为感谢高德曼博士为奥林匹克运动发展所做的杰出贡献，萨马兰奇主席授予他国际奥林匹克协会终身成就奖荣誉证书。

高德曼博士还是拥有运动医学、器官再生、抗衰老医学及生物科学技术领域150余项国际专利的生物科学股份公司的联合创办人与董事会主席。他与国际医学诊疗公司合作，在全球共同开发高科技医疗影像中心；配合美国红十字会、美国国家航空和宇宙航行局、美国国防部、美国食品和药物管理局及放射卫生部门规划共同监管开发制定合作研究项目；协助制作美国大型制药公司赞助的医学教育节目。曾获得科学金奖、医学成就奖、人道主义奖和商业拓展奖。

抗衰老医学创建的20多年来，高德曼博士致力于抗衰老医学课题的研究和抗衰老医学先进理念的推广及科技成果转化，先后出版了20余部抗衰老普及教育书籍和几十册抗衰老医学临床教科书，领导世界抗衰老医学会取得了举世瞩目的成绩，并带动了2500亿美金的抗衰老医学产业（健康医学服务产业）的发展，使世界抗衰老医学会成为国际著名学术组织，为全球抗衰老医学健康事业做出了杰出贡献。他不断推动抗衰老医学的发展，利用创新的医学理念及再生生物医学技术提高人类生活质量并使人类健康寿命和青春寿命最大化。

罗纳德·科莱兹（Ronald Klatz）

美国抗衰老医学科学院主席，抗衰老医学学科创始人，英文"抗衰老ANTIAGING"发明人。毕业于美国骨外科医院和中美洲健康科技大学，获医学博士学位。他除了被美国医学会授证为家庭医学、运动医学和抗衰老医学专科医生外，还是多个美国国会议员的健康顾问、中美洲健康科技大学医学院内科系教授。他集中研究和创造生命科学，尤其是抗衰老科学领域的新技术和新产品。

他和高德曼等著名医生创办了美国抗衰老医学科学院并担任院长至今，他是抗衰老临床医学的先驱，用他的领导才能和洞察力使学会的医生和研究人员增长到55000人，遍布全球120个国家。

科莱兹博士使医学界的面貌一新。他是研究大脑抢救、急救和创伤医学、器官移植和血液储存等领域生物医学公司的合作创始人，是器官复活系统的创始人。他不仅创造了许多治疗和预防老年退化性疾病的新方法，还负责培训全世界从事抗衰老医学医生的工作。他获得克林顿总统签署的"卫生保健创新突破奖"等多种大奖，1997年被评选为十大医学发明家之一。他撰写编著抗衰老医学学术专著及教材；他也是世界经济论坛专家委员会委员，并向美国奥巴马政府提出12点医疗健康改革计划。

他通过在医学界直接负责创立抗衰老医学，对政府关于健康的政策规定具有一定的影响力。他的努力引领了21世纪医学健康界的新潮流。作为29本有关抗衰老医学著作的作者，科莱兹博士致力于帮助大众认知"衰老并非不可避免的道理"，在华盛顿具有影响力。

"我们已经逐步迈进了更积极，更健康，更有生产力的老化过程。科莱兹博士告诉我，我们有令人惊异的机会能鼓励我们开阔眼界，这是非常有建设意义的"

——众议院共和党发言人纽特·金里奇（Newt Gingrich）

"我在这里特别的答谢科莱兹博士将抗衰老健康作为全国性健康论题的最首要部分"

——美国参议员奥林·哈奇（Orrin Hatch）

"热烈欢迎你们参加这个年度晚宴，特此表彰科莱兹博士为人道主义和基础科学工作开创了抗衰老医学这一崭新学科"

——比尔·克林顿（Bill Clinton）

抗衰老的中国传统医学研究

宋昊翀　王琦

摘要：

中医理论认为衰老是由于先天禀赋不足，后天调摄失宜，造成的人体精华物质耗散、五脏功能体系虚损，产生的形体衰惫、生命机能减退等现象。另外，气滞、痰凝、血瘀等病理产物也是衰老的重要成因。人体体质对于衰老的形成也有着重要的影响。根据衰老产生的原因，可以在优生优育、健康生活指南、调补五脏、祛除体内病理产物和进行体质调节等方面进行干预，可以防患于未然，防衰于未见。在未来几十年的实践中，中医药文化必将产生一个新的繁荣期，在院校平台建立临床科研产业化发展的模式，促进中医药第三产业发展，在食品、药品研发中也有着巨大的市场潜力。中医药延缓衰老大有可为。

关键词：

中医养生　延缓衰老　理论研究

一、中医对衰老的认识

衰老是一种人类必然经历的生命现象。《康熙字典》"衰"字条下解释为"小也，减也，杀也。《类篇》浸微也。《韵会》弱也，耗也"。《说文解字》"老"字条下解释为"考也，七十曰老，从人毛匕，言须发变白也"。中医理论认为，从人的出生到死亡，必然经历生、长、壮、老、已等生命过程，衰老是伴随着年龄的不断增长，出现的生命精华物质的亏损减少以及脏腑功能和形体结构的衰退现象。"老"是一个必然经历的生命阶段，"衰"是伴随"老"而出现的各种虚损不足的生命状态。"老而且衰"是必然经历的生命状态，"老而不衰"是中医养生的目标和追求，"未老先衰"是先后天因素共同作用下产生的一种病理状态。在几千年的医疗养生实践中，历代医家对中医衰老理论进行了积极的探索，积累了大量的抗衰、防衰和延衰的宝贵经验，对这些经验进行充分的发据整理和提高，服务于人民健康卫生事业，使中医学在应对人口老龄化、促进中医产业化、提高人民身心素质等方面发挥积极的作用，做出新的更大的贡献。

二、中医理论框架下衰老的成因分析

中医理论认为衰老是由于先天禀赋不足，后天调摄失宜，造成的人体精华物质耗散、五脏功能体系虚损，产生的形体衰惫、生命机能减退等现象。另外，气滞、痰凝、血瘀等病理产物也是衰老的重要成因。人体体质对于衰老的形成也有着重要的影响，择要分述如下：

（一）衰老与中医体质学的关系

体质是个体生命过程中，在先天遗传和后天获得的基础上表现出的形态结构、生理机能和心理状态方面综合的、相对稳定的特质。形态特征和生理功能都能反映出体质的特殊性，表现在自然、社会环境的适应能力及疾病的抵抗能力方面，以及在疾病过程中的易感性和倾向性等方面。

经过两万余例的临床调研，中医体质研究团队确定了中医体质的九种类型，即平和质、气虚质、阳虚质、阴虚质、痰湿质、湿热质、血瘀质、气郁质和特禀质，并制定了相应的体质判定标准和调整体质的饮食、运动、心理、穴位等具体方法，做到了体质的可分、可辨、可调，应用于全国各地的治未病中心，得到了满意的推广和应用。

《中医体质分类与判定标准》颁布以来，促进了中医体质与衰老的研究。有学者对广州市35岁以上325例人群（女性175例，男性150例）进行衰老影响因素、征象以及中医体质方面的调查，进行数据统计分析衰老与体质类型的相关性。研究发现，平和质与衰老呈负相关关系，气虚质、阳虚质、阴虚质、痰湿质、气郁质与衰老存在正相关关系。说明偏颇体质容易加速人体衰老，因此调理偏颇体质使之达到平和体质是延缓衰老的有效途径。

体质是对人体某个时间段的功能、结构多维度的把握和描述，能够深刻反映人体的身心素质和健康状态。体质与衰老有着密切的联系。除平和质外，八种偏颇体质对于衰老的进程都有深刻的影响，如果能够把握其中的规律，建立有效的对应关系，就能将调节体质的方法应用于延缓衰老的临床实践中去，在"治未病"为主导的中医诊疗体系中发挥作用，降低医疗成本，增强人民体质。

中医体质学经历了30余年的发展，形成了相对完善的辨识和诊疗体系，促进了多学科的交叉，但是中医体质学与延缓衰老的研究相对较少，在老龄化社会到来的今天，具有独特优势的中医体质学与延缓衰老研究相结合，在三级预防体系中有着巨大的潜力，必然能够推动中医健康产业的发展，在未来寻求到新的突破点，为全民健康事业做出新的贡献。

（二）先天禀赋不足

《灵枢·天年》里论述了人之始生，"以母为基，以父为楯"，人的生命始于父精母血的媾和，母亲提供了构成属阴的生命的物质基础，而父亲提供了属阳的生命原初的动力和具有护卫作用的阳气，两精相搏，生命的代谢开始运转，也就开始了生、长、壮、老、已流转的过程。因此禀受于父母的先天能量和物质的基础对于衰老状态的产生有着重要的影响。《灵枢·经脉》记载："人始生，先成精，精成而脑髓生，骨为干，脉为营，筋为刚，肉为墙，皮肤坚而毛发长，谷入于胃，脉道以通，血气乃行。"叙述了人体在先天之精的基础上生长发育的过程，可以看出如果先天之精不够充足，可以导致脑髓不充盈，筋骨不强壮，肌肉不丰满，皮肤不荣润，经脉气血不饱满。从而导致智力发育异常或者记忆力减退、身体瘦弱、皮肤枯槁、气血衰少等生命现象。像这种由于父母生育时身体状态不佳而生产出来的孩子，更容易出现过早衰老的现象。这就是先天不足容易导致衰老的原因。

（三）后天调摄失宜

《素问·上古天真论》里写道："今时之人不然也，以酒为浆，以妄为常，醉以入房，以欲竭其精，以耗散其真，不知持满，不时御神，务快其心，逆于生乐，起居无节，故半百而衰也。"叙述了不懂得养生道理的人，后天失于调摄，而导致"半百而衰"的结果。可见后天的调摄对于衰老的产生的重要影响因素，也是中医养生防衰、抗衰的着力点。根据这段文字，可以看出古人认为导致过早衰老的不良生活习惯包括：过度饮酒，房事不节，嗜欲无度，过度的耗散人体的精微物质，生活没有规律等。并针对性地提出了一套健康的生活方式："法于阴阳，和于术数，食饮有节，起居有常，不妄作劳"，就是要取法于阴阳的变化，顺应四时寒暑、昼夜长短的时间节律，懂得七损八益的规律，饮食有规律和限度，做到定时、定量、广谱、卫生，起居因于四时有其常度，不过分的劳作（包括体力劳动和房劳），就可以做到"尽终其天年，度百岁乃去"，不仅可以延年益寿，而且可以无病无忧。

（四）五脏机能虚损

中医学是一门系统性复杂性的科学，整体观念是贯穿中医学理论和实践的一个重要思想。整体观念认为，天地是一个有机的整体，与每一个个体生命息息相关。天地是大人体，人体是小天地。人居天地之间，头以象天，腹以法地，天地有阴阳五行，促使万物生长化收藏，人体亦有精气五脏，推动生命生长壮老已。

在人体这个小天地中，以五脏为核心的"五脏一体观"将整个人体划分为心、肝、脾、肺、肾五个功能体系，五个功能体系相互协同、相互制约，保证了生命过程在相对稳定的状态下向前推进。五个功能体系的核心是心、肝、脾、肺、肾五个脏腑，五个脏腑贮藏着各自的精、气、神，通过各自属络的经脉将精微物质输布全身，调整生命代谢，营养四肢百骸，保证了人体结构和功能的健康完整。

五脏的结构或者功能一旦受损，则会导致脏腑所贮藏的精微物质的耗损，从而更易出现衰老的状态。《灵枢·天年》中记载："五十岁，肝气始衰，肝叶始薄，胆汁始灭，目始不明；六十岁，心气始衰，若忧悲，血气懈惰，故好卧；七十岁，脾气虚，皮肤枯；八十岁，肺气衰，魄离，故言善误；九十岁，肾气焦，四脏经脉空虚；百岁，五脏皆虚，神气皆去，形骸独居而终矣。"记述了人五十岁之后由肝脏开始出现衰微的迹象，直到九十岁肾脏衰微，按照肝心脾肺肾（亦五脏配五行木火土金水）的顺序，开启和运行了人体衰老以至死亡的过程。在这段论述中可以看出脏腑机能虚损是人体衰老的重要因素。

1. 心脏虚损

在中医理论体系中，心作为一个功能系统，主持血液的生成和在脉道中的运行，为"君主之官""神明之府"，如人身之太阳，国家之君主。在体合脉，其华在面，在窍为舌。心功能系统机能虚损，就会导致血脉运行失常，身体脏腑四肢百骸失去血液足够的濡养，出现脏腑肢体机能衰退的现象，并伴随失眠、健忘、心悸、怔忡，面色不荣，言语情志等症状的出现。长期的内外因作用下导致心功能系统机能持续虚损，必然容易导致衰老的产生。因此顺应四时五方，恰当地运用饮食药饵的方式对心功能系统进行调补，是防衰抗衰的重要手段。

2. 肝脏虚损

肝功能系统在衰老的进程中也起到很重要的作用。在中医理论体系中，肝具有主疏泄和主藏血的生理功能。肝主疏泄，主要是指：（1）肝为东方风木之脏，内寄相火，具有畅达全身气机，通行周身气脉，促进精微物质（经气血津液等）在全身的运行输布的作用；（2）能调节脾胃之气的升降，促进胆汁的分泌排泄，因此对促进消化机能也有着重要的作用；（3）肝脏具有调畅情志的作用；（4）促进男子排精与女子排卵。肝主藏血主要是指肝脏具有贮藏血液、调节血量的功能，肝为血海，如人体的血库，《素问·五脏生成论》指出："人卧血归于肝，肝受血而能视，足受血而能步，掌受血而能握，指受血而能摄"，肝脏对全身的血液具有蓄溢调节的功能，与肝主疏泄的功能相互协调，调控全身气血的运行，在濡养肝及筋络、解除疲乏、调节女子经血的蓄溢、防止出血等方面起到重要作用。所以如果肝功能系统虚损，就会加速衰老的进程，因此保肝养肝对于延缓衰老也具有重要的意义。

3. 脾脏虚损

脾胃为"仓廪之官"，如国家粮仓，为生民所寄，是人体"后天之本"，具有主运化和主统血的生理功能。脾主运化，是指：（1）将消化系统所化生的营养物质输转营养全身；（2）运化全身水液，调节水液代谢。脾所运化的水谷精微物质是全身精、气、血、津液产生的物质基础，通过"为胃行其津液"（《素问·厥论》）和"脾气散精，上归于肺"（《素问·经脉别论》）的过程，达到荣养全身的作用。脾主统血是指脾具有统摄血液在脉道中运行，使之不溢出脉外的功能，心主血、肝藏血、脾统血的功能协调一致，保证了血液的正常运行蓄溢，是调节血液运行的三个重要脏腑。脾主四肢，在体合肉，脾脏虚损，则会出现面色萎黄，形容消瘦，倦怠乏力，四肢痿弱等一系列表现，长期的脾脏虚损，会加速衰老的进程。

4. 肺脏虚损

肺为"相傅之官"，主气而司呼吸，为水之上源，治理调节全身水液的输布和排泄。具有宣发和肃降的生理特性。肺主呼吸，吐故纳新，完成人体与自然的气体交换，并将自然界的清气与脾气上传的水谷精微之气合为宗气，《灵枢·五味》云："其大气之搏而不行者，积于胸中，命曰气海，出于肺，循咽喉，故呼则出，吸则入"。肺通过呼吸的动态过程调整一身之气的运行，并且通过行水的功能将水液精微输布全身。这一输布过程是通过肺宣发和肃降的作用实现的，水谷精微通过脾的转运上输于肺，肺通过宣发的作用向外向上滋养四肢百骸，通过肃降的作用向内向下灌溉五脏六腑。并与肾、膀胱、三焦等脏腑完成了水液在全身的循环。如果肺脏虚损，功能失常，就会使呼吸不畅，气机运行失常，皮肤肌腠失于濡养而干枯不润，气息不畅，进而影响全身其他脏腑的功能。又因肺为娇脏，直接与外界接触，极易受损，长时间肺脏虚损也会加速衰老的进程。

5. 肾脏虚损

肾为先天之本，生命之源，父母所给予的先天精华全部贮藏于肾。婴儿在母腹中，到经口获得外界营养之前，所有发育的过程都是通过肾中精气的推动作用来完成的。婴儿出生之时，两拳紧握，就是为了固护肾中精气，使不耗散，所以道家有"保如赤子"、两手握固的养生方法。肾主藏精，肝主疏泄，一藏一泄，主导了人体生殖机能的完成。《素问·六节藏象论》说："肾者，主蛰，封藏之本，精之处也"，《素问·金匮真言论》说："夫精者，身之本也"，肾中所藏精气，最宜固密，因为后天之精虽可充养，但先天之精不会再生。《素问·上古天真论》说："肾者主水，受五脏六腑之精而藏之"，所以肾脏还有贮藏脏腑精微的作用。如果不知节制，过度耗散先天之精，如水失其源，木失其本，就会导致衰老的提前到来。另外肾还与男女生长发育和生殖机能密切相关，《素问·上古天真论》指出："女子七岁肾气盛，齿更发长。二七而天癸至，任脉通，太冲脉盛，月事以时下，故有子。三七肾气平均，故真牙生而长极。四七筋骨坚，发长极，身体盛壮。五七阳明脉衰，面始焦，发始堕。六七三阳脉衰于上，面皆焦，发始白。七七任脉虚，太冲脉衰少，天癸竭，地道不通，故形坏而无子也。丈夫八岁肾气实，发长齿更。二八肾气盛，天癸至，精气溢泻，阴阳和，故能有子。三八肾气平均，筋骨劲强，故真牙生而长极。四八筋骨隆盛，肌肉满壮。五八肾气衰，发堕齿槁。六八阳气衰竭于上，面焦，发鬓斑白。七八肝气衰，筋不能动，天癸竭，精少，肾脏衰，形体皆极。八八则齿发去。"论述了男八女七的生命节律，可以看出肾脏在男女生殖和生命衰老的过程中所起到的重要作用。因此肾虚致衰是历代医家所重视的衰老产生的重要原因，也是当代文献探讨的重要命题。如果肾脏虚衰，就会导致骨减髓消，发脱耳鸣，腰膝酸软，生殖机能减退等虚损症状的产生。因此补肾固肾是养生的法要，也是延缓衰老的重要手段。

（五）病理产物的积累（气滞、痰凝、血瘀）

经络的畅通如同国家路桥建设的完善，只有道路畅通了，各地的物资才能合理的流散，如果经络不畅，就会导致脏腑形体失去濡养，并且会导致气滞、痰凝、血瘀等病理产物形成，病理产物的行程又会加重经络的瘀阻，形成恶性的循环，长期的经络瘀阻不畅，使身体持续失去濡养，必然引发衰老的进程。

1. 气滞

《素问·举痛论》说："百病生于气也，怒则气上，喜则气缓，悲则气消，恐则气下，寒则气收，炅则气泄，惊则气乱，劳则气耗，思则气结"。各种疾病的发生都先肇端于气机运行的失常，"百病皆生于气"是《黄帝内经》对这一医学命题的精辟概括。气是生命代谢的不竭动力，在全身周行不息，《素问·六微旨大论》说："出入废，则神机化灭；升降息，则气立孤危"。因为不良情志因素的蓄积或是其他原因导致气机郁滞，就会导致全身之气运行不畅，血随气动，气停则血停，久则生瘀血；津随气化，气止则津聚，久必化痰湿。痰湿瘀血等病理产物的形成，进一步加重经络的瘀阻，形体关窍五脏六腑失养，则代谢能力下降，衰老的进程也会被引发加剧。

2. 痰凝

现代人的营养过度而运动减少，代谢能力普遍降低，导致进入体内的脂类物质代谢不掉，蓄积体内，形成一系列代谢疾病。中医把这种问题归结为痰饮为患，脂类物质积于脉道，附于脉体，则血脂增高，血脂增高导致脉道的有效流通量减少，增加心脏负担，引发血压的升高，体内杂质不能有效代谢，则会引发痛风、高血糖等疾病的发生。如同河流中泥沙淤积，导致流速变慢，进一步加重淤积，导致各种心脑血管疾病的发生。中医通过活血化痰的方法达到调脂降压的目的，就是针对当代人气虚痰凝的体质特点进行有针对性的调理，取得了良好的效果。同上，痰凝阻滞经络，也是衰老产生的原因之一。

3. 血瘀

血瘀也是多种病理因素共同作用下产生的瘀血阻滞经络的现象，根据阻滞位置的不同，导致各脏腑经络四肢百骸的功能减退甚至丧失，引发一系列疾病和衰老的产生。血瘀的产生会影响气机的运行，阻滞血脉，并且影响新血的生成，长期的瘀血体质如果得不到及时纠正，就会产生形体失养衰惫，脏腑机能减退等衰老情况的出现。

三、中医药养生对预防、延缓衰老的方法学概述

（一）起居有常

《灵枢·本神》："故智者之养生也，必顺四时而适寒暑，和喜怒而安居处，节阴阳而调刚柔。如是，则僻邪不至，长生久视。"《素问·生气通天论》："故阳气者，一日而主外。平旦人气生，日中而阳气隆，日西而阳气已虚，气门乃闭。是故暮而收拒，无扰筋骨，无见雾露，反此三时，形乃困薄。"说明人体养生防老要顺应天地阴阳的消长，顺应四时寒暑昼夜长短的变化，养正气，避邪气，保持正气充足，则能长生久视。

（二）食饮有节

《素问·脏气法时论》："五谷为食，五果为助，五畜为益，五菜为充。气味合而服之，以补精益气。"为中医饮食营养学提供了较早的理论支持，其中"气味合而服之"强调了根据不同人的体质差异而选择相应的饮食调养方法，就会达到"补益精气"的效果，自然可以延缓衰老而延年益寿。"食饮有节"，包括了食和饮两个方面，食是食物的摄入，要五味调和，营养均衡，定时定量，广谱卫生，饮是包括酒类在内的饮料，也要做到适量适度，才能使脾胃安和，抗病防衰。

（三）药物调理

药食同源，药物是食物中分离出来的偏性较大者，药物进入人体就是"以偏纠偏"，如"寒者热之""热者寒之"等治疗方法就是充分运用了药物的偏性作用于人体，达到养生抗病防衰老的目的。历代中医学典籍中记录的大量养生的丸、散、膏、丹以及汤药等的制作方法，如果将这些方剂进行系统挖掘，再加以整理验证，一定能够整理发掘出很多简便廉效的方法，在全民养生的实践中得到广泛应用。

（四）运动养生

中医理论认为，动以养阳，静以养阴，养生防老，就是阴阳和合，动静相因，所以适当有度的运动可以补养阳气，增加代谢，延缓衰老。中国古代气功导引有着丰富的内容，得到了广泛的验证，确定在养生实践中有着确切的作用。而且这些养生导引的方法动作简单，套路清晰，容易学习和推广，如太极拳、五禽戏、八段锦、易筋经等，如果能在全民健身运动中加以推广，相信能够取得良好的收效。

（五）情志调节

《饮膳正要·卷第一·养生避忌》指出："善摄生者，薄滋味，省思虑，节嗜欲，戒喜怒，惜元气，简言语，轻得失，破忧阻，除妄想，远好恶，收视听，勤内固，不劳神，不劳形，神形既安，病患何由而致也"，喜怒不节则气机逆乱，病所由生，祸所由起，生乃不固，所以预防衰老，防止疾病的发生，一定要重视心理调节，保持情志舒畅。平

时要培养广泛的爱好，陶冶情操，健全人格。推广心理健康知识的普及，对于防病抗衰也有着重要的作用。

另外，根据衰老产生的原因，可以在优生优育、健康生活指南、调补五脏、祛除体内病理产物和进行体质调节等方面进行干预，可以防患于未然，防衰于未见。

四、中医药延缓衰老前景展望

中医药防衰抗衰有着独特的优势，中医养生观念深入人心，在三级预防体系中已经体现出巨大的作用，有着广阔的发展潜力。只要更科学合理的推广普及中医药养生知识，就可以极大地节约医疗资源和医疗成本，使每个国民都能做好自己的保健医生。另外，随着老龄化社会的到来，中医治疗的群体化优势更加体现出来，在未来几十年的实践中，中医药文化必将出现一个新的繁荣期，在院校平台建立临床科研产业化发展的模式，促进中医药第三产业发展，在食品、药品研发中也有着巨大的市场潜力。中医药延缓衰老大有可为。

参考文献

[1] 张玉书等.康熙字典[M].上海：汉语大词典出版社，2002.

[2] 许慎撰，段玉裁注.说文解字[M].上海：上海书店出版，1992.

[3] 王琦.中医体质学[M].北京：中国医药科技出版社，1995.

[4] 尚子义.衰老与中医体质的相关性研究及琼玉膏抗衰老的应用研究[D].广州：广州中医药大学，2012.

[5] 忽思慧.饮膳正要[M].北京：人民卫生出版社，1986.

TCM Study on Senility

Haochong Song, Qi Wang

Abstract

Traditional Chinese Medicine theory considers that senility is resulted from inadequate natural endowment and inappropriate nurtural health care which can cause human vital essence consumption and the deficiency of the five zang-organs and can further lead to the body caducity and life hypofunction. Moreover, pathological productions such as qi stagnation, phlegm retention and blood stasis are also important causes to senility. Chinese constitution also plays a vital role in the aging process. According to all the reasons above, we can slow the aging process through many approaches such as prepotency, health guidance, health maintenance, eliminating pathological products and adjusting constitution. In the next few decades'practice, there must be a boom in Traditional Chinese Medicine. The development pattern that establishing clinical research industry in college platform can promote the development of TCM tertiary industries and has great market potential in food and pharmaceutical research and development as well. All in all, TCM has a brilliant future in anti-aging.

Keywords

Traditional Chinese Medicine Health Care, Delaying Senescence, Theoretical Study

作者简介

宋昊翀

　　北京中医药大学基础医学院中医体质学博士，北京中医药大学2013年度研究生"药都国医馆"仁和精华奖学金、社会实践活动"先进个人"荣誉称号获得者。

王　琦

　　第二届（2014）国医大师，北京中医药大学终身教授、主任医师、研究员、博士生导师，国家重点学科中医基础理论学科带头人，国家中医药管理局重点学科中医体质学科带头人，国家重点基础研究发展计划（"973"计划）"中医原创思维与健康状态辨识方法体系研究"项目首席科学家，享受国务院特殊津贴的有突出贡献专家，国家人事部、卫生部、国家中医药管理局遴选的全国五百名著名老中医之一。

社会决定因素对青少年健康行为的影响
——基于对2010年全国青少年健康行为问卷调查数据的分析

周华珍　陈元平

摘要：

本文依据《中国青少年健康行为问卷》调查结果，运用国际学龄儿童健康行为模型，分析"健康的社会决定因素"对我国青少年健康行为的影响。该研究结果为制定预防和减少我国中年人和老年人慢性病政策提供科学实证依据，为解决抗衰老问题提供科学评议和干预方案提供依据。

关键词：

社会决定因素　青少年健康行为　学龄儿童健康行为模型　抗衰老　慢性病

一、问题的提出

慢性病和老龄化问题已成为全球共同关注的重要健康问题。老龄化社会是经济发展和社会进步的结果，也是对经济社会协调发展的挑战。健康老龄化是解决人口老龄化问题的重要对策，慢性病在全球疾病负担中占相当大的比例。目前我国老龄化问题日益突出，尤其是老年人慢性病比例逐年大幅度地增加，医疗保险费用沉重，不仅影响老年人个体的身心健康，而且也影响我国社会经济的发展。当前，老龄化问题已不仅是一个医学问题，它已成为一个社会公共问题，引起了社会各界的广泛关注。

既有研究文献表明，以往将40岁作为研究抗衰老问题的时间起点，近年来一些学者将研究抗衰老的年龄提前至青春期，其根据是老年人的慢性病如慢性阻塞性肺疾病、冠心病、高血压、糖尿病、双下肢动脉硬化闭塞症、脑动脉硬化、痴呆性疾病、认知功能障碍、精神疾病等不仅与个体生活方式、行为习惯有关，而且更多地与其生活的社会环境有关。而个体的生活方式和行为习惯大多数是在青春期形成的，如饮食习惯、物质滥用（吸烟、饮酒等）、久坐、缺乏体育锻炼、抗逆力、社会适应能力等。

为了更好地贯彻"治未病"[1]的健康理念，预防衰老从青春期开始，我们必须从青春期开始关注青少年的饮食习惯、久坐、缺乏体育锻炼、物质滥用、不健康心理等问题，研究青少年健康行为及其心理问题。

目前世界卫生组织-学龄儿童健康行为[2]（World Health Organization-Health Behavior of School-aged Children，WHO-HBSC）是国际上青少年健康及健康行为最有影响力的科研项目之一，该项目从1983年开始持续至今。该研究模型主要是研究社会政策、经济发展水平、文化价值观念以及家庭结构、校园环境、同侪关系、近邻社区资本对青少年健康行为的影响。

本文拟将依据学龄儿童健康行为模型，运用中国青少年健康行为（China Youth Health Behaviors of School-aged Children，C-YHBS）问卷调查结果，分析"健康的社会决定因素"对我国青少年健康及健康行为的影响和作用机制，为我国研究抗衰老问题提供新的视角。

二、社会决定因素对青少年健康行为的影响

（一）研究的必要性和重要性

青少年健康不平等不仅是一个国际性问题，也是目前我国正面临的一个重要现实问题。由于我国长期以来实行城乡二元结构，特别是目前正处于社会变迁时期，社会经济快速发展，文化价值理念的转变、地域差异较大，社会竞争激烈，尤其是近年来互联网的普及，大量西方文化、价值理念蜂拥而至，这些因素都对我国青少年健康行为及健康结果产生了直接或间接的影响，部分青少年出现了诸多的健康问题，尤其是流浪儿童、流动儿童、留守儿童、单亲家庭儿童、贫困家庭儿童以及独生子女的健康问题日益突出，如果不能及时对这些群体的健康问题进行研究和干预，很有可能会影响他们成年期的健康、生活和工作以及老年期的健康和生活质量。既有文献研究表明，导致上述青少年健康问题，不仅与个体的社会特征有关，更与青少年生活、学习、休闲生活的环境因素有关。因此，我们急需从社会决定因素——社会、经济、文化发展水平、家庭环境、学校环境、同侪关系以及近邻社区资本分析青少年健康及健康结果形成的原因和作用机制，从学理上和实践上研究预防我国青少年慢性病的发生，为我国政府制定预防和延缓衰老政策提供科学实证依据。因此，该研究具有重要的理论价值和实践意义。

（二）研究目的和研究的主要问题

1. 研究目的

该研究主要是分析2010年我国青少年健康行为调查问卷的健康结果及其形成的社会

决定因素，目的是为了探讨社会决定因素——国家政策、社会经济文化发展水平和文化价值观念，家庭氛围、学校环境、同侪关系和近邻社区资本对青少年健康行为及健康结果的影响，同时进行跨文化比较研究，将我国青少年健康行为调查数据与全球参与国的数据进行比较研究，发现其异同。同时，该研究成果有利于为青少年选择一种压力较小而收获较多的生活方式提供一些建议和措施，有利于帮助我国青少年成为崇尚和平、健康和适应能力较强的社会成员提供健康信息咨询和服务，有利于为减少慢性病和抗衰老制定相关政策和措施提供参考和借鉴。

2. 相关概念和理论

自20世纪70年代首次使用"健康的社会决定因素"以来，随着时代的发展，该概念逐渐得到丰富和发展，先后经历了克里奇（Kreiger，2001）、迪顿（Deaton A.，2005）、金迪格（Kindig，2007）以及世界卫生组织（World Health Organization，缩写WHO）的多次界定。目前WHO对"健康的社会决定因素"概念的界定在学界得到广泛认同，即在那些直接导致疾病的因素之外，由社会分层和社会条件不同而导致人们居住和工作环境不同对健康影响的因素，它们是导致疾病"原因的原因"，包括人们生活和工作的全部社会条件，例如贫穷、社会排斥、居住条件等。塔洛夫（Tarlov）将其称为人们生活的社会环境特征，能够反映人们在社会结构中的阶层、权力和财富的不同地位，见图1。

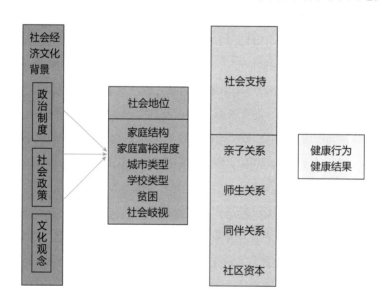

图1　健康的社会决定因素对学龄儿童健康行为的影响

本研究所采用的"健康的社会决定因素"是根据世界卫生组织-学龄儿童健康行为（WHO-HBSC）前任主席坎迪斯·柯里（Candace Currie）（2012）在全球青少年健康行

为大会上提出的青少年个体和群体健康在很大程度上是受社会决定因素的影响，主要是指与青少年生活、学习、休闲娱乐的相关影响因素，主要包括社会政策和文化价值观念、社会贫困和社会歧视；家庭文化氛围、学校环境、同伴交往、近邻社区资本以及个体社会特征等因素对青少年心理健康的影响。

自2005年世界卫生组织成立了社会决定因素委员会以后，他们从影响健康的"原因的原因"入手，以实现健康公平为基本价值目标，建立起完整的"健康的社会决定因素"的概念框架，主要目的是改善健康公平，促进健康发展。本文依据此研究框架从青少年成长的社会宏观背景以及中观背景家庭、学校、同伴、社区等综合因素分析青少年危险行为形成的"原因的原因"。

3. 研究的主要问题

围绕上述研究目的，本文拟将运用社会生态理论分析社会决定因素对青少年健康行为的影响，具体来说，主要研究以下几个方面的问题：（1）政治制度、社会政策、文化价值理念对青少年健康行为及健康结果的影响；（2）家庭氛围、学校经历、同侪关系和近邻社区资本对青少年健康行为及健康的影响；（3）社会支持对独生子女心理健康的影响；（4）亲子关系对流动儿童和留守儿童心理健康的影响；（5）家庭富裕程度对贫困家庭儿童的影响。

三、研究方法
（一）研究方法及其相关背景介绍

2010年中国青少年健康行为问卷调查所采用的研究工具是WHO-HBSC标准化通用的调查问卷。在使用过程中该调查问卷不断地得到发展和完善，使研究者更深入地理解影响青少年健康的社会决定因素。

中国青年政治学院青少年健康行为研究小组在2010年3月至5月在全国13个省市进行了《中国青少年健康行为问卷调查》。在进行该问卷调查之前，经过三年反复分析、研究、论证、四次预测试、修改，在此研究基础上，根据WHO-HBSC国际标准问卷必选数据包和可选数据包以及使用指南，结合我国目前青少年存在的实际问题，同时吸收了四次测试的结果，听取被测试学生的反馈意见，经专家论证之后，新增加一些反映我国青少年健康问题，编制了"中国青少年健康行为调查问卷"（问卷A和问卷B）。通过对全国13个省市在校中小学生的问卷调查，对调查结果的分析，我们可以比较充分地了解在校中小学生的健康及健康行为的基本情况及其变化发展趋势。通过对问卷调查结果的分析，一方面，我们可以分析我国青少年健康及健康行为现状及存在的健康问题，并预测未来可能对青少年健康存在的潜在危险，另一方面，我们将用这些数据与国际数据进行对比研究。此外，国际上已经有了连续的调查，我们也可以运用其研究成果及其方法检测我国青少年健康及健康行为的发展趋势。作为一项调查和监测研究，HBSC也可以告知和影响有利于健康与健康教育政策计划的制定。

自2006年中国青年政治学院与巴伊兰大学进行青少年健康行为跨文化研究合作项目以来，取得了一系列研究成果。通过参与HBSC国际合作，一方面能够比较全面系统地研究我国青少年健康及健康行为的现状及发展趋势，另一方面也能够与世界各国青少年健康及健康行为进行比较，寻找解决我国青少年健康方面存在的问题方法和措施，全面提升我国青少年健康素质，提高他们的生活质量，增强他们的幸福感。同时，也为我国研究抗衰老问题，预防和减少慢性病的发生，提供了新的研究方向。

（二）问卷抽样

本次问卷调查研究的数据使我们确信在参与研究的直辖市、省会城市、中等城市和县城、乡镇五个人口群体之中有可比性，下面简述本次问卷的抽样参数、编制问卷、数据管理及简要分析。

2010年中国青少年健康行为调查数据是从14920名青少年中调查得来的（见表1）。人口群体包括五个不同区域的13个省市不同类型的小学六年级、初中二年级和高中一年级的学生。我们根据教育部和地方教育局所提供的学校名称、学校类型清单，按年级和班级进行抽样。研究中按照有35及40个人的花名册群体进行抽样，根据学校规模每个省市抽取1200人至1500人之间，每个省市抽取两个区，每个区抽取约600人至700人，每个年级200人至300人。在北京抽取了1484个样本，在重庆、四川各抽取600个样本，重庆与四川共抽取1200份。由于同样的学生编号共享相同的教室，这一措施防止了任何集聚效应的发生。调查员深入到学校班级，与不同年级的学生进行座谈，了解样本学校的校规和班规，并运用每个学校不同年级学生抽样来缩减实地调查的成本。这一方法没有改变样本在每一群体中的代表性，也没有改变每位学生被选取的可能性概率，所用的抽样方法符合WHO-HBSC的要求。

目标群体的设计考虑了以下的目标：

（1）为了挑选一个学生进入目标群体，所选中的学生与研究内总人口中另外的学生拥有相同的被选取的可能性。

（2）所有主要分群体（规模大的学校与规模小的学校、不同区域的示范学校和普通学校）拥有相同的代表性。

（3）抽样协议具有与WHO-HBSC可比性。

（4）五个人口群体中进行比较衡量，不仅仅考虑这次研究的需要，也是为将来研究发展的设想。

（5）能够在同一个区域内对每单独人群和数据库中总体人群进行兼容计算、交叉、对比评估，能够提供精确的区域性评估。

班级的随机选择确保了样本选择中区域、学校类型（小规模、大规模、示范学校和普通学校）以及大或小班学生被选的相同可能性。

作为样本，一部分班级代表了所有学生都参与了研究，数据库中总量由14920位回答者构成，具体样本情况见表1至表6。

表1：2010年青少年健康行为研究参与调查的省市、性别和年龄数量一览表

省市	男孩	女孩	六年级	八年级	十年级	总计
北京	211	221	158	134	142	434
内蒙古	269	305	282	107	192	581
黑龙江	427	489	316	327	277	920
江苏	844	910	591	595	585	1771
福建	444	439	369	226	297	892
湖北	753	718	511	415	557	1483
湖南	813	785	551	500	581	1632
广东	1153	1208	767	931	686	2384
海南	93	100	31	82	82	195
重庆	370	396	236	236	302	774
四川	1056	1022	1028	524	558	2110
陕西	453	445	246	191	464	901
甘肃	321	318	212	217	221	650
总计	7207	7356	5298	4485	4944	14727

表2：按照性别和城市类型分类的样本规模

区域	男孩	女孩	总计
直辖市	544	556	1100
省会城市	1338	1225	2563
中等城市	3373	3527	6900
乡镇	1952	2047	3999
总计	7207	7355	14562

表3：按照性别和学校类型分类的样本规模

学校	男孩	女孩	总计
示范学校	2038	2160	4198
普通学校	5168	5196	10364
总计	7206	7356	14562

表4：按照人口群体和性别分析独生子女与非独生子女儿童

儿童	男孩	女孩	总计
独生子女	4243	3869	8112
非独生子女	2909	3452	6361
总计	7152	7321	14473

表5：按照人口群体和性别分析留守儿童与非留守儿童

儿童	男孩	女孩	总计
留守儿童	1119	1045	2164
非留守儿童	5847	6167	12014
总计	6966	7212	14178

表6：按照人口群体和性别分析流动儿童与非流动儿童

儿童	男孩	女孩	总计
流动儿童	815	631	1446
非流动儿童	6236	6593	12829
总计	7051	7224	14275

11岁、13岁和15岁儿童是国际青少年健康行为研究中的目标样本。我国青少年健康行为研究样本取样就是按照这个目标样本的年龄进行的。这些年龄组代表了青春期的初期生理和心理变化的挑战开始，人生和事业选择伊始的重要时期。我们集中在2010年3月至5月调查收集我国青少年健康行为资料，其样本平均年龄分别为11.5岁、13.5岁和15.5岁。从所有样本来看，已获得的平均年龄分别为11.6岁、13.6岁和15.6岁。但是，仍存在一些偏差，最小年龄组从11.2岁～12岁、13岁～15岁组的情况相同。

各年龄组的样本量均要求为1200～1500名左右，以确保正负3%的可信区间的比例占到50%左右，因为学校和地区的样本要求样本框内年龄组至少包含95%的儿童。

（三）问卷调查

我们在2010年3月开始正式问卷调查之前，小组成员首先与接受调查的学生座谈，了解接受调查学生的基本情况、家庭、学校、社区/乡村环境，了解他们的生活状态以及他们感兴趣和感到困惑的与健康相关的问题，然后让回答者集中在教室里填写问卷，调查时采取匿名填写。在调查完之后，研究小组结合他们访谈的内容和问卷测试的结果进行分析，了解WHO-HBSC国际问卷中哪些题目适合中国学生实际情况。

这次调查问卷题目主要由三部分构成：一是2005—2006年和2009—2010年WHO-HBSC全部必选数据包的问题；二是根据预调查结果与我国学生的实际情况，挑选了部分2005—2006年WHO-HBSC可选数据包中的问题；三是结合我国有关部门的健康政策制定者、从事健康促进教育研究的专家提出的一些重要问题，自编了一些反映我国青少年健康的问题，并将这些问卷发给学生再次进行测试，最终形成我国青少年健康行为调查问卷。

（四）质量控制

1. 问卷保密

调查工具是匿名的。在班级中执行调查的第一天所有学生都参加，学生在教室里按规定的时间内填完问卷。地方调查员将调查问卷的指导语读给参加调查的学生听，以确保学生能够清楚地理解填写问卷的一些要求。问卷上学生不用写自己的名字（这是书面指示的一部分，也是口头面谈者指示的一部分），最后学生将完成的问卷投进纸箱内。整个调查过程中没有人能够通过跟踪问卷而找到参加调查的学生个人，在进行调查的地区，被调查的学校和老师既不能接触数据也不能获得问卷。

研究小组对所有能够辨明身份的信息保密，诸如包括每一个回复者的地区编号、学校编号以及在一个班级内连续的个人编号等身份。除了对回答者做跨班级水平集中分析的时候用，其他时候这些身份号码在数据文件中毫无意义。

2. 合作者的责任

所有参与调查研究的团队齐心协力地合作制作调查问卷工具。中国青年政治学院青少年健康研究小组统一打印、登记、分配、邮寄全国13个省市，再由各省市和地区的调研员负责布置对问卷进行管理，以确保不同地区背景下的兼容性。

全国各区域不同省市和地区有标准化的调查工具和专业调研人员。这一过程中对团队成员做了整个问卷调查技能的培训。这四次预测试使团队之间在数据收集过程中的合作评估成为可能。此外，这四次预测试使参与者能够在全国规模的研究中改善和提高实地工作经验。

所有问卷由中国青年政治学院青少年健康研究小组集中管理，负责打印、登记、分发、问卷回收、问卷整理、数据集中录入、分析、撰写中文和英文研究报告。

3. 调查员统一培训

中国青年政治学院青少年健康研究小组负责对全国五个区域13个省市的调查员进行培训，使这些调查员了解和掌握该次问卷调查，请调研员注意接收、登记问卷、填写调查表格、熟悉统一指导语、问卷调查注意事项、分发和回收问卷的顺序、问卷主要内容、问卷主要问题、答题时间、答题地点、答题方式和方法、保密问题、调查结束后清点问卷、废卷清理、完整卷，在调查问卷结束当天打包并邮寄回中国青年政治学院。青少年健康研究小组收到调查问卷后，核实发放的问卷份数与对方收到的问卷份数、调查后实际返回的问卷份数和废卷份数，以确保弄清楚每份问卷的来龙去脉，确保问卷的有效性和真实性。

四、主要研究结果

该研究按性别、年龄、家庭富裕程度、地域、城市类型、学校类型、流动儿童、留守儿童、独生子女等进行统计分析健康指标和社会指标的重大差异，目的是要提供一个严密的、系统化的统计基数，以描述有关小组数量和方向差异的跨国模式。年龄和性别的分析要考虑到调查方案（包括分级、集中和额外情况）对所做估算的精确性影响，显著水平定为5%，SPSS 15.0（SPSS 版本，2005）设计了分析对象复杂的调查包。

通过设计调节卡方测试来完成11岁~15岁青少年之间重大统计差异的评估。卡方趋势是用来评估家庭富裕程度差别的意义，而非参数检验（Jonkhere-Terpstre）是用来评估统计地域区域差异意义。统计意义是用来指导帮助诠释，特别是为了避免过度解释个别项目中的细微差异。由于这里仅仅评估了个体变量与家庭富裕程度之间一致稳定的模式，大量测试统计意义的标准调节也就不会改变客观结果。

为了分析各个省市和地区的差异，研究组将各个省市和地区做了粗略划分。为了达到这一目的，研究组采用了我国行政区域统计学分类的方法。这种分类方法综合地运用了地域学分区、我国行政区划、优等经济区和其他分区方法把这些地区分为：直辖市、省会城市、中等城市、县城和乡镇五种类型。

第一阶段根据建立起来的测试衡量工具对一个范围内每个条目确定含义（比如关于自尊和学校意见）的数据进行分析。研究者既根据每一群体进行数据分析，也对汇总的数据进行分析，这个分析的目标是在每一群体分析心理特征量表。

在我国背景中实施青少年健康行为研究时，应当注意到我国处于社会变迁时期出现的大量流动儿童和留守儿童；我国经过36年的改革开放政策，经济、文化发展都受到外来文化的影响和冲击，特别是西方文化对青少年身心健康成长的影响；我国政府实施的计划生育政策，独生子女与非独生子女之间产生了一些差异；我国实行应试教育政策，学生的学习压力和网络成瘾问题比较突出，青少年体育锻炼时间和休闲娱乐时间都较少，上述因素都明显地影响我国青少年的体质和幸福感。因此，这次问卷调查的问卷包含了这些内容，该研究直接分析了留守儿童、流动儿童、外来文化影响、独生子女、学习压力和网络成瘾、校园安全等问题。本次调查致力于探讨这些政策对我国青少年健康行为和心理健康带来的影响，这些都是我国独有的内容。

1. 人口学因素

与国际HBSC相比，除了关于年龄、性别和父母职业等必答的社会人口学问题，中国青少年健康行为研究也包含了城市类型、户籍制度、计划生育政策引起的留守儿童、流动儿童、独生子女问题，我国的调查问卷中包含学习压力、留守儿童、流动儿童、独生子女问题。

2. 调查管理部门

在2010年3～5月之间大多数的情形下调查表是由学校管理的。表7为每个省市和地区数据收集的日期，图2至图6为学生家庭富裕程度的统计。

表7：2010年青少年健康行为研究在各个不同省市或地区收集数据的日期

名称	调查时间
北京	2010年3月
福建	2010年4月
甘肃	2010年4月
广东	2010年4月
海南	2010年4月
黑龙江	2010年4月
湖北	2010年5月
湖南	2010年3月
江苏	2010年4月
内蒙古	2010年4月
陕西	2010年4月
四川	2010年4月
重庆	2010年4月

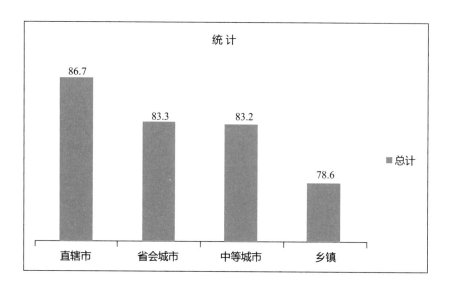

图2 学生家庭为富裕或十分富裕的比例，根据城市类型

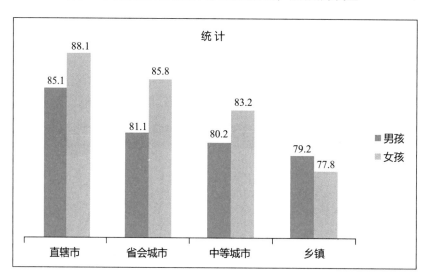

图3 学生家庭为富裕或十分富裕的比例，根据性别和城市类型

五、研究结论与启示

（一）健康的性别差异

1. 引言

成年人在健康及健康行为方面存在很多性别差异，其中一些性别差异从儿童时期和青春期就开始存在了。既有的青少年健康行为研究结果都对男生和女生的调查结果分别进行了论述，最后还提供了产生这些差异的阶段性清晰证据。但我们在本研究中第一次提供关于我国五个地区13个省市青少年健康性别差异的概述。

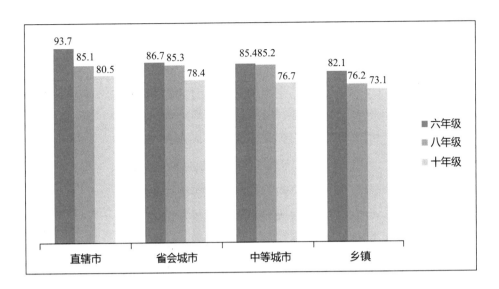

图4　学生家庭为富裕或十分富裕的比例，根据年级和城市类型

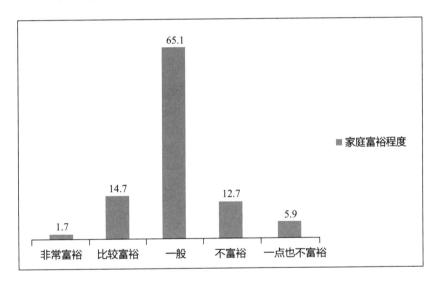

图5　依据FAS构成分值的家庭富裕程度频率表

2. 社会背景

健康行为和健康结果是社会综合影响因素的反映。青少年健康行为研究十分注重青少年健康行为发生的背景以及在这个背景下青少年的生活状态。

在这些环境评估方式中，我们发现了明显的性别差异，尤其是与学校相关背景的评估方法。以适当的学业成就、同学支持和对学校的满意度来评估，女生更可能在研究结果中承认其拥有很多积极的学校经历，与学校相关的压力的情况是年龄越小的男生群体和年龄较大的女生群体更普遍地感受到压力。

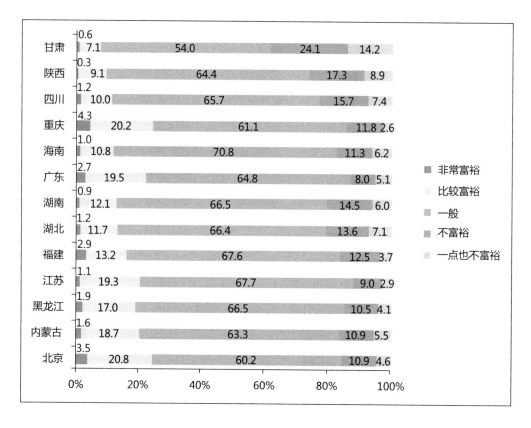

图6　依据FAS构成分值的家庭富裕程度表

在同侪关系中，男生大多会反映他们拥有较多朋友，并经常与朋友面对面地交流接触。与男生跟朋友面对面交流相比，女生更喜欢通过电子媒介与朋友一起参与社会活动。在与家长的沟通方面也存在着性别差异。当男生遇到一些困扰他们的事情时，他们更容易与家长沟通，尤其是与父亲沟通，这些情况更普遍地发生在年龄较大的青少年群体中，我国的青少年情况在这些方面跟国际青少年类型行为非常相似。

3. 健康结果

对青少年健康的关注，不能局限于那些可能导致未来不健康甚至疾病困扰的行为。青少年健康行为研究结果中包含许多重要的青少年健康结果。关于青少年健康状态的衡量有四种方法：自我健康评估、生活满意度、经历身心疾病和出现的医学伤害。对于前三种标准，女生比男生更可能有消极的反映，也就是说，她们的自我健康评估和生活满意度会更低，更频繁地经历各种疾病症状，多数男生会一致反映他们有过需要就医的伤害。

在我国青少年健康行为的研究中，我们主要担忧肥胖问题。性别差异在这个问题上有很明显的体现，男生更容易体重过重和肥胖，各个年龄组都存在着这种差异，年龄越大，这种差异表现得越明显。尽管如此，女生大多数可能感觉对自己的身材不满意，需要或者更可能正在尝试减肥。

4. 健康行为

该研究结果显示，多数女生可能反映她们经常购买健康食品，很少购买非健康食品，她们更可能不吃早饭或者正在通过节食来控制体重。本次调查结果也显示男生比较乐于参加体育运动，随着儿童年龄的增大，这种性别差异呈现出上升的趋势。相反地，男生也更有可能看电视和上网的时间超过国际建议的标准。

5. 危险行为

该问卷调查结果显示，这些行为被认为是将会给青少年造成深远影响的、不良后果的危险行为。这些危险行为包括药物滥用、逃学、欺负和打架、网瘾、孤独、焦虑、抑郁、暴躁。我们需要从这些危险行为中找到一些重要的、普遍的性别差异。调查显示几乎所有地区和所有年龄群体，男生比女生更可能在试探性或规则性的基础上参与危险行为，大部分省市和地区的男生比女生更可能参与酗酒、吸食大麻、欺负和打架，有物质滥用行为的青少年中，大部分男生反映他们在13岁前开始滥用药物。

烟草使用的情况更为复杂。吸烟行为比其他的物质使用行为的性别差异小些。虽然根据年龄最小群体的情况显示男生更可能频繁地吸烟，但是在年龄较大的青少年群体中情况却不是这样。在一些地区，年龄较大的女生比男生吸烟行为的比率更高，与国际相关危险行为数据相比，这些危险行为与我国青少年危险行为类似。

6. 讨论

综上所述，从上述健康行为、健康结果和健康环境看来，男生与女生之间的差异非常明显。这些调查结果并不能断定两种性别哪一种更健康或者更不健康；相反，它说明对男生和女生健康的关注是两类完全不同的问题，不同群体也有不同的趋势。我们应该努力促使在健康领域中性别达到平衡，这些问题对于了解青少年健康，并为相关政策和实践提供指导非常重要。

男生大量参与体力运动的情况也许能够部分地解释他们需要就医治疗伤害的比例较高的原因。特别是我国近年来受伤的比例直线上升，与国际上青少年受伤发生的比例比较，我国青少年在体育活动中受伤害的比例是全球青少年遭受伤害比例的一倍以上。众所周知，青少年参与体育运动也带来了青春期健康和社交的好处。新的调查结果显示，除了在吸烟问题上性别差异可能会趋于平等之外，男生更容易发生危险行为，危险行为多数表现为外部行为，更容易发生在男性身上，这进一步说明了性别差异的存在。

该调查结果显示，女生健康食品消费更加频繁些，体重过重和肥胖比率较低。然而她们更有可能正在吃减肥餐或减一餐，可能更满意自己的身材，这些情况更多地与社会因素和文化观念因素相关。

与国际上其他国家关于青少年健康行为的调查结果相一致，疾病和生活满意度方面有明显的性别差异，特别是对身材和体重问题相关差异的健康观念理解还需作进一步研究。

（二）健康的年龄差异

1. 引言

在儿童的成长过程中，健康情况不是稳定不变的。随着青少年的成长、发育，他们参与健康行为与危险行为以及健康结果都与他们所经历的周围社会环境以及所发生重大的变化密切相关。在童年时期表现出来的这些差异将转变为成年以后不断产生的健康问题，与童年期和成年期相比，青春期是死亡率和发病率最低的时期，但是它也是健康差异发展的一个重要阶段。

2. 社会背景

青少年健康行为研究通过可利用的衡量标准来表现社会环境对青少年健康的影响，即描述对社会变迁、国家政策、文化理念以及家庭、学校和同侪环境、近邻社区资本对青少年健康行为影响的认知和理解。总的来说，随着年龄的增大，儿童与父母的沟通越来越少。

这种与年龄相关的趋势同样可以在有关学校方面观察得到，年龄小的儿童比年龄大的儿童更多地表现出对学校经历有更积极的感受。从自我压力指数的研究结果显示来看，几乎所有地区使用同学支持、对学业成就的看法以及学校满意度作为评价指标。

随着电子沟通新模式的广泛应用，青少年根据他们彼此交流的方式重新定义了什么是"正常"。这一点很可能会影响到同侪关系。在童年时期的儿童很少会反映他们拥有亲密的朋友关系，也许这归因于对亲密友情的理解总是在变化，我们可以观察到年龄大一些的儿童会花更多的时间与朋友在一起，不管是面对面的接触还是电子的交流活动。

3. 健康结果

2010年我国青少年健康行为包括了许多有助于概括儿童健康年龄差异的健康结果。我们可以明显地看出儿童的健康评估随年龄上升而下降，在几乎所有地区，15岁左右的青少年反映良好的自我健康评估和生活满意度的比率较低。

该研究结果显示，年龄较大的青少年更频繁地出现身体和心理病症。年龄较大的学生自报告肥胖状况比率多些，这可能归因于这个群体的体育运动频率太低，而久坐行为和不健康食品消费不断上升。与这些情况一致的是年龄较大的女生更频繁地关注身材，更多地报告有控制体重的行为。总的来说，上述情况表明，随着儿童年龄的增长，与所获得的健康改善相比，健康的损害更突出，对于这种情况有一个重要的例外，即医学伤害的比率并没有随着年龄变化有大的变化。

4. 健康行为

本研究描述了健康行为中各种与年龄有关的模式，然而，这些模式也有显著的一致性。本研究结果显示，年龄较小的儿童可能有更多的各种健康行为问题，但是当这些儿童进入青春期，这些健康行为开始呈现出下降的趋势，例如，15岁青少年比年龄更小的儿童更可能在吃饭时喝碳酸（糖分）饮料，并且很少吃水果和蔬菜。他们参加体育运动的可能性比较小，可能有花费较长的时间看电视之类的久坐行为，作为一种控制体重的方法，15岁的儿童更愿意省去早餐。

尽管这些行为中有一部分是习惯性的，但这种行为的持续性可能与成年后的长期健康问题有关，包括慢性疾病。这种有关年龄的趋势也有一些例外，我们可以推测它可能是受到了社会压力的驱使。一个非常明显的例子是年龄较大的青少年通过有规律地刷牙来进行牙齿保健，然而这些行为都属于例外情况。总体上来说，积极的健康行为是随着年龄的增长而减少。

5. 危险行为

本次调查结果显示，在年龄较大的青少年中更普遍地出现饮酒和醉酒、吸烟，尝试性和有规律地使用物质。这并不令人惊讶，因为在我国和其他国家很多地区的烟酒文化中，青少年对所谓"成人"行为的尝试十分常见。

在暴力事件方面，不同年龄青少年健康发展趋势则不同。与11岁至13岁的儿童相比，15岁的儿童更少反映出参与身体打斗、欺负和被欺负。虽然这个研究结果可能归因于不同年龄群体对于身体打斗行为的理解不同，也可能是由于青少年从儿童到青春期的转变从而使他们的社会交往和控制冲突能力得到改善。

6. 讨论

本次研究结果显示，随着青少年的成长和发育，健康行为、健康结果和健康环境的情况都有所变化。这些变化普遍地出现在许多地区的男生、女生身上，它可以反映出青少年开始向成年转变的典型行为。这些与国际HBSC研究报告描述的情况具有显著的一致性，我国13个省市青少年健康行为研究结果表明，我们有能力去鉴别这种普遍的发展趋势。

我们观察到许多有关青少年健康行为和发展趋势的年龄结果都是消极的，而积极的健康行为在减少，例如吃健康的食物、参加足够运动量的体育运动，同时，调查结果显示青少年的药物滥用和其他危险行为在增加。研究结果同样反映出青少年时期儿童不容易沟通，并且越来越多的儿童患上了心理疾病，青少年的健康经历在青春期恶化已成为一种常见现象。教育工作者、健康专家和其他人都有责任对这些生活方式进行更好的理解，帮助青少年在青春期过渡，因为这些行为不会根深蒂固。

关于年龄的调查报告仅仅显示了青少年参与尝试危险行为的普遍性。然而，这些危险行为倾向并不能被认为是消极的。它们更应该被视为是一条可能通往各种健康结果的社会通道台阶。如果不检查这些台阶，就可能对正在成长中儿童的健康造成伤害。这也许是危险行为造成疾病的社会梯度开始上升的结构，但是如果青少年受到良好的教育，现有社会政策能够有效地帮助青少年，他们能做出积极正面的选择，许多危险行为造成的严重影响健康的概率就有可能减至最小。

该研究结果有助于我们了解促进青少年健康的基本信息，其中可能包括推动和增强正面行为选择的项目和政策，还有那些在家庭、学校和邻居中创造出正面积极的社会物质环境策略。

（三）健康的地域差异

1. 引言

本研究通过对我国13个省市青少年健康行为的研究，较好地代表了我国主要地理区域——东北、西北、东南、西南和中部地区。这些省市和地区范围包括了多种文化、气候和地形，在经济、历史和政治环境有较大差异。因此，我们将会发现这些参与调查的13个省市青少年的健康、健康行为及健康结果的差异。

2. 社会背景

青少年与家长之间的关系是作为健康环境社会关系的关键组成部分。这些特别变量之间存在相对明显的地理影响因素。研究结果显示内蒙古女生比其他地区的女生更容易与母亲沟通。在与父亲交流方面，男生和女生的状况则是相同的。相反，甘肃男生和女生则不易与母亲沟通。该研究结果还显示，同侪之间的相互作用同样非常值得注意，同样也存在明显的地理因素的影响。调查显示内蒙古男生和女生可能有更多亲密的朋友，并且经常通过电子媒介与朋友们交流；甘肃和四川女生则很少拥有三个或三个以上的同性亲密朋友，虽然出现了一些显著差异，但地理位置在学校因素对青少年健康影响的差异表现并不明显。

我国青少年健康行为的调查数据结果与国际HBSC研究结果有些差异。如西欧参与国学龄儿童很少反映他们感觉学校功课压力大，而东欧的学生则很少反映出与同学关系融洽。

3. 健康结果

本研究结果显示，最值得注意的关键健康结果是：甘肃和四川的男生、女生都更可能表现出患有多种健康疾病，在甘肃、四川的男生中较普遍地呈现出较低自我健康评价和较低生活满意度。与其他地区的女生相比，甘肃女生的生活满意度更低。东部和北部地区青少年健康疾病的出现比率较低，北京男生表现出较高的健康满意度。

地理因素对其他的健康行为结果的影响有所不同。比如北京男生反映出就医治疗的伤害较多，女生出现就医治疗伤害的情况较少；而甘肃男女生就医伤害的性别差异则较小。在北京男生、女生体重过重和肥胖情况的比率最高，而在甘肃女生最不易体重过重或肥胖。这种调查结果与北京女生更可能出现肥胖状况相比，甘肃女生却反映出拥有良好的体形，这可能与北京和甘肃的政治经济文化发展水平以及饮食结构有关。

4. 健康行为

本研究结果显示，北京男女生每天较少喝碳酸饮料，甘肃部分地区的男生摄入水果的比率更低，甘肃女生更多地反映她们经常喝碳酸饮料，同时甘肃的男生和女生普遍喜欢看电视，北京男生和女生则最不喜欢看电视，他们更有可能使用网络和面对面的交流。这种情况表明，北京和甘肃的社会文化、经济发展水平以及网络的普及使用有关。

5. 危险行为

本研究结果显示，北京男生和女生每周吸烟的比率相对较低。但在研究结果中显示出，北京男生和女生曾经至少醉酒两次的比率最高，女生多数表示她们在13岁或更早时第一次醉酒，四川男女生初次低龄醉酒的现象较少。在类似的报告中也有发现，他们醉酒两次或两次以上情况不像四川其他地区的青少年那样频繁。

本研究结果显示，全国各地青少年吸食大麻的比例非常低。研究结果显示，地理因素对男生的健康行为没有明显的影响，研究结果中显示，曾经频繁地参与身体打斗的甘肃男生比率最高，北京的男生则比其他地区的青少年反映出更少地参与打斗，北京的男女生也反映他们曾经较少地欺负过其他学生。

6. 讨论

本研究第一次把全国5个区域中13个省市关于青少年健康行为研究的资料汇成了一幅全面的图景。其中显著的地理模式为分析结果的一致性提供了有效的支持，这份研究结果同样显示在有关健康生活方式的发展中性别因素和地理因素的相互作用。

在积极的健康结果、同辈和家庭关系上，地理因素的影响表现最为明显。概括地说，我国青少年更多地反映出积极的健康状况、淡漠的家庭关系和丰富的同侪交往。在有关学校因素对青少年健康及健康结果影响方面，地理因素影响表现最不明显。从我们收集到的许多学校体制和学生成绩以及以前证实的学校因素对于青少年的重要性来看，这一点是比较异常的。

本研究结果还显示，一些鉴别出的影响因素可能与摄取的食物相关，比如关于甘肃青少年水果的摄入量最少，而北京青少年水果的摄入量最多。有些因素可能与服务方式相关，如湖北青少年很少有需要就医治疗的伤害，而北京青少年中这种情况则较多；北京、重庆青少年肥胖比率高，而甘肃、四川则很低，在很多情况下这些社会决定因素之间相互作用，并对青少年健康及健康行为产生影响。

上述关于地理因素对青少年健康及健康结果的分析表明，必须在该领域进一步开展相关研究工作，同时也强调在健康与地理领域进一步合作研究的潜力。下一步工作将是探索我们青少年健康行为地理因素的调查结果与全球性数据库的联系，探究寻找健康与健康决定因素之间的联系，比较研究不同国家、不同地区地理因素对全球青少年健康行为及健康结果的影响。

（四）健康的社会经济差异

1. 引言

以往的研究者对成人和青少年健康的社会经济因素进行了广泛的研究。那些更富裕、拥有更高社会地位或者受过更好教育的人与教育程度低、工作地位低和收入低的个人相比较，遭受的健康状况更差，死亡率也更高。近年来，社会经济地位（Social Economic Status, SES）对青少年健康影响的兴趣悄然兴起，现在它成为青少年健康行为研究中一个十分重要的部分。

社会经济因素与青少年健康之间的关系非常复杂。研究呈现出不同的结果，有些案例中健康行为受到社会经济地位的影响呈现明显的坡度，而有些研究缺乏这样的差异。社会经济地位、健康结果、健康行为、年龄、性别以及地区人口的差异等不同评估方式的使用带来了多种的调查结果。同时它还表明，同侪、学校和媒介对青少年健康结果的影响具有一定程度的类似性。

青春期健康的研究强调，该生命阶段的潜力可以为青少年成年时期的社会经济差异的起源提供更好的理解，并为鉴别成年人健康差异的产生和增长方式提供更好的理解。由于青少年健康的发展进步需要理解社会经济决定因素的潜在重要性，所以这个问题就其本身来说也是相当重要。

2. 社会背景

社会背景促使社会经济对健康产生的影响尚有争议。所以，分析不同社会环境中的社会经济因素非常重要。尽管家庭富裕程度和学校相关的压力并没有很大的联系，但是拥有较好学习成绩的男生比女生更普遍的来自比较富裕的家庭。此外，同学支持率高也多数与家庭富裕程度较高相关。在很多地区，家庭比较富裕的学生更可能反映他们很喜欢学校，但是在少数地区情况则会恰恰相反。

来自富裕家庭的儿童更多地反映他们与母亲有良好的沟通。在所有地区，来自富裕家庭的男生和女生都发现他们与父亲比较容易交谈。这个调查结果非常明显地一致，并可能会构成其他因素的基础，而这些因素与家境较差的学生的低健康水平相关。

同侪关系也与家庭富裕程度有关。拥有三个或三个以上的同性朋友、每天与朋友进行网络交流都更普遍的出现在那些家庭富裕的青少年当中。在一些省市和地区，富裕家庭的青少年普遍每周花四个或更多晚上与朋友一起出去，不过也有少数地区情况正相反。

3. 健康结果

健康的社会决定因素对青少年行为及健康结果的社会影响经常出现在成人阶段，不过在青春期就已经发现了这些差异。

特别值得注意的是，来自不富裕家庭的学生一致反映出一般或较差的健康状况，特别是女生，也会有多种健康疾病或病症出现。其中最显著的是家庭富裕状况与生活满意度之间联系的一致性，在大多数地区，富裕家庭的学生更多地反映出较高的生活满意度。

体重过重和肥胖与家庭富裕程度有明显的联系。来自不富裕家庭的学生更可能会体重过重和肥胖，他们也会更多反映感觉自己太胖。相反，家庭富裕程度较好的儿童更普遍反映曾受到伤害需要就医治疗。

这可能与我国社会分层有很大关系。中国改革开放36年来，社会分层明显、地域发展不平衡、社会文化及消费观念变化很大，这些都与家庭富裕程度有很大关系。这些都直接或间接地影响到青少年健康行为及健康结果。

4. 健康行为

几乎所有地区健康行为都与家庭富裕状况紧密联系，然而，随着地区不同，一些行为的因素也会变化。

在大多数省市，不富裕家庭里男女生每天喝碳酸饮料的比率较高，碳酸饮料的消费量与富裕的家境相关。在家庭富裕的儿童中吃早饭、吃水果以及每天至少刷一次牙的状况更普遍。在家庭不富裕的男生女生中体育锻炼频度低，他们更爱久坐看电视，这种情况在西部和北部地区最为突出。富裕家庭的女生中更普遍地有控制体重的行为，但对男生而言，这种控制体重行为与家庭富裕状况的联系并不明显。

5. 危险行为

我们发现在极少数地区，家庭富裕程度与吸烟或低龄饮酒之间有显著的联系，在大部分地区儿童出现过早危险行为与不富裕的家庭状况相关。

来自不富裕家庭的儿童更有可能每周吸烟，富裕家庭的青少年酗酒和醉酒的经历往往更普遍。不过在大多数地区，不到一半的省市中，家庭富裕程度与吸烟喝酒行为有联系。

研究结果显示，我国13个省市青少年大麻的使用与社会经济因素没有明显的联系。富裕家庭与不富裕家庭的状况相同，来自不富裕家庭的学生更容易受到欺负，欺负他人与家庭富裕程度的关系不大。与国际HBSC研究结果相比有一些差异，如东欧国家富裕家庭与其他地区的不富裕家庭的儿童比较多地会受到欺负。在少数与家庭富裕程度相关的打斗研究中，男生频繁地出现打斗与富裕家境密切相关，尤其是在欧洲，这种状况更明显。

6. 讨论

在大多数省市的男女生中，当通过家庭富裕程度来评估时，较高的社会经济地位都与积极的健康成果相关。大多数情况下需就医治疗的伤害出现在家庭富裕程度高的学生身上；相反，危险行为与家庭富裕程度的关系非常小。总的来说，吸烟行为出现在家庭不富裕的学生身上，酗酒则出现在家庭富裕的青少年中，这与全球青少年健康行为调查结果非常相似。

一般来说，富裕家庭的学生大多获得更高的学术成就，但是与其他学校相关因素相比较，与家庭富裕程度就没有这么大的关系。几乎在所有省市中拥有很多朋友、晚上与朋友长时间相处和经常与朋友通过电子媒介交流的现象，大都出现在家庭富裕的青少年身上。大多数地区富裕家庭的女生普遍反映与家长有良好沟通，但是这一点在男生身上并不明显。

青少年健康与社会经济地位的关系非常复杂。我们的调查结果证明了来自现存研究的观察结果，各个省市青少年健康的社会差异依据健康结果、性别不同其评估结果也各不相同。

总的来说，本次调查结果表明，与其他的因素相比，家庭富裕程度对一些健康和健康行为的评估方法更为敏感。家庭富裕程度、积极健康以及健康促进行为之间的联系，佐证了以往国际青少年健康行为研究中关于自我健康评估、日常水果食用、碳酸饮料饮用、刷牙以及体育活动的研究结果。以往的国际青少年健康行为研究发现，青少年社会经济地位和吸烟酗酒之间存在微弱的关系。2005—2006年和2009—2010年国际HBSC调查结果显示出关于健康行为有意思的状况，在几乎所有参与国中，各种健康结果都与家庭经济状况的联系十分明显，但是在危险行为方面却不存在这种一致性的联系。在一些国家和地区，的确有一些危险行为与家庭经济状况相关，但是联系的趋势是不同的，在一些国家和地区这种联系根本不存在。

健康行为与危险行为之间一个重要的区别就在于，不像大多数的危险行为，健康行为主要形成于幼年时期，家长在这个时期的影响远比在青春期的影响大得多。当家庭富裕程度对青少年危险行为影响并不显著时，由家庭、同侪和社会带来的影响就会在青春期对青少年产生更大的冲击，对青少年未来的生活以及老年人的生活质量产生深远的影响。

（五）重要发现及启示

1. 重要发现

通过对我国青少年健康行为调查问卷数据的分析，得出了一些重要发现：

（1）研究结果显示，健康的社会决定因素对我国青少年在健康行为、健康结果的影响，男生与女生之间的差异非常明显。

（2）研究结果显示，健康的社会决定因素对我国不同年龄阶段的青少年在健康行为、健康结果方面的影响存在比较明显的差异。

（3）研究结果显示，不同地域青少年在健康行为、健康结果方面，男生与女生之间的差异比较明显。

（4）青少年健康与社会经济地位的关系非常复杂。在几乎所有省市和地区，它的各种健康结果都与家庭经济状况的联系十分明显，但是在危险行为方面却不存在这种一致性的联系。

（5）不同城市类型、不同学校类型的青少年在健康行为、健康结果方面，男生与女生之间的差异比较明显。

（6）内地留守儿童、流动儿童与非留守儿童、流动儿童，独生子女与非独生子女在健康行为、健康结果方面，男生与女生之间的差异比较明显。

（7）不同家庭结构的青少年在健康行为、健康结果方面，男生与女生之间的差异比较明显。

2. 在我国进行青少年健康行为研究具有重要的理论价值和现实意义，具体体现在如下几个方面：

（1）该研究结果显示了青少年在健康方面的性别差异，提示我们应该将男性和女性健康行为视为两类不同的问题。针对不同性别群体的发展趋势，我们应该促使在健康领域中达到性别平衡。因此，了解青少年健康方面存在性别差异问题，对我国政府制定促进青少年健康的相关政策和实践提供科学的依据。

（2）该研究结果显示在青少年健康上年龄方面存在的差异，使我们能够清晰地认识到青少年健康危险行为与年龄之间的关系。便于我们及时发现不同年龄青少年可能发生的危险行为，使我们能够及时地预测可能对正在成长中的青少年健康造成伤害的因素，努力改善青少年生活的社会环境和教育策略，帮助青少年做出积极正面的选择，使许多危险行为造成的严重影响健康的危险尽可能减至最小。

（3）该研究结果显示不同地域的青少年在健康方面客观存在的差异。了解地理因素对青少年健康的影响，帮助我们了解健康与决定健康的地域因素之间的联系，以便人们有针对性地因地制宜采取有效措施。

（4）研究结果显示不同城市类型青少年在健康方面所存在的差异。由于不同城市的经济、文化、教育等方面发展不平衡，导致了不同城市类型青少年健康行为和健康结果的差异十分明显，这些数据提醒政府应该平衡不同城市类型的综合发展水平，完善社会保障制度，保护青少年健康发展权益。

（5）研究结果显示不同学校类型青少年在健康方面客观存在的差异，特别是一些积极行为和危险行为在两类不同学校的比率差异比较明显。由于示范学校和普通学校在校舍、办公条件等硬件和师资、生源、信息、学校管理等软件上都存在巨大差异，这些都直接影响青少年的健康成长，政府应着力解决教育资源均衡发展，为青少年健康成长营造良好的校园环境。

（6）研究结果显示留守儿童、流动儿童、贫困儿童、单亲家庭儿童与其他儿童在健康方面存在较大差异。由于不同的生活环境和人生经历，造成了这些不同类型儿童的健康行为及健康结果存在巨大差异。该调查结果提示社会各界应该多关心留守儿童、流动儿童、贫困儿童和单亲家庭儿童，尽快制定保护弱势儿童的健康成长的规划和政策，使这些弱势群体儿童健康能得到国家政策方面的保障和扶持，使其成长和发展的权利得到保护。

（7）研究结果显示独生子女与非独生子女在健康方面存在较大差异。由于我国实行计划生育政策，独生子女在物质条件、精神照顾等各方面优于非独生子女，积极健康的行为方面独生子女情况较好，但是独生子女在一些消极行为，特别是心理方面的问题比非独生子女的比率要高一些。独生子女政策在我国实行了30多年，目前国家开始有一些改变，建议政府针对目前独生子女普遍存在的一些由于环境造成的各种健康行为及健康结果的问题采取积极有效的措施。

综上，该研究结果表明，我国青少年健康行为及健康结果差异分布十分广泛，困扰参与调查的五个区域13个省市和地区的每个青少年。虽然一些关于健康不平等的研究对这种状况已逐渐从描述转向阐释，但是在一些地区为了解决健康不平等问题，依然需要更多有关青春期描述性与分析性的研究，本研究为分析青少年健康行为及健康结果提供了一个独一无二的机会。虽然在学术和政治领域对于健康不平等的兴趣日益增加，但要彻底解释清楚社会经济或者人口因素与健康之间的联系还需要继续开展深入研究。健康不平等的持续存在表明这种不平等在现代社会中根深蒂固，这种情形警示我们仅仅依靠传统的干预政策希望能在短时间内缩减健康差异是不现实的，需要政府的大力支持和帮助，需要全社会营造良好的社会风气，特别是学校和家庭的健康意识和健康行为对青少年的成长非常关键。

青少年是人生中的关键时期，是他们身心发展的关键时期，也是预防和减少青少年危险行为发生的关键时期。本研究结果表明我们全社会应对各个年龄群体的健康差异的影响因素采取一些切实有效的方案和措施。有必要对青少年健康行为及健康结果的预防、执行和评估进一步研究和分析，需要政府部门的大力支持和帮助，希望我们的调查研究结果，能为政府制定促进青少年健康发展政策，维护青少年健康发展权益，最终为减少和预防成年人和老年人慢性病的发生提供科学依据，为我国抗衰老研究和实践干预提供新的思路。

该研究成果为基金项目：本研究系湖北青少年思想道德教育研究中心开放基金课题（社会决定因素对武汉市中小学生心理健康影响的研究）资助的阶段性成果，课题编号为5026701。

注释

（1）治未病："上医治未病"最早源自于《黄帝内经》所说："上工治未病，不治已病，此之谓也"。"治"，为治理管理的意思。"治未病"即采取相应的措施，防止疾病的发生发展。其在中医中的主要思想是：未病先防和既病防变。未病先防重在于养生。主要包括：法于自然之道，调理精神情志，保持阴平阳秘这三方面。既病防变，顾名思义，已经生病了就要及时的治疗，要能够预测到疾病可能的发展方向，以防止疾病的进一步进展。疾病的发展都有顺逆传变的规律，正确的预测到疾病的发展则能够及时阻断疾病的加重或转变。在中医理论基础中，脏腑之间有阴阳五行相生相克的关系，所以在疾病的发展传变中主要包括五行传变，表里内外的传变。（百度百科：http://baike.baidu.com/view/126904.htm?fr=aladdin）

（2）学龄儿童健康行为（HBSC）是一项与世界卫生组织（WHO）合作的对在校中小学生健康行为进行跨文化研究项目。该项目研究始于1982年，在HBSC研究框架协议下，参与国（2010年参与国已有44个）每四年运用国际标准统一的调查问卷，在教室里使用问卷调查方法对全国11岁、13岁、15岁儿童进行有关健康及健康行为数据进行收集，并进行跨文化研究。

参考文献

［1］张璐，孔灵芝. 预防慢性病：一项至关重要的投资——世界卫生组织[J]. 中国慢性病预防与控制，2006，14(1):1–4.

［2］Ottova V, Erhart M, Vollebergh W, Kökönyei G, Morgan A, Gobina I, & Ravens-Sieberer U. *The Role of Individual-and Macro-Level Social Determinants on Young Adolescents' Psychosomatic Complaints. The Journal of Early Adolescence*[J]. 2012, 32(1): 126–158.

［3］Curric Cetal. eds. *International Journal of Public Health HBSC Supplement September 2009: Social determinants of child and adolescent health - findings from the International Health Behaviour in School-aged Children (HBSC) Study (Health Policy for Children and Adolescents, No.6)* [M].

Copenhagen, WHO Regional Office for Europe. 2012. 6.

[4] Marmot M. *Social determinants and adolescent health. International Journal of Public Health*[J]. 2009, 54, S123–124. S125–127. [DOI:10.1007/s00038-009-5402-z].

[5] Pickett W, Molcho M, Simpson K, Janssen I, Kuntsche E, Mazur J, Harel Y and Boyce W. *Cross-national study of injury and social determinants in adolescents. Injury Prevention*[J]. 2005, 11: 213–218 (BMJ Publications). DOI:10.1136/ip.2004.007021.

[6] Currie C et al. eds. *Social determinants of health and well-being among young people. Health Behaviour in School-aged Children (HBSC) study: international report from the 2009/2010 survey. Copenhagen, WHO Regional Office for Europe, 2012 (Health Policy for Children and Adolescents, No. 6)*[M]. Copenhagen WHO Regional Office for Europe. 2012. 6.

[7] Currie C, Nic Gahanna S, Godeau E, Roberts C, Smith R, Currie D, Pickett W, Richter M, Morgan A & Barnekow V (eds.) *Inequalities in young people's health: HBSC international report from the 2005/06 Survey. Health Policy for Children and Adolescents, No. 5*[M]. Copenhagen, Denmark, WHO Regional Office for Europe. 2008.

[8] Currie C et al (eds.) *Young People's Health in Context: international report from the HBSC 2001/02 survey, (Health Policy for Children and Adolescents, No.4)*[M]. Copenhagen, WHO Regional Office for Europe. 2004.

Social Determinants Impact on Youth Health Behaviors—— Analysis Data of 2010 China Youth Health Behavior Questionare Survey

Huazhen Zhou, Yuanping Chen

Abstract

Use the model of international health behavior of school-age children, according to the results of "China Youth Health Behavior Questionnaire Survey". Analyze the affection of "social determinants" of adolescent health behavior. The results of the study for prevention and provide scientific empirical basis of the elderly policy to reduce adults and chronic diseases. Provide the basis for solving the issues of scientific appraisal and anti-aging intervention program.

Keywords

Social Determinants, Youth Health, Model of Health Behavior of School-Aged Children, Anti-Aging, Chronic Disease

作者简介

周华珍

　　女，中国人民大学博士，巴伊兰大学博士后，哈佛大学访问学者。现为中国青年政治学院青少年工作系副教授，研究方向为青少年健康行为跨文化研究。已经完成了教育部、团中央、省部级有关青少年健康行为研究的相关课题和国际合作的青少年健康行为跨文化研究课题，目前正在与美国麻州州立大学开展青少年健康行为跨文化研究合作课题。

陈元平

　　中国人民大学培训学院首席专家、健康管理学院院长，中国健康管理协会副会长，国家中医药管理局治未病工作顾问专家，科学技术部"十二五"国家科技支撑计划"中医预防保健（治未病）服务技术研究与示范"项目评审专家组成员。

第三篇
Chapter.03

抗衰老健康医学的技术创新

干细胞技术发展现状及其在抗衰老医学中的应用

岳文　周军年　习佳飞　曹宁　裴雪涛

摘要：

随着老龄化人口的增长，包括心血管疾病、糖尿病、神经退行性疾病等在内的各种衰老相关疾病已成为我国居民的主要死亡原因。干细胞具有自我更新、多向分化潜能、可植入性等特征，因而成为再生医学中备受关注的领域。干细胞技术的飞速发展使其成为抗衰老的新策略。包括造血干细胞、间充质干细胞等在内的成体干细胞一方面参与了人体组织器官的衰老过程，一方面又是干细胞抗衰老的重要种子细胞，在相关临床试验中广泛应用。而多能干细胞尤其是iPS细胞，为获得患者特异性的干细胞提供了一个新途径，开启了病人个体化治疗的发展之路。

关键词：

抗衰老医学　干细胞　细胞治疗

一、社会老龄化与抗衰老医学

衰老可谓是全世界的艰难课题。世界人口以超过1.7%的年增长率增长，其中65岁以上人群的年增长率为2.5%。在未来的20～30年中，世界卫生组织预计：发达国家中的老龄人口将增长30%～140%，发展中国家这一数字将达到200%～400%。据此估计，到2025年，我们的地球将拥有80亿居民，65岁及以上的人口数将达到8亿。为避免在照顾如此众多的老龄人口中可能出现的财政、社会和医药卫生的巨大负担，迅速采纳安全有效的诊断和治疗流程、从根本上提高人类寿命延长后的生活质量就成了维持未来社会健康有序发展的头等大事。

我国目前面临严重的人口老龄化趋势，不仅老龄化人口多，而且发展速度快，正快速步入"少生、少死、高寿"的老龄化社会。截至2008年年底，全国65岁及以上人口1.0956亿人，占全国总人口的8.3%。60岁及以上人口15.989亿人，约占全国总人口的12%。预计2053年以后我国老年人口开始进入缓慢减少阶段，但到2100年时仍将有3.5亿以上的老年人口。按照国际公认标准，65周岁及以上的老年人口占总人口比例7%以上，或者60周岁及以上老年人口占总人口比例10%以上，就是老龄化社会。

人口老龄化是人类健康增进的结果，解决人口老龄化最关键问题就是解决健康问题。我国已进入老龄化社会，老年人口逐年递增，与老龄化相关疾病的治疗给我国医疗卫生服务带来了巨大的压力。随着我国对传染病的有效控制、人民生活水平的提高、生活方式的改变以及人口老龄化等，慢性非传染性疾病已经成为我国城乡居民的主要死亡原因，包括心血管疾病、糖尿病、神经退行性疾病、恶性肿瘤等，这些疾病成为威胁人民健康的主要病种和死亡原因，随着老龄化人口的增长，这些疾病负担将会不断加重。我国"十二五"规划提出，"十二五"期间我国人均预期寿命将提高一岁。这意味着我国已把"健康长寿"作为重要的内容载入了政府的战略规划。医学研究和对各种疾病的治疗最终也是为了人类的健康长寿，对衰老相关的各种非传染性疾病如心血管疾病、糖尿病、神经退行性疾病、恶性肿瘤等的治疗是抗衰老研究的重要组成部分。

随着年龄的增长，人体各种功能开始衰退，会逐渐出现以衰老为基础的老年性疾病，衰老是全身系统性组织、器官功能退化。衰老的特征通常包括骨质疏松、血管硬化、肌肉萎缩、关节僵硬、肠胃消化不良、便秘、牙齿脱落、视力下降、皮肤松弛，等等。衰老可以分为生理性衰老和病理性衰老，生理性衰老是机体发育成熟后，随时间推移，发生渐进性的生物体结构和组织功能的退化，而病理性衰老是疾病或异常因素所导致的衰老加速。目前关于衰老的学说主要有以下几种：

1. 体细胞突变学说

该学说认为在生物体的一生中，诱发（物理因素如电离辐射、X射线、化学因素及生物学因素等）和自发的突变破坏了细胞的基因和染色体，这种突变积累到一定程度导致细胞功能下降，达到临界值后，细胞即发生死亡。

2. 自由基学说

哈曼（Harman）在1956年提出的。所谓自由基是指在电子轨道上带有一个或几个不成对电子的分子。放射线照射也可以产生自由基。在生物体有氧代谢过程中会不断产生超氧自由基（活性氧），它有很强的氧化作用，会破坏生物膜（质膜、细胞膜），形成脂褐素在老年人体内如脑细胞、神经元、心肌、骨骼肌、肝脏和皮肤中积累。自由基还会引起DNA突变，破坏蛋白质结构，使胶原蛋白变性和交联，使酶失活破坏激素及免疫系统等。当然在长期的进化过程中，生物体内也形成了一套完整的抗氧化保护系统，以超氧物歧化酶（SOD）为代表。它们能够随时清除体内多余的自由基，保持自由基的平衡。

3. 免疫学说

该学说有两种观点：（1）免疫功能的降低是造成机体衰老的原因；（2）自身免疫学说，认为与自身抗体有关的自身免疫在导致衰老的过程中起着决定性的作用。衰老并非是细胞死亡和脱落的被动过程，而是最为积极的自身破坏过程。

4. 端粒缩短学说

端粒学说由俄罗斯生物学家罗弗尼可夫（Olovnikov）提出，认为细胞在每次分裂过程中都会由于DNA聚合酶功能障碍而不能完全复制它们的染色体，因此最后复制DNA序列可能会丢失，最终造成细胞衰老死亡。

5. 干细胞学说

随着个体年龄的增加，体内干细胞微环境发生老化，干细胞的干性降低、数量减少，导致机体的再生和修复功能下降，造成衰老。

为应对老龄化社会带来的医学难题，抗衰老医学应运而生。抗衰老医学是建立在生物技术的尖端科学与先进的临床预防医学相结合的基础上，致力于能超前诊断、早期发现、主动预防、个性治疗和动态监测由衰老引起的机体功能紊乱、功能失调和各种疾病的一门医学学科，从而达到预防、延缓和逆转与衰老相关的生理机能衰退和相关退化性疾病（慢性疾病）的目标。抗衰老医学创建了"健康医学"的新兴卫生保健模式，并推动了21世纪医学将从"疾病医学"向"健康医学"变革。

干细胞具有自我更新、体外增殖和多向分化潜能、可植入性和具备重建能力等特征，因而成为再生医学中备受关注的领域和再生医学的基础。干细胞既可以通过细胞分裂维持自身细胞群的稳定，同时又可以进一步分化成为各种不同的组织细胞，从而构成机体各种复杂的组织器官。近年来，干细胞技术的一系列技术和理论的突破，使得人类有可能在体外培养某些干细胞，定向诱导分化为临床治疗所需要的各种组织细胞；或通过细胞因子，以及各种化学物质和信号分子，激活体内处于静止期或休眠状态的干细胞，使其活化、增殖、分化、迁移，从而修复或再生损伤或功能障碍的组织器官；也可以作为"种子"细胞用于组织工程化器官的构建。以此为目的的干细胞与再生医学研究涉及人体所有的组织和器官，也涉及人类面临的大多数医学难题包括衰老相关疾病（见图1）。

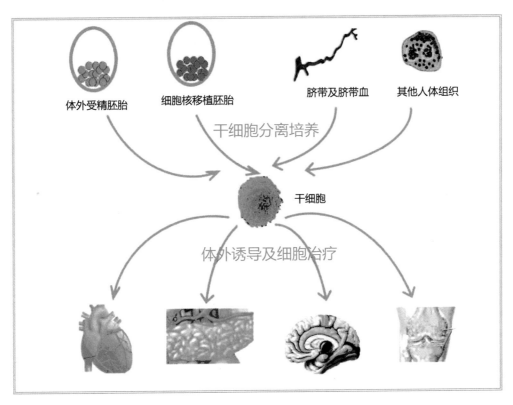

体外受精胚胎　　　　细胞核移植胚胎　　　　脐带及脐带血　　　其他人体组织

干细胞分离培养

干细胞

体外诱导及细胞治疗

图1　干细胞与衰老相关疾病的治疗

二、干细胞技术及其在衰老相关疾病治疗中的应用

我国干细胞与再生医学领域发展迅速，经过十余年的发展，从干细胞与再生医学领域的整体科研水平看，我国已经跻身国际领先行列，取得了显著性的成果。在再生医学基础研究领域，我国已经进入国际一流行列。作为再生医学基础的干细胞研究，我国与世界几乎同时启动，经过国家十几年的大力支持和发展，目前我国在国际干细胞研究的各热点领域均有布局，包括干细胞命运调控、成体干细胞、多能性干细胞、大动物模型构建等在内的研究具有与美国和日本同步的国际领先水平，其中在干细胞命运调控、iPS等前沿领域研究中，我国已经拥有了良好的研究基础，且部分研究成果已经具有国际领先水平。目前我国在干细胞技术研究与应用等方面也保持有一定优势，如资源优势，干细胞来源比较充足，未来市场有一定保障，同时还有积累颇丰的研究成果、宽阔的技术平台、逐渐规范的政策、丰富的动物模型等。完全有理由相信，随着研究的不断深入，我国干细胞技术在衰老相关性疾病领域的研究和应用将大有可为。

干细胞技术涉及胚胎干细胞技术、核移植技术与治疗性克隆、细胞重编程技术与诱导性多能干（iPS）细胞、成体干细胞技术、组织工程技术等多个领域，其研究除涉及上述多种疾病的再生医学治疗外，还将在基因治疗、功能基因组与蛋白质组研究、系统生物学研究、发育生物学模型、新药开发与药效、毒性评估等领域产生重要影响，将带动新型生物医药技术和产品的发展与产业化，具有巨大的社会和经济效益。除在科学和技术领域的重大理论意义与应用价值外，还由于胚胎干细胞来源、人、动物细胞核移植、人类生殖性克隆等涉及人类生命伦理的问题而引起政府、科学界和公众的高度关注。干细胞相关技术突破使人们相信，这一技术的研究与应用将成为现代医学中一类全新的治疗手段或新型"药物"，它标志着医学将走出组织、器官匮乏的困境和牺牲健康组织为代价的"拆东墙补西墙"模式，步入制造和再生组织器官的"再生医学"新时代。干细胞技术是我国生命科学自主创新和学科交叉的新生长点，将带动以再生医学为代表的新型生物医药技术和产品的发展，具有巨大的社会和经济效益。

干细胞技术的飞速发展使得其成为防治衰老相关疾病的新的手段。干细胞抗衰老通常是设法让干细胞进入全身各组织，系统性提高全身细胞的更新换代能力和活性，全面改善组织、器官功能，达到治疗功能细胞缺失引起的老年性疾病。干细胞抗衰老的机制包括：（1）干细胞移植：干细胞分化为功能性细胞，代替衰退、损伤的功能性细胞；（2）干细胞活化：启动机体组织再生相关基因的顺序表达，使组织器官的内源性衰退、损伤修复启动；（3）干细胞动员：细胞因子、细胞生长因子能激活机体整体上处于休眠状态下的各种细胞群，以替代更新原有的因衰老或病理性等因素所造成组织细胞的衰退和老化。（4）干细胞分泌：外源性干细胞进入体内，分泌多种生长营养因子，改善组织器官内部微环境；（5）干细胞免疫调节：干细胞及其作用于组织微环境形成的免疫调节作用可减轻局部组织器官的炎性反应。

目前，越来越多的科学家研究用干细胞治疗衰老相关疾病，甚至探讨用干细胞延长寿命。在实验室和临床中，有更进一步的研究表明干细胞在抗衰老中功能的肯定。研究人员采用D-半乳糖连续数周皮下注射建立衰老小鼠模型，并于模型建成后给予人骨髓间充质干细胞输注，检测间充质干细胞治疗前后衰老相关指标。结果表明，骨髓间充质干细胞能改善D-半乳糖衰老模型小鼠的衰老相关指标，提示具有抗衰老作用。已有大量的实验已经表明干细胞具有抗衰老作用，一些临床试验结果也初步显示干细胞对治疗衰老退行性疾病有效。目前全世界正在开展的干细胞临床试验中，超过一半与衰老疾病相关。

但干细胞抗衰老相关疾病也面临多种需要解决的问题。首先，是用自体干细胞还是异体干细胞的问题。从免疫学的角度来说，自体干细胞的优势是不会被机体免疫排斥，可以自然存活并发挥其功能。但当人进入老年时期，其体内干细胞的数量和功能都逐渐降低，如骨髓或脂肪来源的干细胞可能活性不如年轻态的干细胞，因此这个问题的解决可能从两个方面来考虑：一是技术上对老年人的干细胞在体外进行预处理，从而激活其旺盛的干细胞增殖潜能和分化潜能；二是干细胞存储技术上的解决，将人年轻时候的自体干细胞进行储存，以待衰老发生之时或之前进行预防性治疗。

自体干细胞的另一个来源是利用最新的诱导技术，即iPS技术，将自身的成熟细胞诱导为具有干细胞特性的细胞，并在实验室进一步培养扩增，用于组织修复与再生和抗衰老。这在动物实验研究中已经取得一些进展，但由于采用诱导技术产生的干细胞据报道基因组不稳定，有肿瘤转化的可能，同时免疫表型产生一些变化而具有免疫原性，从而也可以出现免疫排斥。因此，应用iPS细胞治疗疾病或抗衰老目前正处于刚刚开始的阶段。

研究发现，人体的干细胞多种多样，按其所在发育阶段，可以分成胚胎干细胞和成体干细胞。成体干细胞的免疫原性较强，容易引起免疫反应。如按其功能划分，则分为造血干细胞、间充质干细胞、神经干细胞、皮肤干细胞等，其中造血干细胞最易引起免疫排斥，必须配型相同方可用于移植。与此相反，间充质干细胞免疫原性低，还具有抑制免疫排斥反应，所以，不用配型使用也不会产生免疫排斥反应。因此，间充质干细胞是目前继造血干细胞之后临床使用最多的干细胞。在异体干细胞抗衰老研究上，目前流产胎儿来源的间充质干细胞应用相对较多。异体干细胞的另一个优势之处在于可以标准化大规模建库，这相比于iPS细胞的大规模建库，在技术上相对容易一些。

三、干细胞技术与心血管疾病治疗

长期以来，心血管疾病是人类死亡的主要病因之一，其中因缺血性心脏病和慢性心功能不全导致的死亡占心血管病死亡率的50%以上。2008年，世界卫生组织统计数据显示，在世界前10位死亡原因中，缺血性心脏病占12.8%，为第一位死亡原因。缺血性心脏病（Myocardial Infarction，MI）（又称冠状动脉心脏病或心肌梗死）是因心脏供血不足而引起的疾病，主要是由于供应心脏血液的3条冠状动脉内壁上产生粥样硬化斑块，而使这些动脉受到阻塞所致。本病在欧美常见，在美国MI死亡率大于300/10万人，发病率男性为7.1%；女性为2.2%。据《中国心血管病报告2011》统计，我国心血管疾病现在患者人数为2.3亿（其中MI患者为620万人），每年死于心血管病患者约350万人。

与心肌梗死相同，冠状动脉粥样硬化性心脏病、高血压病、心肌病、心瓣膜病等心血管疾病的最终结局都是心力衰竭，其共同特点是有完整舒缩功能的心肌细胞数量相对和绝对减少，受损心肌由纤维组织瘢痕修复，患者对于常规的药物治疗反应性极差。而心脏移植虽能代替受损心脏，但供体难以选择，费用高，临床难以推广。干细胞具有多潜能性，能在不同的环境及生长因子的作用下向心肌细胞和血管细胞分化，应用干细胞治疗心血管疾病已经成为当前世界心血管病学研究的热点之一。胚胎干细胞、成体干细胞（包括骨骼肌祖细胞、骨髓干细胞、心脏干细胞）都能用于移植治疗心血管疾病。

目前针对缺血性心脏疾病治疗手段包括药物治疗、内科介入治疗、外科手术治疗以及心脏移植等，但都不能彻底恢复梗死区域的正常功能和微循环，容易复发，因此难以从根本上改善患者的生活质量。再生医学为心脏缺损组织的替代修复治疗提供了新的治疗策略。干细胞由于具有高度自我更新和多向分化潜能，因而成为再生医学中最受关注的种子细胞。近年来，干细胞技术的不断突破，在理论研究、临床前研究上已经很好地证明了我们可以在体外培养干细胞（其中在临床研究上，间充质干细胞由于易获得性、可扩增性及多向分化潜能使其目前的应用前景较为广阔）规模化扩增后，在体内外具有定向诱导分化为我们在治疗缺血性心脏病所需的各种组织细胞（如心肌细胞、内皮细胞等）的能力，同时输注到患者体内的以间充质干细胞为代表的成体干细胞还可以通过"细胞—细胞"相互作用以及分泌干细胞因子、免疫调节因子等调节受损部位的再生微环境，从而促进微环境中内源性或外源性干细胞的定向分化。总之，干细胞技术的研究与应用将成为现代医学治疗缺血性心脏病的一类全新的治疗手段或新型"药物"，具有重大的社会经济效益和研究价值。

近期在实验室以及临床研究中用于治疗心肌梗死的仍然以成体干细胞为主，分为两类：一类是肌肉类细胞，主要指胚胎心肌细胞、骨骼肌干细胞和在2005年刚被发现的内源性心肌干细胞；另一类是非肌肉类细胞，主要指骨髓间充质干细胞和血管内皮细胞。这些不同来源的成体干细胞为心肌系统疾病的治疗提供了很多有前景的选择策略。在欧洲完成的一项随机、双盲、安慰剂对照可行性临床试验（Ⅰ/ⅡA）报告表明，分离来源于脂肪的干细胞和再生细胞治疗急性心肌梗死或心脏病发作患者是有效的。

目前干细胞移植治疗血管疾病处在起步阶段，多为近期疗效观察，远期预后如何，尚待研究，应进一步了解移植细胞的命运与归宿及患者的远期预后，力争对这一新疗法做出科学的、正确的评价。目前存在的几个重要问题有：（1）心肌梗死的干细胞治疗的最佳窗口期是何时？心肌梗死早期还是在慢性心肌病时期？（2）异体和自体来源干细胞治疗如何平衡取舍？（3）在临床应用前，我们还需要了解多少心肌干细胞治疗的机制？（4）不同类型干、祖细胞治疗心肌系统疾病的主要机制是什么？除了干细胞分化本身，干细胞的旁分泌效应不可忽略。这些问题在其他类型成体干细胞治疗和应用中也具有一定的共性和代表性。在此基础上，需要进一步明确干细胞移植疗法的病例选择条件、最佳的治疗方案，以及细胞移植前后的注意事项等，进一步使之规范化、标准化，以利于临床推广使用。

四、干细胞技术与糖尿病及其并发症的治疗

流行病学调查发现，我国糖尿病患病率的增长速度令人震惊。2002年，在全国营养状况调查过程中进行的糖尿病流行病学调查表明，我国城市糖尿病患病率为4.5%；农村为1.8%，推算全国有病人2000多万。时隔6年，流行病学调查发现，我国20岁以上人群的糖尿病患病率已达9.7%，推算病人约为9200万人；糖尿病前期患病率达15.5%，推算处于糖尿病前期者约1.48亿人。糖尿病是由多种病因引起以慢性高血糖为特征的代谢紊乱，原本为老龄人口集中的衰老相关疾病，目前在我国呈现严重的低龄化倾向。高血糖是由于胰岛素分泌或作用的缺陷，或者两者同时存在而引起。除碳水化合物外，尚有蛋白质、脂肪代谢异常，采取的对症治疗方式是降血糖的方法，这种方法可以控制血糖指标，但患者要终生服药而且随着病情的发展会产生高血压、冠心病、高血脂、视网膜病变、糖尿病肾病及糖尿病病足等并发症。糖尿病目前虽还没有根治方法，目前的内科替代治疗，仅为治标而非治本，不能逆转其发病过程，更不能防止晚期严重并发症的发生。

根据美国糖尿病协会（America Diabetes Association，ADA）和世界卫生组织分型，糖尿病可分为4个类型，其中Ⅱ型糖尿病（type 2 diabetes mellitus，T2DM）和Ⅰ型糖尿病（type 1 diabetes mellitus，T1DM）是最重要的类型。在临床诊断为Ⅰ型糖尿病时已有接近70%~80%的β细胞功能受损。临床上，绝大多数Ⅱ型糖尿病患者就诊时已处于晚期，其胰岛β细胞功能已受到较为严重的损害。临床上，Ⅰ型糖尿病患者多采用每日皮下注射胰岛素疗法；Ⅱ型糖尿病患者早期靠口服降糖药来维持血糖水平，当疾病发展到晚期也必需注射胰岛素。但人为的注射胰岛素并不能发挥精确地调节血糖的功能，也阻止不了各种器官的功能损伤，包括视网膜病变、神经病变、肾功能衰竭、心脑血管疾病等。有报道糖尿病并发症已成为发达国家的第五类致死性疾病。寻找最佳的糖尿病治疗策略已经势在必行。

糖尿病多是由于胰岛中的β细胞相对或绝对不足造成的，干细胞具备的增殖能力和分化潜能使其成为胰岛素分泌细胞的潜在来源，干细胞在胰腺特定的环境里可以分化为胰岛素分泌细胞。胰岛β细胞质量动力学变化受代谢因素的影响，通过其新生或再生、凋亡或坏死保持动态平衡。研究人员试图在体外通过多种方法将各种来源的干细胞分化生成健康足量的胰岛β细胞，移植到糖尿病模型体内观察降血糖作用，部分实验已纠正糖尿病动物的高血糖状态，这为以后的临床应用提供理论依据。2009年美国医学会杂志（JAMA）发表了一项巴西最新研究结果，新诊断Ⅰ型糖尿病患者（23例）接受平均2918周的造血干细胞移植（HSCT）治疗后，C肽水平显著升高，大多数患者成功摆脱了对

胰岛素的依赖。该研究报道了一种有望治疗糖尿病的新途径。

尽管应用干细胞治疗糖尿病已取得了一定进展，但是，干细胞移植治疗糖尿病的临床研究中仍然存在一些亟待解决的问题：（1）干细胞治疗对于每一位糖尿病患者均具有适应证，只是由于终末期患者出现多器官功能损害，其治疗的有效性机制难以明确，但也从一个侧面表现出干细胞对糖尿病及其并发症综合治疗的极好效果。（2）干细胞移植治疗糖尿病的临床研究仍然存在不足，如样本量偏小、缺乏严格对照、观察时间较短等。（3）由于干细胞治疗糖尿病还属于较新的一项技术，其中远期疗效尚需进一步积累临床资料。包括对其适应证的把握、治疗时机的选择，需要进一步探索以规范应用。（4）为确定干细胞疗法的长期疗效和安全性，有必要开展严格的随机对照临床试验，同时在临床前研究上进一步开展生物学基础研究。随着干细胞研究方法和各种检测、分离技术的不断改进和完善，干细胞治疗在临床中的应用范围将越来越广泛。相信在不久的将来，干细胞移植治疗糖尿病将会是糖尿病患者优先考虑的一种有效的治疗方法。

由动脉阻塞引起的肢体缺血性疾病（如下肢动脉硬化性闭塞症、糖尿病肢体缺血、血栓闭塞性脉管炎等）是我国乃至世界范围内的常见病、难治病，并随着我国老年人口的增多，发病有逐渐增多的趋势。与其发病相关的危险因素有高血压、高脂血症、糖尿病、吸烟、缺少锻炼以及人口老龄化等，这些危险因素正朝着不利于疾病控制的方向发展。这种病的发病率西方国家报道在55岁以上的成年人中高达15%，其中1/3以上表现有典型的间歇性跛行症状，在我国约占全国总人口的3.4%～12.1%。此种疾病发展到后期，主要动脉血管严重闭塞，据欧洲的调查显示，每年每百万人口中约有500～1000人出现严重的肢体缺血性疾病，其中大部分患者因无良好的流入道及可供"搭桥"的流出道和严重的多节段、多平面的动脉阻塞性病变，不适于手术或者是经皮的血管成形术，病变呈进行性恶化，甚至危及生命。本病的保守治疗效果很差，目前尚无任何药物治疗能对严重缺血的自然病程产生积极的作用；外科人工血管搭桥术仅能使部分患者病情得到缓解，并且远期疗效也不满意，尽管截肢术有其自身的不足，会带来一系列的并发症，但仍常被用以解决患者的严重症状，尤其是不堪忍受的缺血性静息痛，虽然术后可安装义肢及进行康复治疗，但患肢的活动功能并不能完全恢复；另外此类患者大多是高龄患者，身体难以承受搭桥手术的打击，而介入治疗还受很多限制，所以迫切需要寻求一种新的有效的治疗方法。

国内外此前已有不同的研究小组对干细胞移植治疗肢体缺血性疾病进行了较为广泛的研究，立石-汤山惠理子（Eriko Tateishi-Yuyama）等于2002年在国际上首次报道了应用骨髓造血干细胞移植治疗周围血管病患者的临床试验报告，接受自体骨髓单个核细胞移植治疗的43例下肢动脉缺血性疾病患者均获得了满意的疗效，且未发现任何明显的移植相关不良反应。目前国内外相关的临床试验已经在逐渐开展中，相关的数据表明，患者临床症状改善明显，生存质量得到极大提高，这些初步的临床试验结果预示着干细胞移植治疗将有望成为血管新生的一种新的策略。

五、干细胞技术与神经退行性疾病治疗

神经退行性疾病是一类以神经元退行性病变或凋亡，从而导致个体行为异常乃至死亡为主要特征的疾病，多数发病较晚，进展缓慢，是一类严重影响人类健康的常见病。随着社会逐渐步入老龄化，神经退行性疾病的发病率不断攀升，而这类疾病大多诊断困难，目前尚无有效的治疗措施，主要包括帕金森病、阿尔茨海默症、亨廷顿病、肌萎缩性侧索硬化、克－雅氏病等。

帕金森病是一种以纹状体多巴胺能神经元功能进行性丧失为特征的慢性神经退行性疾病，在临床上以震颤、肌肉强直、运动减少和姿势平衡障碍作为主要症状。

阿尔茨海默病又叫老年性痴呆，是慢性进行性中枢神经系统变性病导致的，是老年期痴呆最常见的一种类型。

亨廷顿病也称舞蹈病，是常染色体显性遗传的缓慢进行性变性病，临床上以舞蹈、精神障碍和痴呆为主要表现。其病理变化主要在大脑皮质和纹状体的尾状核。

肌萎缩侧索硬化是一种进行性神经变性疾病，由于上、下运动神经元变性导致延髓、四肢、躯干、胸部及腹部肌肉逐渐无力和萎缩，多因呼吸肌麻痹而死亡，目前尚无有效的治疗方法。

上述疾病的常规疗法效果非常有限。如药物治疗帕金森病效果有限，采用脑立体定向技术损毁丘脑和苍白球，有残疾和生命危险，此外治疗后复发也是影响疗效的主要原因。阿尔茨海默病的治疗包括神经保护疗法、胆碱酯酶抑制剂、采用非药物干预和精神药理学药物减少行为障碍等。这些治疗方法主要是针对早期患者的，作用十分有限，主要是不同程度的减缓疾病的进展。亨廷顿病的舞蹈样动作、精神障碍等常见症状通过合理的药物治疗虽然可获得不同程度的改善，但目前尚无十分有效的药物可以延缓亨廷顿病的进展。

干细胞研究的迅速发展，为这类疾病的治疗提供了新的途径和可能。传统观点认为中枢神经系统神经元的产生只发生于胚胎期及出生后的一段时间，成熟的神经元缺乏再生修复能力，因而数目恒定。一旦遇到损伤，其缺失将是永久性的，不能通过神经元的分裂增殖以替换死亡的神经元，只能由胶质细胞增殖充填，导致相应功能损失的不可逆性。而近年的研究发现，将干细胞移植到病损或受伤的脑组织中，可能产生新的神经细胞，促进脑的再生修复。这无疑为脑神经细胞再生、脑组织移植及神经系统基因治疗等

研究领域展现一个全新的研究前景。目前多种干细胞在神经退行性疾病动物模型上的尝试已取得进展。另外，把干细胞作为基因载体，进行干细胞移植联合多基因治疗，为神经退行性疾病的治疗提供了新的思路。

利用干细胞治疗神经退行性疾病具有独特的优势：（1）治疗效果好，利用干细胞的自我更新和分化能力，在病变部位大量增殖和分化为不同类型神经细胞，重建神经网络，产生神经营养因子或神经保护因子，从而抑制神经变性或促进神经再生利用。（2）治疗方式安全，干细胞治疗基本上没有毒副作用，具有较高的治疗安全性。（3）无免疫排斥反应，自体或异体来源干细胞治疗直接作用于脑部神经系统，有效地躲开了血脑屏障，并且干细胞本身具有低免疫力，治疗后不会造成免疫系统排斥的危险。

目前，虽然干细胞在神经退行性疾病治疗方面的研究取得了很大的进展和突破，但仍处于早期阶段，有许多问题需要进一步深入研究。胚胎干细胞虽然有无限的分化潜能，能够分化为有功能的神经细胞，但胚胎干细胞在体外存在很高的分化异质性，如果混杂了未完全分化的胚胎干细胞，移植后具有致瘤性，这就要求进一步提高向神经细胞定向分化的效率问题；神经干细胞在体内外均能分化为各种神经细胞，移植后在宿主脑内能够存活、迁移和整合，且其体外分离技术目前也比较成熟，但人神经干细胞来源相对缺乏，而且成体脑来源的神经干细胞分化潜能比胚胎或胎儿来源的相对较弱；间充质干细胞来源广泛，在体外能够分化为神经细胞表型，但移植后在宿主脑内转分化为神经元的细胞非常少，但其旁分泌效应仍不可忽略；此外，在动物模型包括灵长类动物上的研究结果的稳定性和有效性需要进一步验证，干细胞治疗的潜在副作用及其安全性需要认真评测，这就需要进行严谨的临床试验进一步验证此前研究在人体上的安全性和有效性。总之，干细胞替代治疗应用于神经退行性疾病的临床治疗，前景广阔，但无论在基础研究还是临床试验研究上尚需积累更多的数据。

2012年，斯坦福大学索尔·比列达（Saul Villeda）通过实验研究发现，新生力量的血液可以在某种程度上延缓老年个体的衰老过程。小鼠实验中，在给老年白鼠注射年轻白鼠的血液之后，老年白鼠大脑恢复了年轻，主要表现在其学习能力和记忆力出现显著的提升。至于究竟是年轻血液中哪种化学因素在延缓衰老的过程中起到了关键作用目前尚不得知，该实验为全身性的抗衰老研究开辟了一个新的切入点，但此类技术运用到人类身上还有很长路要走。

目前大部分的干细胞治疗神经退行性疾病的研究结论是基于动物实验的结果，它们能否在人类身上得到类似或更好的结果，目前尚未可知，干细胞治疗分子机制、致瘤性及免疫排斥等问题还需进一步研究。干细胞替代治疗最终能否成功应用于神经退行性疾病的临床治疗，依赖于人们对干细胞生物学的深入研究和对神经退行性疾病机理的深入了解。

六、干细胞技术与骨关节炎和骨质疏松治疗

骨关节炎（Osteo Arthritis，OA）是一种慢性退行性的过程，是由于关节软骨完整性破坏以及关节边缘软骨下骨板病变，导致关节症状和体征的一组异质性疾病。骨关节炎的发病率随着老年人口的增长而呈不断上升趋势，是一种提示衰老和渐进性慢性疾病。骨关节炎所造成的关节软骨缺损，如果采用传统的治疗方法常难以自行完善修复，这主要是因为软骨自身修复能力弱，并且软骨缺损后自然修复的软骨组织为纤维软骨而并非透明软骨，缺乏正常透明软骨的耐用性及特有的力学功能。

临床修复软骨损伤的方法很多，当前对于骨关节炎的干预措施基本的目的是缓和症状、减轻疼痛，以及使用非类固醇药物、类固醇或透明质酸等控制炎症，而这一切对于关节组织进行性的退化的影响有限。其他方法还包括微骨折术、自体或异体骨软骨移植、自体软骨细胞移植、基质诱导的自体软骨细胞移植以及基因治疗和干细胞治疗等。软骨退变是骨关节炎发病过程中的重要部分，应用软骨细胞移植法，不仅受到细胞来源的限制，而且提取细胞的供体部位出现的软骨缺损会形成新的骨关节炎。从干细胞生物学角度来看，人类骨骼来自于成骨细胞及其更早期的前体细胞——骨髓间充质干细胞（Bone Marrow Stromal Cells，BMSCs）。MSCs在人体内具有多系分化潜能，即成骨细胞、破骨细胞、脂肪细胞、软骨细胞等，因此是人体骨骼系统发育生长和维持的重要"种子细胞库"，这就为治疗骨性关节炎造成的软骨缺损提供了新的思路。干细胞在软骨修复方面的研究虽已取得较大进展，但仍存在许多问题，其中最主要的一个问题就是骨关节炎患者的骨髓间充质干细胞增殖能力和软骨分化能力是否比正常人要差还存在争议，还包括其他一些共性问题，如细胞体外培养中分化增殖的调控机制不十分清楚、产生的软骨组织的生物力学性能不太满意、新生软骨中后期是否发生退化、修复组织内细胞分子生物学特性等。

骨质疏松症（Osteo Porosis，OP）是一种以低骨量和骨组织微结构破坏为特征，导致骨骼脆性增加和易发生骨折的老年性疾病。OP和OA均是与年龄增长有关的一种退行性疾患，在老年人中十分常见并可导致严重后果，随着人口的老龄化，其发病率越来越高，也是造成其关节疼痛及劳动能力丧失的主要原因。据统计，2006年全国50岁以上人群中骨质疏松症发病率女性为20.7%、男性为14.4%，全国约有6944万骨质疏松患者，约有2.1亿人存在低骨量问题。绝经后的女性是骨质疏松的高风险人群。绝经后及老年期的骨量以每年大约1%的速度丢失，女性绝经后，骨骼健康的"保护伞"雌激素水平骤然下降，骨量流失加剧，头5年骨量会迅速丢失10%～20%。

骨质是通过不断重复的骨破坏及骨形成来维持的，这一进程称为骨重建。它是由破

骨细胞及成骨细胞调节的，破骨细胞吸收局部旧骨质，而成骨细胞不断形成新骨，骨质疏松症则是这一生物调节失衡的结果。目前治疗骨质疏松主要以药物方法为主，然而这种治疗方法花费高，需要长时间治疗并且存在药物毒副作用，同时疗效并不理想。近年来越来越多的科学家希望通过促进干细胞向成骨细胞分化来治疗骨质疏松，目前实验已经证实通过干细胞可以达到治疗骨质疏松的目的，由于其改变了骨代谢，因此可以从根本上治疗骨质疏松，并且能避免药物治疗的毒副作用，具有很好的应用前景。

七、干细胞技术与慢性疼痛治疗

慢性疼痛是一种长期的、异质性的疾病，病因复杂，且无较好的治疗方法。与伤害感受器性疼痛（Nociceptive Pain）相比，病因不同且更加棘手，严重影响病人的生活质量。慢性疼痛患者生活质量降低，躯体功能障碍、残疾，且常伴有焦虑、抑郁甚至自杀企图。疼痛是人衰老后最容易出现的临床症状之一，如疼痛是原发性骨质疏松症最常见的症状，其中腰背疼痛占70%～80%。在国内，据2005年中国镇痛周公布的数据显示，我国每3个门诊病人中，就有2个是伴有各种疼痛病症或症状的病人，估计目前全国至少有1亿疼痛病人，其中以女性患者为多，约占六成。尤其值得关注的是，疼痛随年龄呈增长趋势。18～30岁人群发生率为7.6%，81岁以上高达40%。

最新的研究发现，慢性疼痛会加速人的生理性衰老。美国的科学家研究了1.8万多名患者的病例，这些患者年龄都在50岁以上。在50～59岁没有慢性疼痛的人，37%的人能慢跑1英里，91%的人能轻松地走过几个街区。而有慢性疼痛的人，仅9%的人能慢跑1英里，且只有一半人能走完上述路程。研究者说，那些50多岁的慢性疼痛者跟80多岁没有疼痛的老年人体力相当。目前慢性疼痛困扰着很多中老年人。统计表明，上述研究中24%的人在大部分时间里都忍受着中到重度的疼痛。有人估算，美国有7500万名疼痛患者，其中2500万人饱受偏头痛折磨，6个人里有1个因关节炎疼痛。

目前用于治疗慢性疼痛的方法主要采用药物和非药物的综合治疗方法。药物治疗包括非甾类消炎药（NSAID）、阿片类药、抗惊厥药、局部麻醉药、抗抑郁药、作用于兴奋性氨基酸受体的药物等。非药物治疗方法包括理疗（运动计划）、针刺、冷热疗、精神治疗、皮肤或周围神经点刺激、脊髓或深部脑电刺、神经阻滞治疗和神经毁损，另外对于慢性疼痛的患者进行职业疗法和心理治疗也是必不可少的。

传统的药物治疗虽然一直是缓解疼痛的主要方式，然而整体效果并不完全令人满意。药物治疗在严格遵守三阶梯治疗方案下，仍有10%的患者疼痛不能良好缓解。目前最常用的镇痛药是非甾类消炎药（NSAID）和阿片类药。服用NSAID患者均有不同程度的不良反应，如胃肠道反应、胃溃疡、胃出血和变态反应等。阿片类药物均有共同的临床不良反应，包括呼吸抑制、恶心呕吐、便秘、瘙痒、尿潴留、出汗、耐受性、躯体依赖和精神依赖。神经病理性疼痛发病机制复杂，涉及很多信号通路，治疗起来极为困难。目前常见的治疗药物常常并未作用于疼痛产生和传递的信号通路。另有一些药物如脊髓输送类鸦片活性肽需要专门的设备和植入泵，同时药物治疗慢性疼痛还存在效率低等问题，药物治疗只是一种保守疗法，且只能短期的缓解疼痛，不能产生长期的治疗效果。

正在发展中的细胞治疗不仅能够改善止痛剂等分子的输送，同时也有可能在疼痛发生的机制水平上彻底改善和治疗慢性疼痛疾病本身，从而能够对慢性疼痛起到一个长期的治疗效果。目前应用于临床治疗的干细胞主要来源于骨髓、脐血、成熟动物脂肪组织或脑组织中。来源于异体的干细胞受取材困难、伦理学和法律制约的影响，在实际应用方面遇到不小的阻碍。骨髓间充质干细胞是一类来源广泛、易取材、易移植、易于体外扩增且可被调控诱导分化的干细胞，它来源于自体，避免了免疫排斥和伦理学争议，在细胞治疗中有很大应用价值。有研究表明：间充质干细胞对于治疗神经失调有积极作用，可促进神经再生、改善糖尿病神经病变以及多发性硬化，还可以帮助创伤后的（神经性）功能恢复。将间充质干细胞用于治疗慢性疼痛有巨大的潜力。

八、干细胞技术与肿瘤治疗

肿瘤是目前威胁人类健康的重大疾病，因缺乏早期诊断指标及有效的治疗方法，其病死率一直很高。近年来人们对肿瘤发病、诊断及治疗等方面进行了大量的研究，基因治疗及免疫治疗等也已取得了较大的进步。由传统的根治性切除手术到功能性手术再到手术治疗配合应用放射治疗、化学药物及免疫生物治疗等综合性治疗，肿瘤患者生存率已大大提高，但仍存在肿瘤复发或转移，对放疗不敏感及化疗药物耐受的问题，这是威胁患者生存的最主要的原因，是迫切需要解释和解决的问题。

近年来，越来越多的研究提示肿瘤放化疗后复发与转移的"罪魁祸首"来自于肿瘤内的一小部分具有干细胞特性的细胞，即肿瘤干细胞（Cancer Stem Cell, CSC）。CSC是存在于肿瘤细胞中、具有高度自我更新和增殖能力并具有一定分化潜能的极少部分细胞亚群，是参与肿瘤发生、耐药、转移与复发的关键因素，传统的肿瘤治疗由于不能针对CSC，因此尽管能在一定程度上抑制肿瘤生长，但不能在根本上解决肿瘤治疗后的转移与复发。因此筛选并鉴定新型肿瘤干细胞敏感的特异性药物或小分子，无疑具有十分重要的理论意义与社会价值。此领域的研究很可能是解开肿瘤发生发展等问题的核心。研究表明，部分肿瘤细胞的生长、转移和复发的特点与干细胞十分类似，因此有学者提出了肿瘤干细胞理论。肿瘤干细胞理论认为肿瘤组织内有一小群细胞与干细胞具有类似的广泛增殖、自我更新以及分化潜能等特性，并且能表达与某些正常干细胞相同的标记蛋白。目前已在白血病、乳腺癌、恶性黑色素瘤、肠癌、肝癌等多种肿瘤中证实肿瘤干细胞的存在。肿瘤干细胞理论让人们重新认识了肿瘤的起源和特性，并且对肿瘤的临床治疗提供了新思路和新方向。

肿瘤干细胞理论认为肿瘤干细胞是肿瘤发生发展、侵袭转移和复发耐药的根本动力。肿瘤干细胞概念的提出，提供了靶向性或选择性杀伤肿瘤干细胞，从而根治肿瘤、防止肿瘤复发和转移的可能性。我们有理由相信，在不久的将来，肿瘤干细胞的特性将被清楚地展现在我们面前，干细胞分化的机制也将水落石出，基于这些基础医学研究领域的突破，我们终将杀灭或分化肿瘤干细胞，最终战胜肿瘤这个困扰人类健康数百年的"冷血杀手"。

虽然越来越多的证据支持肿瘤干细胞学说，但是仍然存在许多问题亟待解决。目前肿瘤干细胞研究主要面临的工作包括肿瘤干细胞来源于何种干细胞，其致肿瘤发病机制是什么；肿瘤干细胞的细胞表面标记物应该如何特异性标识以更好地分离和鉴定；肿瘤干细胞与正常干细胞的生长基因和信号转导途径有何差别；怎样才能保证药物能特异性杀死肿瘤干细胞而不影响其他正常干细胞。肿瘤干细胞理论解释了一些肿瘤研究中碰到的问题，但人们现在还远未完全认识肿瘤干细胞。

九、干细胞技术与其他衰老相关疾病治疗

随着人类寿命的延长，各种功能性与退行性疾病明显增加，这些疾病均是由于功能细胞数量减少和/或功能减弱引起。理论上，组织内功能细胞不具有自我更新能力，功能细胞的补充需由干细胞分化而来。当干细胞功能不全时，功能细胞的补充发生困难，引起疾病。如在老年性贫血中，目前发现造血干细胞不能完全维持血液系统，提示该疾病是由干细胞功能不全引起。因此，功能性与退行性疾病均可能由于干细胞功能不全所致。对干细胞自我更新、分化及老化进行研究，将从理论上指导衰老相关疾病的研究，并有助于发展衰老相关疾病的诊断与治疗方法。其他和衰老相关的疾病还包括类风湿性关节炎（Rheumatoid Arthritis，RA）等自身免疫性疾病、软组织缺损萎缩、严重脱发等，也有望采用干细胞疗法进行有效的治疗。

十、临床试验中使用的干细胞

Clinicaltrials.gov网站的统计资料表明，截至2013年8月，全球干细胞相关的临床试验共注册有4514项，其中1420项已经完成。从2004年到2005年，Clinicaltrials.gov网站上的注册量从76项急剧增加到335项，此后每年的注册量都保持在300项以上，整体数量仍然呈增长趋势。截至2013年8月1日，本年度的注册量已经达到284项（见图2）。

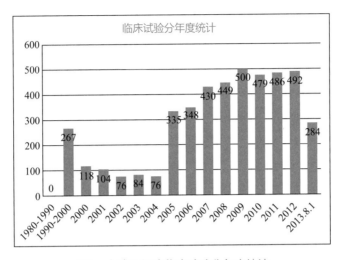

图2　全球干细胞临床试验分年度统计

数据来源：http：//clinicaltrials.gov/，截止到2013.08.01，搜索关键词：Stem Cell。

从全球干细胞临床试验的国家和地区分布情况来看，主要集中在美国、欧洲、东亚等国家和地区（见图3）。

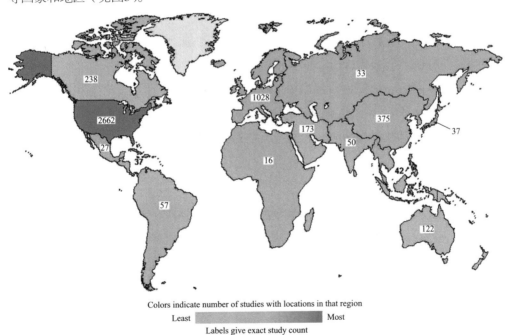

图3　全球干细胞临床试验的国家分布情况

数据来源：http：//clinicaltrials.gov/，截止到2013.08.01，搜索关键词：Stem Cell。
注：图中"375"标示的区域包括中国、蒙古、朝鲜和韩国，注册登记的375个干细胞临床试验的案例为中国与韩国的统计数字。

（一）成体干细胞

根据目前衰老医学已观察到的人衰老后心血管系统、免疫系统、骨骼及肌肉的生理、病理变化，参与这些组织器官衰老的成体干细胞可能包括：造血干细胞、间充质干细胞、内皮祖细胞、神经干细胞、肌肉干细胞等。干细胞自身发生衰老或干细胞所处的微环境的改变都有可能改变干细胞增殖分化的动态平衡，影响功能细胞的比例和作用的发挥。越来越多的研究表明，衰老与干细胞功能的下降密不可分，成人组织中由于干细胞功能下降导致细胞损耗的长期无效替换也许是人类衰老的一个主要原因。

1. 造血干细胞（Hematopoietic Stem Cells，HSCs）

HSCs存在于骨髓中，它所处的微环境，称为造血微环境。造血微环境与HSCs的相互作用对干细胞的功能有重要的调控作用，造血微环境能维持HSCs的静息状态，从而减少DNA损伤及复制衰老的发生、阻挡辐射及毒性物质对HSCs的损伤、调控HSCs信号通路，以及调控HSCs的基因表达和表观遗传。1978年，斯科菲尔德（Schofield）首次提出造血微环境的概念，其主要由基质细胞和非细胞成分组成，基质细胞主要包括成骨细胞、破骨细胞、内皮细胞、脂肪细胞等，非细胞成分包括基质细胞分泌的可溶性细胞因子和细胞外基质等。HSCs是目前研究最为清楚、临床应用最为广泛的干细胞。Clinicaltrials.gov网站的统计资料表明，截至2013年8月，有关HSCs的研究共有4303项，其中1350项已经完成。可用于治疗的疾病主要是一些血液类疾病，包括免疫增殖性疾病（1899项）、各种类型的白血病（共1616项）、骨髓疾病（773项）等。尚无造血干细胞治疗血液系统衰老如血液退行性疾病的相关临床试验注册，但脐带血、胎盘等来源的年轻态HSCs具有血液系统抗衰老的研究前景和价值。

2. 间充质干细胞（Mesenchymal Stem Cells，MSCs）

间充质干细胞可以分化为多种微环境的细胞成分，如成骨细胞、脂肪细胞、内皮细胞等，MSCs的体、内外造血支持作用已经得到证实。MSCs除了能分化为微环境的细胞成分、分泌造血因子外，其本身也可能是微环境的重要成分。生理及衰老状态下MSCs与微环境的关系以及MSCs如何调节HSCs的生长和分化也是抗衰老研究需要关注的重点。Clinicaltrials.gov网站的统计资料表明，截至2013年8月，关于MSCs的临床研究共有312项，其中64项已经完成。利用MSCs治疗的疾病较多，涉及人体多种组织器官，主要治疗的疾病有胃肠道疾病（47项）、缺血（43项）、血管疾病（40项）、中枢神经系统疾病（39项）、肝病（31项）、关节病（30项）、创伤和损伤（30项）、糖尿病（19项）等。

3. 脂肪干细胞（Adipose-Derived Stem Cells，ADSCs）

脂肪干细胞是近年来从脂肪组织中分离得到的一种具有多向分化潜能的干细胞。研究发现ADSCs细胞能够在体外稳定增殖且衰亡率低，同时它具有取材容易、少量组织即可获取大量干细胞、适宜大规模培养、对机体损伤小等优点，而且其来源广泛，体内储备量大，适宜自体移植，逐渐成为近年来新的研究热点之一。目前已经证明ADSCs具有向脂肪、软骨、成骨、成肌等多向分化潜能。Clinicaltrials.gov网站的统计资料表明，截至2013年8月，有关ADSCs的临床试验研究共有102项，其中24项已完成。主要治疗的疾病有消化系统疾病（20项）、缺血（15项）、中枢神经系统疾病（12项）、肌肉骨骼疾病（10项）、内分泌系统疾病（9项）、脑疾病（8项）、关节疾病（7项）。

4. 神经干细胞（Neural Stem Cells，NSCs）

神经干细胞是一类具有分化潜能和自更新能力的母细胞，它可以通过不对等的分裂方式产生神经组织的各类细胞，包括神经元、星形胶质细胞和少突胶质细胞等，从而可以提供大量脑组织细胞的细胞群。Clinicaltrials.gov网站的统计资料表明，截至2013年8月，有关NSCs的研究共有17项，其中2项已经完成。NSCs主要用于治疗一些脑部疾病，包括神经中枢系统疾病等。

5. 内皮祖细胞（Endothelial Progenitor Cells，EPCs）

Clinicaltrials.gov网站的统计资料表明，截至2013年8月，有关EPCs的研究共有168项，其中65项已经完成。从干细胞领域开展临床试验的研究阶段来看，Ⅰ期临床研究21项，Ⅱ期临床研究42项，Ⅲ期临床研究15项，Ⅳ期临床研究29项。有关EPCs的临床研究虽然较少，但是研究多集中在Ⅱ期，Ⅳ期研究的数量也相对较多，可见EPCs的临床研究相对更为成熟。值得一提的是，167项研究其受试对象的年龄在成人范围内（18—65岁），135项研究在老年人（≥66岁）中进行，而仅有17项研究是在青少年中开展。可见EPCs的治疗与年龄明显相关。EPCs可用于治疗的疾病主要是一些心血管疾病，这不同于HSCs对于血液病的治疗，EPCs的治疗重点与血管有密切关系，包括血管相关疾病（74项）、动脉闭塞性疾病（47项）、冠心病（38项）、内分泌系统疾病（28项）、脑部疾病（9项）等。

（二）多能性干细胞

胚胎干细胞（Embryonic Stem Cells，ESCs）因其具有发育上的全能性，成为再生医学领域的研究热点，但其获取的困难、免疫排斥的风险和伦理学的争议等使其研究和应用饱受困扰。因此，人们一直试图找到一种方法，将人体正常体细胞直接重编程为类似ESCs的细胞。2006年，日本山中伸弥（Yamanaka）实验室研究小组发现，把4种与维持ESCs全能性相关的基因（Oct4.Sox2.c-myc和Klf4）通过逆转录病毒载体转入小鼠的成纤维细胞，可以把成纤维细胞变成在性能和多向分化能力上类似于ESCs的细胞，他们将其命名为"诱导性多能干细胞"（induced Pluripotent Stem Cells，iPS细胞）。随后，山中伸弥和美国汤姆森（Thomson）实验室又分别在《细胞》（*Cell*）和《科学》（*Science*）杂志上发表论文，报道了他们利用人类皮肤细胞培育出了人类iPS细胞。这一技术性突破使得在不使用胚胎或卵母细胞的前提下制备用于疾病研究或治疗的ESCs成为可能，在理论上首次证实了人类已分化成熟的体细胞同样可以被重编程为类胚胎干细胞，在技术上成功地避开了长期以来争论不休的伦理问题，突破了核移植技术缺乏卵母细胞的窘境，并为获得患者自身遗传背景的ESCs提供了一个新途径，避免了干细胞移植所面临的免疫排斥问题，为再生医学的发展掀开了崭新的一页。

1. 胚胎干细胞（Embryonic Stem Cells，ESCs）

Clinicaltrials.gov网站的统计资料表明，截至2013年8月，有关ESCs的临床试验研究共有18项，其中完成的为4项。主要治疗的疾病有黄斑变性（7项）、视网膜性病变（6项）、心脏疾病（4项）、冠状动脉疾病（2项）。

2. 诱导性多能干细胞（Induced Pluripotent Stem Cells，iPS Cells）

Clinicaltrials.gov网站的统计资料表明，截至2013年8月，登记注册的iPS细胞临床试验研究共有19项，其中有2项已完成。主要治疗的疾病有心脏疾病（6项）、肌萎缩性脊髓侧索硬化症（3项）、心律失常（2项）、中枢神经系统疾病（3项）、眼疾（2项）、遗传性疾病（2项）、肺部疾病（2项）、神经系统疾病（7项）。

值得注意的是，在目前的众多抗衰老研究中，MSCs由于其独特的性质成为目前涉及临床应用最多的成体干细胞，从1987年首次确定发现至今，对其基础和应用研究的热情经久不衰。在临床应用和研究中包括心血管系统疾病、心肌梗死、神经系统、糖尿病、软骨和骨损伤、克罗恩病、移植物抗宿主病（GvHD）等，而在肾脏、肌肉和肺的损伤修复中也有初步进展。除骨髓之外，脂肪、脐血、胎盘、脐带来源的MSCs也被证明具有很好的应用前景。因此，MSCs需要深入的研究和进一步的关注。现在全世界有79家登记注册的机构在研究MSCs的治疗，但在其成为常规临床治疗策略之前还有很长的一段路要走。此外，内皮祖细胞也是目前临床试验中用于治疗衰老相关疾病使用较多的成体干细胞。

十一、干细胞技术发展及临床治疗存在的问题

虽然目前关于干细胞的研究在很多方面取得了突破性的进展，但依然有很多未知的领域需要科学家们不断地探索和追求。这些问题主要包括以下几个方面：干细胞定向诱导分化的调控机制；获得足够数量和高纯度的功能细胞；目的细胞的组织特异性整合和功能发挥；来源于胚胎干细胞的细胞应用于细胞和组织替代治疗所面临的移植排斥；胚胎干细胞来源的目的细胞的致瘤性；细胞重编程获得的诱导性多能干细胞的编程效率、诱导分化、安全性等。

针对某一特定疾病的研究仍然要面临具体的很多问题需要解决，比如干细胞治疗

心力衰竭通常被简单地认为是产生新的心肌细胞，但实际上要复杂得多。心力衰竭通常是由特定的原因产生的，这些原因必须被消除，这是任何试图重建心肌的努力成功的前提条件。更重要的是，与骨髓移植不同，心肌的基本功能单位不仅仅是由单独心肌细胞完成，而是由多种细胞互相配合共同完成的。干细胞治疗产生的心肌细胞必须以正确的方向整合，避免导致心肌纤维排列紊乱（因为这本身就是一种病态）；必须能通过毛细血管网获得营养；必须能够被蒲肯野纤维系统激活产生快速有规律的电激活，以防止兴奋折返和独立的自发起搏点活动；必须具有交感神经兴奋性等。总之，通过干细胞治疗心脏疾病面临的挑战远远大于骨髓移植和输血治疗，离真正的大规模临床应用尚有待时日，需要开展全面、系统的研究。同时目前有多达12种不同种类的细胞（外周血单个核细胞、肌母细胞、骨髓间充质干细胞、血管内皮细胞等）被用于治疗心肌疾病，究竟谁最合适，目前尚无人能够回答。

我们需要强调的是，尽管目前干细胞应用于退行性疾病和功能障碍性疾病治疗的研究已成为生物医学的热点领域之一，但除了血液病等少数疾病的治疗以外，干细胞治疗真正能满足临床需要或成熟应用的还寥寥无几，目前大部分干细胞应用研究仍然为临床试验水平，虽然已经取得很好疗效，但目前国内一些医疗机构盲目夸大干细胞治疗的疗效，或由于经济利益的驱使，对可能并不适合干细胞治疗的患者采用了这种方法，有悖科学原理，应该予以制止。

干细胞治疗已经成为心血管疾病、血液系统疾病、神经系统疾病等重大疾病的一种新的治疗选择，成体干细胞治疗已经在我国300家左右的医院、机构开展，范围涉及血液病、淋巴瘤、心肌梗死、肝硬化、糖尿病、抗衰老美容等100多种，但采用的干细胞来源不尽相同，对这些不同来源的干细胞临床使用的安全性也还缺乏系统的评价。因此，在具体临床治疗方面，近年来中国屡遭国外同行批评，国际上著名的《自然》（*Nature*）杂志近年来两度刊文批评中国的非法干细胞治疗。究其根源，很大程度上是因为中国至今没有落实到位的明确的干细胞监督管理责任主体，也没有形成干细胞临床研究与应用的审批规程和监控规则。对于这种干细胞治疗乱象，卫生部和国家食品药品监督管理局于2012年1月初联合发布《关于开展干细胞临床研究和应用自查自纠工作的通知》，决定联合开展为期一年的干细胞临床研究和应用规范整顿工作。明确提出，要停止没有经过卫生部和国家药监局批准的干细胞临床研究和应用等活动。

"以干细胞治疗为核心的再生医学，将成为继药物治疗、手术治疗后的另一种疾病治疗途径，从而成为新医学革命的核心。"科技部2012年4月发布的《干细胞研究国家重大科学研究计划"十二五"专项规划（公示稿）》对干细胞治疗的地位作了上述评估，这代表了中国政府对干细胞治疗的基本认识。卫生部干细胞整顿办公室正在制定《干细胞临床研究的指导原则（暂行）》和《干细胞临床研究基地管理办法（草稿）》，并专门成立了干细胞整顿工作专家委员会进行论证。值得注意的是，卫生部2012年版的《医疗技术临床管理办法（修订意见稿）》中对第三类医疗技术的定义有所改变，由2009年版中的"安全性、有效性尚需经规范的临床实验研究进一步验证"改成了"安全性、有效性确切"，这说明国家正试图对干细胞治疗的安全性有效性提出更高的要求。

总之，干细胞治疗是一个多学科交叉的新兴领域，其在基础研究和技术产品研发方面均呈现快速发展的态势，但是与此密不可分的政策框架、技术规范、产品标准、临床准入、评估指标、转化模式、伦理准则等却相对不完善和滞后，给干细胞治疗的临床转化研究带来了一系列的困难和困扰。针对这些困难，我们应坚持理论创新与解决临床实际问题相结合，坚持规范技术、科学合理、积极协调、有序推动等原则，积极推动我国干细胞治疗的标准化和规范化。

十二、展望

目前国际上许多企业推崇将干细胞抗衰老等疾病的治疗带入"个性化医疗时代"，如Aastrom Bioscience、NeoStem、Thermogenesis及CryoCell等公司利用各自的技术，收集自体来源细胞并存储以备未来使用。而另一方面，一些大公司，包括Athersys、Osiris Therapeutics、Pluristem等已经研发出制造自体来源干细胞的产业化流程，利用一组捐赠的细胞就可以生产出几千倍的细胞用于移植和治疗。2013年7月19日，日本厚生劳动省正式批准利用iPS细胞开展视网膜再生研究，用于治疗"视网膜黄斑病变"患者，这是全球范围内iPS细胞首获政府批准用于临床试验。

总之，随着干细胞研究方法和各种检测、分离、扩增与诱导分化、示踪等技术的不断改进和完善，干细胞治疗在临床中的应用范围将越来越广泛。可以预见，干细胞治疗将在今后的医学界，乃至整个生命科学领域均具有巨大的应用潜能。这些研究使人们看到了高新技术合理应用的良好前景。但是，从基础到临床应用，对干细胞治疗来说仍有很长的路要走，其等待的时间和付出的巨大努力并不能降低我们发展以干细胞为基础的再生医学的热情，因为它使我们第一次拥有了治疗"无药可治"的疾病的希望。干细胞技术对衰老相关疾病的治疗具有巨大的社会需求，是提高人民健康水平、提升生活质量的有力保障。

参考文献

［1］Houtgraaf JH, den Dekker WK, et al. *First experience in humans using adipose tissue-derived regenerative cells in the treatment of patients with ST-segment elevation myocardial infarction*[J]. *J Am Coll Cardiol*, 2012, 59(5): 539–540.

［2］Yang W, Lu J, et al. *Prevalence of diabetes among men and women in China*[J]. *N Engl J Med*, 2010 , 362(12):1090–1101.

［3］Couri CE, Oliveira MC, et al. *C-peptide levels and insulin independence following autologous nonmyeloablative hematopoietic stem cell transplantation in newly diagnosed type 1 diabetes mellitus. JAMA*, 2009, 301(15):1573–1579.

［4］Tateishi-Yuyama E, Matsubara H, et al. *Therapeutic angiogenesis for patients with limb ischaemia by autologous transplantation of bone-marrow cells: a pilot study and a randomised controlled trial. Lancet*, 2002, 360(9331):427–435.

［5］Villeda SA, Luo J, *The ageing systemic milieu negatively regulates neurogenesis and cognitive function. Nature*, 2011, 477(7362):90–94.

［6］Covinsky KE, Lindquist K, et al. Yelin E：*Pain, functional limitations, and aging. J Am Geriatr Soc,* 2009, 57(9):1556–1561.

［7］*Stem-cell laws in China fall short. Nature,* 2010, 467(7316):633.

［8］Cyranoski D. *China's stem-cell rules go unheeded. Nature,* 2012, 484(7393):149–150.

The Development of Stem Cell Technology and Its Applications in Anti-Aging Medicine

Wen Yue, Junnian zhou, JiafeiXi, Ning Cao, Xuetao Pei

Abstract

With the growth of the aging population, a variety of aging-related diseases, including cardiovascular disease, diabetes, neurodegenerative diseases etc., have become a major cause of death for Chinese citizens. Stem cells with self-renewal, differentiation potential, implantable ability and other characteristics, have become the focus in the field of regenerative medicine. The rapid development of stem cell technology makes it become one of the new anti-aging strategies. Adult stem cells including hematopoietic stem cells and mesenchymal stem cells etc., on the one hand are involved in the aging process of the body, on the other hand, it is an important seeding cells of stem cell-based anti-aging medicine, of which these cells have been widely used in clinical trials. The pluripotent stem cells, especially iPS cells, may open the way for the development of individualized treatment for patients by producing patient-specific stem cells.

Keywords

Anti-Aging Medicine, Stem Cell, Cell Therapy

作者简介

裴雪涛
　　医学博士，军事医学科学院研究员，博士生导师，军事医学科学院华南干细胞与再生医学研究中心主任，全军干细胞与再生医学重点实验室主任。主要从事干细胞与再生医学的基础研究及临床应用。

岳　文
　　医学博士，军事医学科学院研究员，博士生导师，军事医学科学院华南干细胞与再生医学研究中心副主任，野战输血研究所干细胞与再生医学研究室主任。主要从事干细胞与再生医学的基础研究及临床应用。

周军年
　　理学博士，军事医学科学院助理研究员，主要从事干细胞发育分化的应用基础研究。

习佳飞
　　医学博士，军事医学科学院助理研究员，主要从事干细胞发育分化的应用基础研究。

曹　宁
　　军事医学科学院在读硕士研究生，主要从事干细胞抗衰老相关研究。

辨识调理体质　延缓人体衰老

张惠敏　王　琦

摘要：

体质影响人体的衰老速度及表现特征。平和体质延缓衰老，偏颇体质加速衰老。本文对体质与衰老的相关性进行了理论探讨；分析了九种体质类型对衰老速度和表现特征的影响及预测作用；介绍了从饮食、运动、起居、经络方面调理九种体质延缓衰老的方法。

关键词：

中医体质　延缓衰老

一、体质与衰老的相关性

（一）体质与衰老的相关性

1. 衰老的概念与表现特征

（1）衰老的概念。衰老（Aging）又称老化，是一种由遗传因素和内外环境多种复杂因素相互作用而引起的生物学过程，是生命周期中按照一定的规律发生在整体、器官、组织、细胞的形态和功能的演变，表现为一系列随增龄而显现的全身性、渐进性、衰退性的变化或紊乱。衰老分为生理性衰老和病理性衰老。生理性衰老是指生物体自成熟期开始，随增龄发生的、受遗传因素影响的、渐进的全身复杂的形态结构与生理功能不可逆的退行性变化，也称正常衰老。病理性衰老是由于疾病或异常因素所导致的衰老加速，也称异常衰老。

（2）衰老的表现特征。衰老并不是人过中年后的突发现象，而是各器官和系统不断发生不可逆变化的积累所表现出来的结果。随着日历年龄的增长，衰老首先表现在形态结构方面的变化，其后就是心理、生理功能的下降。其中最明显的几方面特征是：①外观出现毛发变白、脱发、肌肉萎缩、皮下脂肪减少，皮肤弹性减弱，皱纹增多，出现老年斑、驼背、身高缩短，关节磨损、韧带失去弹性、行动迟缓；②钙代谢异常，骨质疏松，易发骨折；③晶体硬化出现老花眼，耳蜗神经退化，会发生耳鸣并听力减退；④记忆力下降（尤其是近期记忆），性格改变，智力衰退；⑤肺活量减少；⑥心血管功能变差，心搏量、心脏搏出指数降低，血管硬化；⑦肾小管夜晚重吸收能力降低，夜尿增多；⑧在性格特征、情绪状况、社会文化背景等心理活动方面，也常出现忧郁、焦虑、悲观、失落、自卑、消极等病态心理。

人类既有生物老化的共性，又有精神、心理的老化及社会适应力的退化。衰老速度反映了人体的老化程度，通常等于生物学年龄和日历年龄的比值，比值大，衰老速度快；比值小，衰老速度慢。日历年龄就是人的实际年龄，生物学年龄代表个体生理功能衰退的程度，是衡量人体衰老的综合指标。

2. 中医体质的概念、分类及评定方法

（1）中医体质的概念。中医认为体质是个体生命过程中，在先天遗传和后天获得的基础上表现出的形态结构、生理机能和心理状态方面综合的、相对稳定的特质。这种特质决定了人体对某些致病因素的易感性和病变类型的倾向性。

（2）体质的分类。王琦教授在文献研究和临床实践的基础上提出了中医体质九分法，并带领学术团队进行了全国2万余例的体质流调，证实了九种体质类型的存在。这九种体质类型分别是：平和质、气虚质、阳虚质、阴虚质、痰湿质、湿热质、血瘀质、气郁质、特禀质，平和质之外的8种体质类型均为偏颇体质。

（3）体质类型的判定标准。《中医体质量表》是九种体质的判定方法，并由中华中医药学会颁布了《中医体质分类与判定》标准。该标准是目前应用最广的中医体质辨识技术，已经被全国30省、市（自治区）共有103家"治未病"所应用。

3. 中医体质与衰老的相关性

由于体质学说对人体生理和病理过程具有高度的概括性，适用于人体的整个生命阶段，因此作为人体生命阶段一部分的中老年时期，其衰老过程与体质相互影响。

（1）体质类型影响衰老的速度和表现："人分九种，一种平和，八种偏颇"，平和体质由于其阴阳气血充盛调和、五脏系统功能正常，所以平和体质之人衰老速度比同龄人要慢，与年龄相关的衰老表现也较少，因此许多平和质之人的生物学年龄要比同龄人年轻5～10岁，甚至更多。偏颇体质之人本身存在气血阴阳津液功能的偏颇，容易加速个体的衰老速度，与年龄相关的衰老表现较多，其生物学年龄要大于实际年龄，外貌比同龄平和体质者衰老。

（2）衰老影响体质类型：衰老分为生理性衰老和病理性衰老。生理性衰老是人体随着年龄增长而自然出现的形体组织器官的老化，体质随着年龄的增长也会出现生理性的变化，如人体老年期和青年期相比，就容易出现阴阳气血亏虚不足的衰老现象，这种自然衰老的状态又会影响体质状态，形成偏颇体质。病理性衰老是由于疾病或异常因素引起的衰老加速，即加速体内气血阴阳津液的功能失调，这种失调的功能状态也会加速偏颇体质的形成。

（二）九种体质类型在延缓衰老研究中的应用

目前，作为中医体质研究方面最为成熟的体质九分法，对体质的分型进行了科学的划分，并形成了《中医体质分类与判定》标准，以其作为体质的划分标准来研究体质与衰老的关系，将有助于发现影响衰老的具体体质因素，从而调理偏颇体质，延缓衰老。

1. 体质与衰老具有相关性

尚子义对广州市35岁以上325例人群（女性175例，男性150例）进行衰老影响因素、征象以及中医体质方面的调查，进行数据统计分析衰老与体质类型的相关性。研究发现平和质与衰老呈负相关关系，气虚质、阳虚质、阴虚质、痰湿质、气郁质与衰老存在正相关关系。说明偏颇体质容易加速人体衰老，平和体质延缓衰老，因此调理偏颇体质使之达到平和体质是延缓衰老的有效途径。

2. 体质与皮肤衰老的相关性

皮肤衰老是人体衰老的主要表现，体质可以影响皮肤的老化程度。徐艳明研究黑龙江籍汉族女性体质与皮肤粗糙度、平滑度、皱纹的关系。研究发现与平和体质相比，阴虚体质、气虚体质、气郁体质面颊部平滑度明显降低（P＜0.05）；气虚体质、气郁体质眼角部位，湿热体质前臂屈侧部位皱纹明显增加（P＜0.05）；阳虚体质眼角部位，气郁体质颈部明显粗糙（P＜0.05）。说明不同体质不同部位的皮肤粗糙度、平滑度、皱纹存在一定的差异性。

3. 体质与生殖衰老的相关性

生殖能力也是衰老的重要表现，体质能够反映人体的生理功能状态，因此，体质的偏颇也会影响人体的生殖机能。屈红调查了60例卵巢早衰患者的中医体质类型分布特点，调查发现卵巢早衰的体质类型中，平和质较少为9例，占15%，偏颇体质者较多为51例，占85%。说明卵巢早衰患者存在着体质偏颇。在卵巢早衰的体质类型中，以气郁质、阴虚质、阳虚质明显高于其他体质类型，分别占50%、33.33%、28.33%。说明气郁质、阴虚质、阳虚质是卵巢早衰的易感体质。

4. 体质与骨密度的相关性

骨密度降低、骨质疏松是随着年龄增长而出现的衰老现象。王长海研究呼和浩特地区老年髋部骨折患者中医体质的分布规律及其与骨密度的关系，该研究按年龄配比，对156例老年髋部骨折患者和156例非老年髋部骨折患者进行病例对照研究，体质判定标准采用《中医体质分类判定》标准，并对其腰椎的骨密度进行测量。结果发现老年髋部骨折患者气虚质、阳虚质、阴虚质、血瘀质、痰湿质的构成比高于正常人群，分别为21.15%、14.74%、15.39%、16.03%、16.67%，并且髋部骨折患者腰椎骨密度明显低于正常人群。

5. 体质与老年抑郁症的相关性

衰老不仅表现在生理方面，还表现在心理方面。陈定华采用多阶段随机抽样方法，调查了519例老年抑郁症患者，发现其体质类型以气郁质、阳虚质、气虚质最多，分别是122例、99例、99例，此3类体质占抑郁症总数的61.66%，其次是平和质、阴虚质、血瘀质、痰湿质、湿热质、特禀质，分别为94例、37例、26例、18例、17例、7例。

6. 体质与血管性痴呆的相关性

刘岠采用病例对照研究方法，以66例VaD患者为研究组，以51例无认知损害的脑梗死患者（简称卒中组）为对照组，探讨血管性痴呆（vascu lar dem entia，VaD）患者体质特点，研究VaD发病的体质因素。结果发现VaD组与卒中组体质主型都以阴虚质最多（分别为31.8%和45.1%），其次是痰湿质（分别为30.3%和35.3%）。VaD组阳虚质和气虚质（分别为15.2%和12.1%）高于卒中组（分别为2.0%和5.9%），两组阳虚质比较具有显著性差异（$P<0.05$）。结果提示相对于一般无认知损害的脑梗死患者，VaD发病的体质因素除了阴虚质、痰湿质以外，阳虚质是较重要因素，故改善阳虚体质对预防VaD有一定积极作用。

7. 体质与高血压肾损害的相关性

疾病能够加速人体的衰老。高血压可以加速肾脏的衰老，引起肾脏体积缩小、重量变轻，肾小球数目减少，肾血管硬化，肾功能降低。曹云松对33例早中期高血压肾损害患者的中医体质分布进行观察分析。结果发现：早中期高血压肾损害最主要的体质类型为阴虚质，易感性较其他体质者均高；在兼夹体质和倾向体质中，气虚质在早中期高血压肾损害中出现率均为最高；其他体质均参与了该病的发生发展；早中期高血压肾损害的发生发展，是以一种或几种体质为主，多种体质因素共同参与的结果。

二、辨识体质　预测衰老

《中医体质分类与判定》标准为体质辨识提供了技术和方法，通过填写《中医体质量表》可以判定体质类型，进而对衰老的速度和表现特征进行预测。下面就介绍九种体质类型的表现特征及其对衰老速度和表现的影响。

（一）平和质（A型）

1. 平和质的表现特征

总体特征：阴阳气血调和，以体态适中、面色红润、精力充沛等为主要特征。

形体特征：体形匀称健壮。

常见表现：面色、肤色润泽，头发稠密有光泽，目光有神，鼻色明润，嗅觉通利，唇色红润，不易疲劳，精力充沛，耐受寒热，睡眠良好，胃纳佳，二便正常，舌色淡红，苔薄白，脉和缓有力。

心理特征：性格随和开朗。

发病倾向：平素患病较少。

对外界环境适应能力：对自然环境和社会环境适应能力较强。

2. 平和质的衰老速度和表现特征

衰老速度：比同龄人衰老得缓慢。

衰老的表现：表现为较轻的生理性衰老。

（二）气虚质（B型）

1. 气虚质的表现特征

总体特征：元气不足，以疲乏、气短、自汗等气虚表现为主要特征。

形体特征：肌肉松软不实。

常见表现：平素语音低弱，气短懒言，容易疲乏，精神不振，易出汗，舌淡红，舌边有齿痕，脉弱。

心理特征：性格内向，不喜冒险。

发病倾向：易患感冒、内脏下垂等病；病后康复缓慢。

对外界环境适应能力：不耐受风、寒、暑、湿邪。

2. 气虚质的衰老速度和表现特征

衰老速度：衰老速度加快。

衰老的表现特征：除了衰老的常见表现外，皮肤容易暗淡松弛，易生眼袋；肺活量下降，精力不足，易疲劳；骨密度下降易发骨折；情绪上容易出现悲观忧郁的心理。

（三）阳虚质（C型）

1. 阳虚质的表现特征

总体特征：阳气不足，以畏寒怕冷、手足不温等虚寒表现为主要特征。

形体特征：肌肉松软不实。

常见表现：平素畏冷，手足不温，喜热饮食，精神不振，舌淡胖嫩，脉沉迟。

心理特征：性格多沉静、内向。

发病倾向：易患痰饮、肿胀、泄泻等病；感邪易从寒化。

对外界环境适应能力：耐夏不耐冬；易感风、寒、湿邪。

2. 阳虚质的衰老速度和表现特征

衰老速度：衰老速度加快。

表现特征：除了衰老的常见表现外，特别容易较早出现性欲、生殖机能的减退；眼睑浮肿；喜欢寡居独处，记忆力减退，易悲伤忧愁。

（四）阴虚质（D型）

1. 阴虚质的表现特征

总体特征：阴液亏少，以口燥咽干、手足心热等虚热表现为主要特征。

形体特征：体形偏瘦。

常见表现：手足心热，口燥咽干，鼻微干，喜冷饮，大便干燥，舌红少津，脉细数。

心理特征：性情急躁，外向好动，活泼。

发病倾向：易患虚劳、失精、不寐等病；感邪易从热化。

对外界环境适应能力：耐冬不耐夏；不耐受暑、热、燥邪。

2. 阴虚质的衰老速度和表现特征

衰老速度：外表衰老速度加快。

表现特征：除了衰老的常见表现外，特别容易表现为皮肤干燥易生皱纹、皮肤弹性差、易松弛；容易患高血压、糖尿病、干燥综合征、骨质疏松等疾病。

（五）痰湿质（E型）

1. 痰湿质的表现特征

总体特征：痰湿凝聚，以形体肥胖、腹部肥满、口黏苔腻等痰湿表现为主要特征。

形体特征：体形肥胖，腹部肥满松软。

常见表现：面部皮肤油脂较多，多汗且黏，胸闷，痰多，口黏腻或甜，喜食肥甘甜黏，苔腻，脉滑。

心理特征：性格偏温和、稳重，多善于忍耐。

发病倾向：易患消渴、中风、胸痹等病。

对外界环境适应能力：对梅雨季节及湿重环境适应能力差。

2. 痰湿质的衰老速度和表现特征

衰老速度：内脏系统衰老的速度加快。

表现特征：除了衰老的常见表现外，体脂分布容易出现异常，表现为形体肥胖；由于肥胖继发关节损伤引起行动迟缓、机体代谢异常而易患糖尿病、高脂血症、高尿酸血症，由于血液循环异常而引发高血压、动脉粥样硬化、肾小球硬化，这些疾病加速机体的老化；痰湿质到老年期容易患痴呆。

（六）湿热质（F型）

1. 湿热质的表现特征

总体特征：湿热内蕴，以面垢油光、口苦、苔黄腻等湿热表现为主要特征。

形体特征：形体中等或偏瘦。

常见表现：面垢油光，易生痤疮，口苦口干，身重困倦，大便黏滞不畅或燥结，小便短黄，男性易阴囊潮湿，女性易带下增多，舌质偏红，苔黄腻，脉滑数。

心理特征：容易心烦急躁。

发病倾向：易患疮疖、黄疸、热淋等病。

对外界环境适应能力：对夏末秋初湿热气候，湿重或气温偏高环境较难适应。

2. 湿热质的衰老速度和表现特征

衰老速度：内脏系统的衰老速度加快。

表现特征：除了常见的衰老表现外，湿热质之人在青中年期头皮易出油，容易引起脱发；引发代谢性疾病，如脂肪肝、高脂血症，女性易患老年性阴道炎和泌尿系感染，男性易患前列腺炎。

（七）血瘀质（G型）

1. 血瘀质的表现特征

总体特征：血行不畅，以肤色晦黯、舌质紫黯等血瘀表现为主要特征。

形体特征：胖瘦均见。

常见表现：肤色晦黯，色素沉着，容易出现瘀斑，口唇黯淡，舌黯或有瘀点，舌下络脉紫黯或增粗，脉涩。

心理特征：易烦，健忘。

发病倾向：易患癥瘕及痛证、血证等。

对外界环境适应能力：不耐受寒邪。

2. 血瘀质的衰老速度和表现特征

衰老速度：衰老速度加快，特别是皮肤和血液循环系统容易老化。

表现特征：除了衰老的常见表现外，血瘀质的皮肤容易出现黄褐斑和老年斑、面色暗滞，早生白发、脱发；容易出现血管硬化，引发高血压、心脏病、肾小球硬化、脑梗死等疾病。

（八）气郁质（H型）

1. 气郁质的表现特征

总体特征：气机郁滞，以神情抑郁、忧虑脆弱等气郁表现为主要特征。

形体特征：形体瘦者为多。

常见表现：神情抑郁，情感脆弱，烦闷不乐，舌淡红，苔薄白，脉弦。

心理特征：性格内向不稳定、敏感多虑。

发病倾向：易患脏躁、梅核气、百合病及郁证等。

对外界环境适应能力：对精神刺激适应能力较差；不适应阴雨天气。

2. 气郁质的衰老速度和表现特征

衰老速度：加速衰老，特别加速心理认知方面的衰老。

表现特征：除了一般的常见表现外，气郁质的皮肤容易长黄褐斑、老年斑；性欲减退；睡眠时间缩短；易患抑郁症、焦虑症和老年痴呆；近期记忆减退，远期记忆牢固，经常反复提及过去的人和事；喜欢独处，社交欲望和能力明显减退。

（九）特禀质（I型）

1. 特禀质的表现特征

总体特征：先天失常，以生理缺陷、过敏反应等为主要特征。

形体特征：过敏体质者一般无特殊；先天禀赋异常者或有畸形，或有生理缺陷。

常见表现：过敏体质者常见哮喘、风团、咽痒、鼻塞、喷嚏等；患遗传性疾病者有垂直遗传、先天性、家族性特征；患胎传性疾病者具有母体影响胎儿个体生长发育及相关疾病特征。

心理特征：随禀质不同情况各异。

发病倾向：过敏体质者易患哮喘、荨麻疹、花粉症及药物过敏等；遗传疾病如血友病、先天愚型等；胎传疾病如五迟（立迟、行迟、发迟、齿迟和语迟）、五软（头软、项软、手足软、肌肉软、口软）、解颅、胎惊、胎痫等。

对外界环境适应能力：适应能力差，如过敏体质者对易致敏季节适应能力差，易引发宿疾。

2. 特禀质的衰老速度和表现特征

衰老速度：加速衰老。

表现特征：除了常见的衰老表现外，患有过敏性疾病的特禀质之人，容易引起皮肤、呼吸系统、消化系统、泌尿系统的早衰。

三、调理体质 延缓衰老

在辨识体质的基础上，可以采取适当的调理体质的方法来延缓衰老。下面就从饮食、运动、起居和经络四个方面介绍调理体质延缓衰老的方法。

（一）保持平和质，延缓衰老

1. 饮食指导

平和体质的人具有阴阳调和、血气畅达、五脏匀平的生理特点，其饮食调养的第一原则就是膳食平衡，要求食物多样化：（1）寒温适宜：平和质的饮食应当寒温适宜，不宜过于偏食寒或热的食物，以免日久影响机体的阴阳平衡，引起体质的偏颇。另外，应当注意食物的寒热之性，应尽量选择平性或温凉偏性不著的食品，避免过多或长期食用过于寒性或热性的食物。（2）五味调和：食物和药物一样，具有甘苦酸辛咸的五味之分，其与体质的关系十分密切。平和质的人应当均衡地摄入五味的食物。每一种味的食物，都有利于某些特定的脏腑，但同时也会不利于其他一些脏腑，甚至可以引起其他脏腑的病变，导致体质发生偏颇，因此应保持五味调和，不可偏嗜。（3）四时调补：四时季节的变化，对人体存在着内在的影响，必须根据不同季节的气候特点，进行饮食调养。总体应当遵循"用寒远寒，用热远热"的原则，多食当令的食物、蔬菜、水果等。炎热季节，适宜食用具有清热消暑作用的食物，避免过多地食用热性发散的食物；寒冷季节，适宜食用具有散寒助阳的温热食物，避免过多地食用寒凉伤阳的食物。

2. 运动指导

根据年龄和性别，参加适度的运动。如年轻人可适当跑步、打球，老年人可适当散步、打太极拳等。

3. 起居指导

生活应有规律，不要过度劳累。不宜食后即睡。作息应有规律，应劳逸结合，保持充足的睡眠时间。

4. 经络调养

平和质之人，身体健康，气血通畅。可经常沿胃经、脾经拍打，保持气血畅达的状态。穴位以点按气海、关元、足三里等穴为主，每日一次，每次10～15分钟。另可采用摩腹法，具体操作为：左下腹开始，向上、向右、再向下呈逆时针方向按摩，再反方向顺时针按摩，每天2次，每次36圈。

拍打法要领：操作者用手掌腹面着力，五指自然并拢，掌指关节微屈，使掌心空虚，以腕力为主，虚掌作节律地拍击。

（二）调理气虚质，延缓衰老

1. 饮食指导

气虚质的人，常有脾胃虚弱，饮食调养应选用具有健脾益气作用的食物，如粳米、小米、扁豆、山药、鸡肉、黄花鱼、香菇、牛奶等。对于滋腻、碍胃、伤气等的食物如糯米、高粱、芹菜、萝卜等应当尽量少用。

2. 运动指导

气虚质的人体能偏低，且过劳易于耗气，容易疲劳汗出甚至气喘，因此气虚质的人适合低强度、多次数、柔缓的运动，循序渐进，持之以恒。如气功、太极拳、八段锦等都是轻慢的运动，强度和负荷较小，有助于人体力气的补充和增强人体的耐久力，比较适合。不宜做大负荷运动和出大汗的运动，忌用力过猛和做长时间的憋气动作。

3. 起居指导

起居宜有规律，夏季午间应适当休息，保持充足睡眠。气虚质的人卫外能力不足，平时注意保暖，避免劳动或激烈运动时出汗受风。不要过于劳作，以免损伤正气。平日可隔一小段时间就活动一下四肢，使气血流通，促进脾胃运化，改善体质。

4. 经络调养

以胃经、膀胱经、督脉的循经掌根按揉为主，另外可用手指指腹点按百会、中脘、建里、气海、关元、足三里、肺俞、脾俞等穴，每日一次，每次10～15分钟。其中，建里、气海、关元、足三里、脾俞几个穴位还可以用艾条悬灸，但要注意艾条点燃端要与皮肤保持2厘米～3厘米的距离，不要烫伤皮肤。

掌根按揉和指腹点按要领：用掌根或指腹着力于皮肤上，作圆形或螺旋形的揉动，以带动该处的皮下组织随手指或掌的揉动而滑动。掌根或指腹要紧贴在皮肤上，不要在皮肤上摩动，手腕要放松，以腕关节连同前臂或整个手臂作小幅度的回旋活动，不要过分牵扯周围皮肤。

（三）调理阳虚质，延缓衰老

1. 饮食指导

阳虚体质的人，饮食应当以温热为主，多食温补脾肾的食物。平日可以多食用南瓜、韭菜、羊肉、核桃、栗子、虾、葱、姜等食品。应少食生冷黏腻的食物，即使在盛夏炎热季节也不应当过食寒凉食物。

2. 运动指导

可做一些舒缓柔和的运动，如慢跑、散步、打太极拳、做广播体操。夏天不宜做过分剧烈的运动，以免大汗淋漓，损伤阳气；冬天应选择天气好的时候适当进行户外活动，避免在大风、大寒、大雾、大雪及空气污染的环境中锻炼，以免感受寒湿之邪而损伤阳气。日光浴、空气浴是不可缺少的强身壮阳之法。

3. 起居指导

阳虚质者耐春夏不耐秋冬，秋冬季节要适当暖衣温食以养护阳气。尤其是要注意腰部、下肢、足部及下腹部丹田部位的保暖。夏季暑热多汗，也可导致阳气外泄，要尽量避免强力劳作，大汗伤阳，更不可恣意贪凉饮冷。不可在阴冷潮湿的环境下长期工作和生活，避免长时间待在空调房间，居住环境应空气流通。应在阳光充足的情况下适当进行户外活动。

多晒太阳，做到"无厌于日"，每次不少于15～20分钟，这样可以大大提高冬季的耐寒能力。老年人多喜欢晨练，但在冬季最好是等太阳出来，气温有所升高的时候进行，否则不仅起不到锻炼的效果，反而容易因过于寒冷引发多种疾病。可适当洗洗桑拿、泡泡温泉浴。

4. 经络调养

以膀胱经、督脉的循经拍打为主，配合头部、面部按摩。可点按百会、四神聪、脾俞、肾俞、命门、气海、关元、足三里，以酸痛舒适为度，每日10～15分钟。或可找专门的针灸医生，每月或隔月治疗5～10天。艾灸对于阳虚质的人来说是非常必要的，上述穴位每次可选2～3个，用艾条悬灸。平时在家里用艾条悬灸神阙，这样可以起到鼓舞阳气、温通经络、行气活血、改善阳虚体质的作用。

（四）调理阴虚质，延缓衰老

1. 饮食指导

阴虚体质的人，体内津、液、精、血等阴液亏少，阴虚内热。饮食应当以滋阴的食物为主，可多选择胡萝卜、豆腐、百合、木耳、梨、苹果、猪肉、鸭蛋等滋阴润燥的食物。

2. 运动指导

阴虚质只适合做中小强度、间断性的有氧运动，可选择太极拳、太极剑、八段锦、气功等动静结合的传统健身项目，也可练习"六字诀"中的"嘘"字功，以涵养肝气。锻炼时要控制汗出量，及时补充水分。阴虚质的人多消瘦，容易上火，皮肤干燥。皮肤干燥甚者，可选择游泳，能够滋润肌肤、减少瘙痒，但不宜蒸桑拿，桑拿容易耗阴液。静气功的锻炼可以调节内分泌，促进脾胃运化，改善阴虚质。阴虚质者应避免剧烈运动，避免在炎热的夏季，或闷热的环境中运动，以免出汗过多，损伤阴液。

3. 起居指导

起居应有规律，居住环境宜安静。紧张工作、熬夜、剧烈运动、高温酷暑的工作环境等，能加重阴虚的倾向，应尽量避免。特别是冬季，更要保护阴精，不做剧烈的户外活动。节制房事，惜阴保精。

4. 经络调养

按摩时，以肝经、肾经的循经掌根按揉为主，配合面部、足部按揉。可点按内关、神门、足三里、三阴交、太冲、太溪、照海、肾俞，每月或隔月治疗5～10天。可配合耳穴贴压，如神门、交感、皮质下、心、肾。经常便秘的朋友，对肚脐周围的腹部进行按摩，也是缓解便秘的好办法。可从右下腹开始，向上、向左、再向下呈顺时针方向按摩，每天2～3次，每次20圈。

（五）调理痰湿质，延缓衰老

1. 饮食指导

痰湿体质的人，饮食应宜清淡为主，应适当多的摄取能够宣肺、健脾、益肾、化湿、通利三焦的食物。常可选用的食物如冬瓜、蚕豆、橘子、柚子、白果、鲤鱼、鲢鱼、赤小豆等。应少吃肥甘厚腻的食物。

2. 运动指导

因形体肥胖，易于困倦，故应根据自己的具体情况循序渐进，宜坚持长期、持久的锻炼，如散步、慢跑、打乒乓球、羽毛球、网球、游泳、练武术，以及适合自己的各种舞蹈。适合中小强度长时间的有氧运动。运动时间应当在下午2:00—4:00阳气极盛之时，运动环境温暖宜人。对于体重超重、陆地运动能力极差的人，应当进行游泳锻炼。

3. 起居指导

痰湿质的人多表现为浑身重浊乏力，因此平日应多注意进行户外活动，以舒展阳气，通达气机，不要过于安逸。衣着应透湿散气，经常晒太阳或者进行日光浴。在湿冷的气候下，应尽量减少户外活动，避免受寒淋雨。保持居室干燥。

4. 经络调养

可沿脾经、胃经、肝经这几条经脉进行循经拍打。或局部点、按主要相关的腧穴：带脉、中脘、水分、关元、丰隆、足三里、脾俞等。胸闷者可加膻中；腹胀者可加合谷、中脘；形体胖者可沿胆经四穴：环跳穴、风市穴、中渎、膝阳关穴依次反复敲打，每天2次，每次15～20分钟；痰多、咽部总有痰堵者加按丰隆、天突；身体沉重不爽者加按阴陵泉。

（六）调理湿热质，延缓衰老

1. 饮食指导

湿热质的人，以湿热内蕴为主要体质状态。饮食选择应以清利化湿的食物为主。如薏米、绿豆、冬瓜、芹菜、马齿苋、鲫鱼、紫菜、海带等。禁忌辛辣燥烈之品，如牛肉、羊肉、酒、辣椒等。

2. 运动指导

适合做大强度、大运动量的锻炼，如中长跑、游泳、爬山、各种球类、武术等，可以消耗体内多余的热量，排泄多余的水分，达到清热除湿的目的。夏天由于气温高、湿度大，最好避开暑热环境，选择在清晨或傍晚较凉爽时进行。另外，气功六字诀中的"呼""嘻"字诀，也有健脾清热利湿的功效。

3. 起居指导

避免居住在低洼潮湿的地方，居住环境宜干燥、通风。不要熬夜、过于劳累。盛夏暑湿较重的季节，减少户外活动的时间。保持充足而有规律的睡眠。

保持二便通畅，防止湿热聚集，如饮食调养不能解决便秘等问题，应及时就诊。注意个人卫生，预防皮肤病变，如湿疹、疥疮等。

4. 经络调养

与湿热质密切相关的主要有背部膀胱经、脾经、胆经经脉，可以这几条经脉为主循经拍打。穴位主要有阳陵泉、太冲、三焦俞等。可先用刮痧的方法沿背部两侧膀胱经循行路线由下向上进行刮拭，用力可偏重一些，以泻湿热。然后点、按相关穴位。如男性阴囊潮湿、女性带下量多色黄者除主要穴位外可加按阴陵泉；大便不爽者加合谷、支沟；易长痘者加天容、肺俞。

（七）调理血瘀质，延缓衰老

1. 饮食指导

血瘀质的人，日常饮食中应当多选用活血化瘀作用的食物，如黑豆、油菜、莲藕、山楂、食醋等，对于非饮酒禁忌的人，还可以适量饮用黄酒、葡萄酒、白酒，或炒菜时使用料酒，对于促进血液运行、防止淤滞不无裨益。

2. 运动指导

血瘀质应坚持经常性锻炼，采用有益于气血运行的运动项目，如易筋经、保健功、导引、按摩、太极拳、太极剑、五禽戏，及各种舞蹈、步行健身法、徒手健身操等。血瘀质的人心血管机能较弱，不易做大强度、大负荷的体育锻炼，应采用小负荷、多次数的锻炼，如果出现胸闷、恶心、眩晕等，应及时停止运动，不能缓解者及时就诊。

3. 起居指导

作息时间宜有规律，保持足够的睡眠，可早睡早起多锻炼，注意动静结合，不可贪图安逸，加重气血瘀滞。

血瘀质的人有血行不畅的潜在倾向。血得温则行、得寒则凝。血瘀质者应尽量避免寒冷刺激。日常生活中应该注意防守保暖，饮食宜温热，平时可以饮少量的葡萄酒、黄酒以助血行。

4. 经络调养

可沿肝经、脾经循行线路进行拍打。主要相关穴位为血海、太冲、三阴交、膈俞。面色晦暗或容易出现黄褐斑者加用天容穴；黑眼圈者加四白穴；痛经者加地机穴；容易忘事者加四神聪。另外可配合耳穴按压双侧耳穴内生殖器、子宫、神门、内分泌、肝穴各1分钟，压力宜重，每按5秒间歇放松1秒。

（八）调理气郁质，延缓衰老

1. 饮食指导

气郁体质的人，日常饮食中应选用具有理气解郁、调理脾胃作用的食物，如荞麦、芫荽、萝卜、茴香、茉莉花等。

2. 运动指导

气郁质锻炼的目的是调理气机，舒畅情志。应尽量增加户外活动，可坚持较大量的运动锻炼，大强度、大负荷的练习是一种很好的发泄式锻炼，如跑步、登山、游泳、打球、武术等，有鼓动气血、舒发肝气、促进食欲、改善睡眠的作用。多参加群众性的体育运动项目，以便更多地融入社会。

3. 起居指导

气郁体质的人不要总待在家里，应尽量增加户外活动，如跑步、登山、游泳、武术等。居住环境应安静，防止嘈杂的环境影响心情。保持有规律的睡眠，睡前避免饮茶、咖啡和可可等具有提神醒脑作用的饮料。

4. 经络调养

密切相关的经络有肝经、胆经。可用健身橡皮锤沿两腿外侧正中线，大约为胆经循行的路线，以及两腿内侧中线，约为足厥阴肝经循行之处上下拍打，每日1～2次，可起到疏理全身气机的作用。穴位点按，可选择双侧太冲和合谷穴，可畅达气机，俗称"开四关"。若有睡眠不好者可加神门、大陵；常闷闷不乐、情绪不好者加通里；咽喉异物感者加丰隆、天突；胸闷、胁肋部胀满不适、乳房胀痛者加期门、膻中、乳根。

（九）调理特禀质、延缓衰老

1. 饮食指导

特禀质的人，应当根据自己的实际情况制定不同的保健食谱。对于过敏体质的人，要首先做好日常预防和保养工作，避免食用各种可以引起致敏的食物。饮食宜清淡、益气，或具有抗过敏作用，如对于乌梅、燕麦无过敏现象存在，可适当食用。避免生冷、辛辣、肥甘油腻以及各种"发物"或含致敏物质的食物，如荞麦、蚕豆、白扁豆、牛肉、鹅肉、鲤鱼、虾、蟹、茄子、酒、辣椒、浓茶、咖啡等。

2. 运动指导

积极参加各种体育锻炼，增强体质。

过敏体质要避免春天或季节交替时长时间在野外锻炼，天气寒冷时锻炼要注意防寒保暖，防止感冒或过敏性疾病的发作。过敏体质的形成与先天禀赋有关，可练"六字诀"中的"吹"字功，以调养先天，培补肾精肾气。

3. 起居指导

居室宜通风良好。保持室内清洁，被褥、床单要经常洗晒，可防止对尘螨过敏。室内装修后不宜立即搬进居住，应打开窗户，让油漆、甲醛等化学物质气味挥发干净后再搬进新居。春季室外花粉较多时，要减少室外活动时间，可防止对花粉过敏。不宜养宠物，以免对动物皮毛过敏。起居应有规律，保持充足的睡眠时间。

4. 经络调养

与特禀体质关系密切的经络主要有肺经、大肠经，可循经拍打。穴位：迎香、鼻通、攒竹、肺俞、大椎、大杼、脾俞等。闭塞不通者可揉上述穴位及风池穴，擦鼻翼各1～2分钟，每日早晚各1次，发病时每日可增加1～2次。常有喘症发作者可加鱼际、定喘等穴。

结　语

随着我国老龄化的加速，衰老成为社会关注的热点问题。体质是人体生理功能和心理状态的综合反映，与衰老密切相关。平和体质延缓衰老，偏颇体质加速衰老。辨识体质可以初步预测衰老的速度和表现特征，调理偏颇体质，能够延缓衰老。随着体质与衰老研究的进一步深入，更多调体延缓衰老的产品和方案会服务于中老年人群，为维护人类的健康、延缓机体衰老做出贡献。

参考文献

［1］梅慧生. 人体衰老与延缓衰老研究进展—人体老化的特征和表现[J]. 解放军保健医学杂志，2003，5（1）：49-51.

［2］王琦. 2008中医体质学[M]. 北京：人民卫生出版社，2005.

［3］中华中医药学会. 中医体质分类与判定[M]. 北京：中国中医药出版社，2009.

［4］尚子义. 衰老与中医体质的相关性研究及琼玉膏抗衰老的应用研究[D]. 广州：广州中医药大学，2012.

［5］徐艳明，王雪，张宁，杨智荣，井丽巍，李艳微，刘国良. 中医体质与皮肤粗糙度、平滑度、皱纹的相关性研究[J]. 中国美容医学，2012，（5）：751-753.

［6］屈红. 60例卵巢早衰患者体质调查及调质治疗方案设计[D]. 成都：成都中医药大学，2011.

［7］王长海，栗平，马志新，毕力夫. 老年髋部骨折患者中医体质类型与骨密度关系的病例对照研究[J]. 中国骨质疏松杂志，2010，（9）：655-658.

［8］陈定华，张明，瞿正万，江琦，付伟忠，孙喜蓉. 社区老年抑郁症患者中医体质与辨证分型临床特征研究[N]. 安徽中医学院学报，2013，（2）：38-41.

［9］刘姮，张洪钧，田金洲，燕莉，常淑玲，周炜，于晓刚，盛彤，陈彪. 血管性痴呆患者体质调查[J]. 中华中医药杂志，2006，（3）：148-150.

［10］曹云松. 早中期高血压肾损害患者中医体质的临床研究[D]. 北京：北京中医药大学，2011.

［11］王琦. 9种基本中医体质类型的分类及其诊断表述依据[N]. 北京中医药大学学报，2005，（4）：1-8.

Identification and Recuperation of Physical Constitution to Delay Senescence

Huimin Zhang, Qi Wang

Abstract

This paper introduced the correlation between constitution and senescence, analyzed the influence of constitution to the speed and performance characteristics of senescence, and offered the methods of delay senescence from the diet, exercise, daily life and main and collateral channels.

Keywords

Constitution of Chinese Medicine, Delay Senescence

作者简介

王 琦

第二届（2014）国医大师，北京中医药大学终身教授、主任医师、研究员、博士生导师，国家重点学科中医基础理论学科带头人，国家中医药管理局重点学科中医体质学科带头人，国家重点基础研究发展计划（"973"计划）"中医原创思维与健康状态辨识方法体系研究"项目首席科学家，享受国务院特殊津贴的有突出贡献专家，国家人事部、卫生部、国家中医药管理局遴选的全国五百名著名老中医之一。

张惠敏

女，中西医结合博士，中医师承博士后，副教授。中华中医药学会体质分会常委，世界中医药学会联合会体质专业委员会副秘书长、常务理事。研究方向为运用循证医学方法进行偏颇体质慢性病的防治研究和名老中医学术思想和临床经验的传承研究。

人体十大关键系统的衰老及相互作用

罗纳德·科莱兹　罗伯特·高德曼／郭弋编译

摘要：

　　随着年龄的增大，人体各系统发生了变化。细胞新陈代谢减缓，器官和组织功能、完成任务的能力下降。本篇分析人体10个关键系统中每个系统是怎样衰老的，同时也说明各个系统的衰老过程之间是怎样相互影响的，由此分析归纳出建立整体的、综合性数学模型的必要性，并指出按照系统分科进行诊疗的方式需要变革，而以病人的健康和长寿为核心、以人为本，是抗衰老医学整体治疗的临床诊疗模型的基本原理。

关键词：

衰老　人体系统　老化　相互作用　抗衰老

　　早在人生的第2个10年，人体全身各系统就开始出现衰老的表现——衰老的征象。理解了与年龄相关的衰退因素就能够使我们更好地抓住当代医学发展的潜力，应用前沿的生物医学技术来延迟或逆转本来是不可避免的衰老过程。换言之，在下文中，我们将弄清楚究竟我们是如何变老的。随着老龄的增大，如果我们坐以待毙，让衰老过程吞噬自己，最终将会提前结束生命。

一、内分泌系统

　　内分泌系统是由大量腺体组成的，包括肾上腺、卵巢、睾丸、甲状腺、甲状旁腺和垂体。它们被称为"无管"腺。每一种腺体分泌一种或数种激素，后者是通过躯体影响器官功能的一种化学信使。这当中任何一种激素太多或太少都会导致不平衡，这种不平衡会对人体的整个系统造成严重的后果。

　　内分泌系统的正常与人体的"生物年龄"也是紧密相关的。当内分泌处于高峰状态时，人可能会感觉良好，看起来不错，并能成功地抵御几乎所有的感染和慢性疾病。

有一些被称为调制物或分离物的内部信号和外来因素——能影响内分泌的联络系统，甚至使其出现短路。今天24小时只睡7个小时的生活方式是破坏内分泌系统的罪魁祸首。缺乏锻炼，睡眠质量差或睡眠不足，营养不良，处方和非处方药物和环境毒素都会对内分泌功能产生负面影响。

1990年，密歇根州大学的迈茨（Meites）博士观察了在衰老过程中，内分泌控制整个身体功能的3个明显方面：（1）与生殖功能下降有关；（2）与生长激素下降有关；（3）胸腺功能活性的下降，将导致内分泌与免疫系统之间的关系发生变化。迈茨博士发现，与年龄相关的大脑下丘脑部位神经递质多巴胺、去甲肾上腺素的减少可以改变内分泌对上述3个系统的控制。按照迈茨博士的说法，与年龄相关的下丘脑功能的下降明显是由损害性的自由基和毒素引起的，最终导致内分泌系统及由内分泌系统所控制的器官、组织的衰竭。相反，抗氧化制剂则能对抗自由基和毒素的积聚，并可能阻止和延迟内分泌功能下降的发生。

二、免疫系统

随着人类的老龄化，疾病引起的死亡和残疾率有增加的趋势。免疫系统功能的减弱是老年人病理变化的主要原因。诸如受老年相关疾病、营养缺乏等综合因素进一步恶化免疫功能低下的影响。医师们逐渐认同，这种风险评估及减慢免疫功能下降的预防措施是改善老年患者免疫功能的最好方法。2000年，威斯康星州医学院的伯恩斯（Burns）博士从人和动物的体内和体外的研究资料中发现，免疫系统发生了明显与衰老相关的改变。研究表明免疫功能的降低会导致细胞和DNA突变增加，这实际上使人体更加容易发生癌变和细胞死亡。

人体免疫系统的基础是基于三类白细胞的不同反应，当身体受到感染或疾病的侵害时每一种都有其专门的作用：（1）中性粒细胞，是人体中每时每刻地负责防卫巡逻任务的一种白细胞，任一部位出现问题，它们都会第一个到达现场。中性粒细胞发送出现的致病性信号并阻止病原体的扩散。2001年，英国的伯明翰大学医学院珞德（Lord）博士发现，与年龄有关的中性粒细胞反应的这种变化，会引起处在最佳应答水平的人体免疫系统能力的下降。（2）巨噬细胞，这些细胞处于全身的战略性地位，在现场居于第2位。它们吞噬入侵者并释放被称为细胞刺激因子的化学信号来激活更多的免疫细胞，还支持参与后期免疫反应的辅助T细胞的功能。（3）被称作淋巴细胞或T细胞、B细胞的白细胞合成并分泌抗体。B细胞只对应一种抗原，B细胞与这种抗原结合后形成大的浆细胞，浆细胞产生被叫作免疫球蛋白的抗体，免疫球蛋白就像一些精明的炸弹一样在人体内进行巡逻、搜寻特异的目标。

人体内有几种不同类型的T细胞，每一种都有其特殊的职能：（1）辅助T细胞能遣派和协调其他的T细胞，它们也能指导B细胞合成抗体。辅助T细胞可以长时间存活。然而，最重要的或许是它们能识别曾经遇到过的入侵者；它们了解哪些入侵者更危险。在身体遇到重复袭击时，它们能协助免疫系统做出比以往更快速的反应。（2）一些辅助T细胞Th1对细菌、病毒、寄生虫起免疫反应；另一些Th2细胞则主要参与过敏反应和抗体反应。研究指出不良饮食、精神压力，以及经常接触环境毒素能抑制Th1的活性。这一系统的特性是Th1活力下降，Th2的活性就增加。当出现这种情况时，Th2细胞会长期分泌大量化学物质，这些化合物可引起炎症和发热。对长期异常刺激的反应，会导致关节炎之类的炎性疾病和一些自身免疫性的疾病，如哮喘、狼疮、多发性硬化症和慢性疲劳等。（3）杀伤T细胞，也叫作NK，或自然杀伤细胞，在它的表面有可识别特异性抗原或入侵者的特殊受体。当细胞感染病毒时，这个细胞的表面就会出现该病毒的一个片段，自然杀伤细胞就会锁定这个片段，把它认为是"非己"，然后将一种叫细胞活素的化学物质注入细胞以破坏该病毒。自然杀伤细胞通过将一种致死性的物质注入细胞来杀伤该细胞。自然杀伤细胞可发生与衰老相关的变化。2001年，意大利波伦业大学的马里亚尼（Mariami）博士和研究人员发现，T淋巴细胞和自然杀伤细胞可自发地合成白细胞介素-8（IL-8）。白细胞介素-8在免疫反应中调动中性粒细胞和淋巴细胞。刺激T淋巴细胞可使白细胞介素-8合成增加。他们报告认为白细胞介素-8合成数量的下降与老年人自然杀伤细胞活性功能不足有关。在北爱尔兰的贝尔法斯特女王大学的迈克诺兰（McNerlan）博士和研究人员在1998年所做的一项涉及229个病例的研究中，他们发现随年龄的增加自然杀伤细胞群显著地增加，这些细胞这么长时间保持激活状态，表明自然杀伤细胞在慢性疾病中起作用。研究人员认为自然杀伤细胞的增加是人体对这种与衰老相关的T细胞、B细胞下降的一种代偿。（4）抑制性T细胞是免疫系统的"停火"开关，控制辅助T细胞和B细胞。

三、胸腺功能

免疫功能大约在青春期达到高峰，以后随着年龄增加而逐渐下降。这种免疫功能的下降主要发生在T细胞依赖的免疫系统中，这种免疫功能的下降通常不但与易发感染有关，而且也与自身免疫性疾病的患病率增加有关。目前科学家们已经确定，人体中与年龄有关的T细胞依赖性的免疫功能所发生的变化应归因于胸腺的萎缩过程。

胸腺位于人体胸腔内，是免疫系统主要的器官，它产生T淋巴细胞，T细胞对抵抗感染，防止癌症以及自身免疫性疾病，包括过敏症和风湿性关节炎，都是很重要的。胸腺释放激素（胸腺素、胸腺生成素和血清胸腺因子）的激素水平低下则与免疫抑制相关，并会导致感染的易感性增加。

在青春期，人体的免疫系统的功能达到高峰，不仅在抵抗疾病方面，而且在抗衰老方面的能力都是最强的，胸腺也是在这个时候最发达。青春期以后，胸腺开始萎缩，被称为退化过程，到40岁时它就萎缩得比原来胸腺小许多，到60岁就很难找到它了。胸腺的萎缩和衰老相关的疾病，包括癌症、自身免疫性疾病及感染性疾病的发病率的升高，同时发生。同时，T细胞和一些免疫因子，如白细胞介素−2（IL−2）也下降。白细胞介素−2是负责刺激T淋巴细胞和B淋巴细胞合成的一种物质。从某种意见上说，衰老本身也是一种退化性疾病。

科学家们已经推测，如果在成年人中能使胸腺生长，免疫系统就能恢复到年轻人的状态。基恩·凯利（Keith Kelley）博士是一位在伊利诺斯大学从事免疫学研究的专家，在1985年，他的研究显示，在老龄小鼠体内注入能分泌人类生长激素的细胞可使已萎缩的胸腺重新再生长，结果能使其长得和成年小鼠的一样大、一样壮。凯利的研究被以色列科学家所证实。他们利用牛的生长激素逆转小鼠萎缩的胸腺，并且在狗的身上也显示出了类似的结果。

日本东京城市居民老年医学研究所的广川（Hirokawa）博士于1992年观察发现，与年龄相关的免疫功能下降主要发生在T细胞依赖性免疫系统，并且通常与老年人中感染的易感性和自身免疫性疾病发生率的增加相关。广川博士把与年龄相关的T细胞依赖性免疫功能的改变归因于胸腺功能的下降。他发现在青少年时，胸腺促进T细胞分化的质量和数量的能力竟然发生了改变，最终，引起衰老时T细胞功能的改变。他认为，恢复衰老时的免疫功能对预防疾病有益，并指出，进一步了解内分泌与免疫系统的关系可解释这种胸腺功能的下降过程。

在1994年报道的随后研究中，广川博士所在的研究小组认为，胸腺本身的改变最终会影响到淋巴系统循环中T细胞的数量和类型。存在于胸腺的促进因子促使胸腺细胞增生并成为T淋巴细胞，这种促进因子随年龄增加而减少，而抑制性因子则随年龄增加而增多。该小组学者还认为，神经内分泌激素也能作为影响胸腺功能的重要因子发挥作用。事实上，胸腺萎缩过程本身就能通过内分泌系统的操纵而减慢或停止，有时，在某种程度上可引起免疫功能重新旺盛起来。

四、代谢系统

衰老与机体处理葡萄糖代谢障碍相关，这一点人们通常都能接受。虽然普遍都知道年龄与胰岛素抵抗的关系，但对造成这种关系的原因人们了解甚少。

与年龄相关的人体测量特征学（身体构成）和环境因素（饮食习惯、身体锻炼）的改变已被猜想是形成这种关联的主要原因。最近，血浆胰岛素样生长因子−1（IGF−1）硫酸脱氢表雄酮的作用，以及氧化应激的程度也被纳入评价体系。硫酸脱氢表雄酮是肾上腺激素脱氢表雄酮的一种形式，由于其浓度稳定，不易改变，最常用于试验过程中。就人体测量特征学来说，在老年个体中，常见的情况是瘦体重的水平降低，而肥胖体重的水平增高。

（一）胰岛素抵抗的潜在原因

意大利那不勒斯大学的保利索（Paolisso）博士指出，瘦体重的变化伴有血浆硫酸脱氢表雄酮和胰岛素样生长因子-1浓度的下降及血浆肿瘤坏死因子α（TNF-α，是一种巨噬细胞活性的标志物）浓度的升高和氧化应激的增加。因此，这可能会与人体测量特征学的变化相互影响，从而引发胰岛素介导的葡萄糖摄取的障碍。研究人员报道，与年龄相关的环境因素，尤其是随着人的变老，饮食质量的改变和身体锻炼的减少是加速胰岛素水平变化和胰岛素抵抗的常见原因。

1999年，保利索博士发表了一项关于在老年人中，低血浆水平的胰岛素样生长因子-1可能对胰岛素介导的葡萄糖摄取有预测性作用的研究结果。以年龄在60～80岁的58名老年人为测试对象，他们发现，全身摄取葡萄糖与年龄相关的下降的血浆胰岛素样生长因子-1预测作用，独立于年龄、性别、体重、腰/臀围比率。该研究表明，低血浆浓度的胰岛素样生长因子-1预示着全身葡萄糖的摄取能力下降。因此，在老年人中，血浆胰岛素样生长因子-1浓度可能有调节胰岛素的作用。研究人员认为，胰岛素样生长因子-1对提高老年人胰岛素敏感性是有益处的。

以前研究调查健康百岁老人的胰岛素抵抗的发生及其程度时，没有发现与年龄相关原因的依据。实际上，与年轻人相比，健康的百岁老人则有胰岛素保护机制在起作用。那不勒斯大学的巴尔别里（Barbieri）博士和他的同事解释，根据年龄的重塑理论，百岁老人保护性的胰岛素作用可能是人体对不断发生的有害变化进行适应性的代谢变化，以便为衰老提供一种积极的健康状态。

（二）人体化学信使的变化

人体胖、瘦结构组成发生变化的结果可能使人体力气和体力活动能力下降、能量代谢改变、抗感染能力受损。

塔夫斯大学人类衰老营养研究中心的罗本诺夫（Roubenoff）博士认为，与年龄相关事件背后的这种机制，可能涉及一些激素和细胞活素介质（化学信使）的变化，这些化学信使似乎可以调整躯体的结构组成。罗本诺夫博士和他的同事研究表明，在衰老过程中代谢的内分泌和免疫调节因子具有明显的影响，尤其是对于像关节炎这类基于炎症的疾病。

（三）身体脂肪比例升高

随着人的变老，全身脂肪和向心性脂肪含量的不断增加对冠心病及代谢性疾病的发生发挥着一定的作用。

1995年，马里兰巴尔的摩市的退伍军人事务医学中心的波尔曼（Poehlman）博士，在427名男女中，研究分析了全身脂肪和向心性脂肪增加速率的性别相关差异和生理预测指标。通过对这些变量的控制减少脂肪重量的增加，结果显示男性每10年从17%降至3%，女性每10年从26%降至5%。波尔曼博士的团队发现，与年龄相关的腰围增加，女性比男性快；并且与腰围增加相关性最强的因素是耗氧量（VO2）和业余时间体育活动的减少。通过控制这些因素的减少，与年龄相关的腰围增加，男性每10年从2%减至1%，女性从4%减至1%。他们的发现表明：（1）与年龄相关的脂肪和腰围的增加，女性比男性快。（2）随年龄增加而发生的生理变化反映了与体育活动有关的能量消耗下降，后者是全身性和向心性肥胖的一项重要预测指标。（3）最重要的是，他们做出了这样一种结论，即增加体力活动量的生活方式可能有利于阻止与年龄相关的脂肪的增加。

（四）瘦素

瘦素是一种由脂肪细胞合成的分子。它在能量消耗的反馈调节、食物的摄取和肥胖的形成等过程中起着重要作用。2000年，澳大利亚柯延理工大学的索尔斯（Soares）博士对一组男女共76名的人群就瘦素血液浓度、基础代谢率与呼吸熵之间的相互关系进行了老年组和年轻组的对照研究。研究指出老年组在体形肥胖和腰臀围比上占更高的百分比，然而，游离脂肪酸重量和基础代谢率却很低。另外，老年组瘦素含量比年轻组要高60%。这样的结果被德国的贾斯特斯−李比希大学的诺伊豪泽尔·贝特霍尔德（Neuhauser Berthold）博士所证实。他发现，在男女衰老过程中瘦素是一项脂肪质量的精确预测指标。

（五）代谢缓慢

1998年，澳大利亚的莫纳什医学中心的皮尔斯（Piers）博士发现与年龄相关的基础代谢率减少的证据。和年轻人相比，老年人的四肢消瘦，有更低的基础代谢率和更多的脂肪。根据不同的测量标准，老年人的基础代谢率比年轻人每天要低644千焦。补充分析证实了老年人组织瘦弱，在数量、质量以及基础代谢活力方面降低。

五、心血管系统

大部分健康的老年人，他们的心血管系统是能满足人体的血压及血液流动需要的，静止心率不变，心脏大小在一生中也基本保持不变。

了解衰老对心血管系统的这些影响，首先需要了解心血管特定性疾病对老年人心血管系统的作用。一旦排除这些干扰因素，则将展现心血管系统的衰老过程。

以下是目前认为的在心血管系统中与年龄相关的改变：（1）动脉硬化会增加收缩期血压，心脏的负荷加大；（2）周围循环因素的降低，包括随年龄增加在锻炼活动中肌肉的收缩力降低，直接使流入肌肉的血量减少，肌肉利用氧的能力减弱；（3）无论是通过测量整体工作表现还是最大耗氧量，衰老过程中有氧运动的能力都会降低，然而，在久坐不动的老年人中每10年以大约5%的速度下降；（4）随年龄增加，最大运动心率的下降是普遍现象。

值得注意的是，与年龄相关的心血管系统的改变极不一致，一些功能会有明确的损害，而另一些则倾向于较好的保存，有些甚至还会增强。因此，衰老绝不是随着心血管功能的普遍下降而发生的。它应被视为一个复杂的、具有高度选择性的和个性化的过程。

国家心肺和血液研究所的比尔德（Bild）博士对5 200名≥65岁的老年人进行了心血管病的亚临床研究（亚临床疾病是指某一疾病出现一些或全部的阳性结果，但并不满足对该病做出诊断时的最少检查标准），研究结果如下：（1）女性，心血管疾病和其他一些慢性病的发病率随年龄的增大而增加，≥85岁者发病率最高；（2）男性，两组年龄稍低的老年人的患病率增加，但年龄最大组冠心病、脑血管病、高血压和慢性肺病的发生率比预计的要低；（3）相反，血压、动脉粥样硬化、肺功能等这些亚临床指标，以及实际上男女两组所有年龄段的所有功能状态指标，都有很强的与年龄相关的线性趋势。

他们的研究结论表明，无论男女，年龄≥65岁，其亚临床疾病增加，功能性状况下降，不管是否存在心血管疾病。这一发现对在老年人群中采取适当的心血管疾病预防和管理是有重要意义的。

六、胃肠道系统

在人的一生中，胃肠道系统会发生一系列的功能变化，随年龄的增加，肠道的实际形态改变，功能下降。科学家们已观察到肠道结构和肠黏膜的组成会发生变化。这些变化会导致对一些营养物质如脂肪酸和胆固醇的吸收功能下降。

另外，在衰老过程中胃肠道系统还会发生以下的改变：（1）肠壁保留和吸收营养能力的下降会使老年人对微小身体损害有高度敏感；（2）药物可明显影响味觉，进而影响食欲；（3）低胃酸可导致吸收不良，从而可能出现由于胃酸分泌过少而导致的小肠细菌过度生长；（4）胃肠道蠕动减慢或紊乱也会发生随着年龄增加而出现的胃肠道黏膜免疫反应的变化。

2001年，来自美国农业部人类衰老营养研究中心的比亚卡（Beharka）博士发现血浆免疫球蛋白-A（IgA，参与免疫反应的一种抗体）随着年龄的增加而增多。另外，老年人产生白细胞介素-2的能力变弱。2001年，新西兰的梅西大学的吉尔（Gill）博士发表了研究成果：安全有效对付随年龄增大而引起胃肠生理改变的方法，是饮食补充疗法，通过采取一些措施能够加强重要的免疫和胃肠功能。

七、生殖系统

生殖功能的衰退是衰老过程中最明显的变化之一。所有的性激素都会随年龄增加而下降。女性从青春期到中年可稳定地分泌雌激素，到更年期，雌激素的水平则急剧下降。

男性的雄激素大约从30岁时开始下降，并导致性兴趣的逐渐下降和性能力的逐渐减弱。

完美的激素平衡是每个人都需要从异性那里补充性激素：女性需要那么一点睾酮，男性也需要一点雌激素。另外，孕烯醇作为一种激素的母体无论对男性还是女性都是很关键的物质，很多性类固醇激素都是由它转变而成的。

垂体负责释放一系列的激素：在女性促进卵巢、在男性促进睾丸产生性激素。性功能的衰退是由各种因素相互综合作用引起的。发生在生殖系统和垂体的变化则起着扰乱促性腺激素或与生殖系统相关的激素正常释放的作用。与年龄相关的生长激素分泌所形成的损害（引起生长激素分泌不足）与下丘脑合成生长激素释放激素的神经元的进行性缺乏有关。

衰老过程中与生殖系统有关的还有合成生长激素释放抑制因子的神经元发生改变。意大利的巴里大学的科基（Cocchi）博士研究表明，能恢复下丘脑生理功能的一些化合物在恢复老年人内分泌系统功能中可能是有效的。

（一）女性更年期

更年期是妇女月经终止的时期，意味着妇女怀孕能力的终止。更年期是渐进性生物过程的最后阶段，在这一阶段，卵巢合成女性激素减少。这一阶段至闭经大约持续3～5年。这一过渡阶段叫作更年期，即围绝经期。更年期一般发生在50岁左右。就像青春期来月经一样，其时间因人而异。

如今美国1/3以上的妇女，大约有3 600万人已经过了更年期。预期寿命为81岁的50岁妇女，在更年期后有望再活1/3以上预期寿命的年岁。科学研究正在致力于解决在这些年岁中尚未回答的一些问题。

过了更年期，妇女的卵巢就停止排卵。合成雌激素、孕激素的能力下降，引起女性生殖管道的组织变薄和萎缩。卵巢激素也会影响所有其他组织，包括乳腺、阴道、骨骼、血管、胃肠道、泌尿道及皮肤。卵巢产生激素水平的下降，典型的女性一般在35岁开始，接近50岁的时候，下降过程加速，且波动更为明显，最终导致月经周期不规则，出现不可预计的大出血。50～55岁，女性的各种生理周期全部结束。然而雌激素的合成并没有完全停止，卵巢产生的雌激素虽显著下降，但仍可少量产生。并且，肾上腺可帮助脂肪组织合成另一种形式的雌激素。虽然不如卵巢产生得多，但它会随着年龄和脂肪的增加而增多。

1. 骨质疏松

中年妇女最主要的健康问题之一就是受骨质疏松的威胁，骨质疏松表现为骨骼变小，皮质变薄、变脆并极易发生骨折。在过去的20年中有大量的研究显示，这种逐步变虚弱的疾病与雌激素不足相关。事实上，骨质疏松与妇女更年期的关系比与实际年龄的关系更为密切。

骨骼并不是静态不变的，是由健康、有生机的组织构成的，这种组织连续不断进行着骨质破坏和新骨形成两个过程。这两个过程密切相连，如果骨质破坏超过新骨形成，骨质就会丢失，骨骼会开始变细、变薄、变脆。这种逐渐和无不适感的骨质流失会导致骨骼系统变弱，进而不能支撑正常的日常活动。

每年大约有50万美国妇女会出现椎体的骨折，椎体是组成脊柱的一段骨节；大约30万人出现髋关节骨折。全国范围内，治疗这些骨折每年会花费100亿美元，其中髋关节骨折费用最高。脊椎骨折会导致脊柱弯曲，身高下降并引起疼痛。严重的髋关节骨折是很痛苦的，其恢复可能需要很长一段时间的卧床休息。在髋关节骨折的患者中，有12%~20%的患者在骨折后6个月内死亡；幸存者中有半数需要日常生活的帮助；15%~25%则要长期的医疗救助设备。老年患者跌倒后很少有完全再康复的机会。然而，如果在恢复过程中给予足够的时间及精心的护理，那么许多人能够重新恢复其独立的自理生活能力，进而再回到其原来的生活活动中去的。

对于骨质疏松的处理，研究人员认为预防胜于治疗。

老年女性的骨骼的情况取决于两个方面：更年期以前的骨质含量峰值和更年期以后的骨质丢失速度。遗传是骨质含量峰值的重要决定因素。例如有研究表明，黑人妇女具有较强的脊柱骨骼结构，因此，她们患骨质疏松性骨折的比白人妇女就少得多。

帮助增加骨质的其他因素包括饮食中摄取充足的钙和维生素D（尤其是青春期前的儿童）、晒太阳和体育锻炼。这些因素也同样有助于减慢骨质的丢失。当然其他一些生理应激反应也能加速骨质丢失，例如妊娠、哺乳及静止不动等。雌激素的缺乏是骨质丢失的最大罪魁祸首。在更年期，即雌激素水平显著下降的这一过渡期，骨质丢失迅速。

目前治疗更年期后妇女骨质疏松的最有效的治疗方法就是雌激素替代疗法。雌激素比每日大剂量补钙更能保护骨组织。

目前，许多医生为更年期后的妇女开具激素替代疗法，联合应用了雌激素和孕激素。虽然激素联合应用更好地模仿了人体更年期前的生理情况，在很大程度上也减少了单用雌激素导致内分泌系统发生癌症的风险，但它也削弱了雌激素对心脏的益处。不过雌、孕激素联合应用对心脏方面作用比不用任何激素而言还是更受欢迎的。

1999年6月，国际临床综合协会激素替代疗法小组针对更年期后妇女应用激素替代疗法的价值发表了意见。他们研究发现：（1）对于更年期综合征，激素替代疗法是首选——没有其他治疗能如此有效；（2）对于骨质疏松，好处是"非常非常显著的"；（3）在心血管疾病方面，绝大多数观察资料显示其有心脏保护作用；（4）对痴呆的治疗上，可能有其长期有利效应；（5）对结肠癌，雌激素可能有50%的保护作用。

在1995年，洛杉矶南加州大学的安娜利亚·帕格尼尼·希尔（Annalia Paganini Hill）博士进行的一项研究发现，75～79岁的老年女性在接受雌激素替代治疗后，戴假牙者减少了19%，牙齿完全脱落者减少了36%。在非常老的人群中激素替代疗法也能有效地防止脊柱及髋部骨质的丢失。2001年德国波鸿大学的一项研究结果显示，激素替代疗法可使更年期后妇女脊柱及髋部骨折的发生率减少一半。有趣的是，雌激素替代疗法对于增强骨质生命力的这种效果和其他与逆年龄相关的有利影响（例如使皮肤保持弹性和湿度的能力）一样，可能都是由于其刺激人类生长激素引起的。根据1987年由弗吉尼亚大学迈克尔·索纳（Michael Thorner）博士为首的一组研究人员的一篇文献观点，刺激人类生长激素产生对于延缓衰老过程是有帮助的。文献写道："一些学者已经提出假设恢复老年人生长激素分泌可逆转衰老过程中的一些萎缩现象。的确，雌激素在更年期以后的骨代谢方面的积极作用，部分是由人类生长激素分泌的激活作用所介导的。"

2. 心脏疾病

心脏病是美国妇女的"头号杀手"，年龄超过50岁的女性死者中有一半是死于心脏疾病。

过去妇女很少会被纳入临床心脏病研究，但现在医师意识到这种疾病的发病率，女性和男性一样多。更年期以后的妇女面临死于心脏病的风险高过死于雌激素依赖性癌症的风险，至少高出15倍。1993年，朱比代（Zubialde）博士发现，从50岁开始接受激素替代治疗的人，有低冠状动脉性疾病风险的寿命可延长0.3年，有高冠状动脉性疾病风险的可延长2.3年。2001年，中国香港大学的研究人员在16周的研究中发现，服用雌激素和孕激素治疗的女性冠心病患者与安慰剂对照组相比，缺血性事件的发生显著减少。

女性更年期引起血液中脂肪水平的改变。这些脂肪又称为脂类，是细胞燃料。单位血液中脂类的数量决定着一个人的胆固醇含量。胆固醇分为两种类型：高密度脂蛋白（HDL），它在血液中起到了清道夫的作用；低密度脂蛋白（LDL），它促使脂肪在动脉壁上堆积，最终引起阻塞。作为雌激素浓度不足的一个直接结果，更年期后妇女显示出低密度脂蛋白增高而高密度脂蛋白下降的趋势。低密度脂蛋白和胆固醇升高会导致卒中、心脏病发作和死亡。

雌激素对于卒中或高血压高危的妇女也是有益的。因为它能增加高密度脂蛋白胆固醇的浓度，降低低密度脂蛋白胆固醇浓度，降低心脏病发作风险，且不升高血压。2002年土耳其巴斯克特大学的研究发现，雌激素还能降低同型半胱氨酸水平。同型半胱氨酸是其他氨基酸在正常代谢过程中降解形成的一种氨基酸，同型半胱氨酸水平的增高被认为是心脏病的一个重要的危险因素。

3. 认知改变

更年期最常见的一个主诉就是关于其对大脑的影响，常引起譬如情绪波动、记忆力减退、注意力不易集中等症状。雌激素则能减轻这些症状。

手术摘除卵巢后用雌激素替代的女性比对照组更容易学习、回顾讲话。在其他的一些研究，许多不同的测试中（包括记名字）可以发现，老年女性用雌激素治疗可改善记忆力。甚至在中年时，人就会出现记忆力减退，这也可以解释激素替代疗法可改善衰退的记忆及认知功能。此外，用雌激素治疗的女性有较高的生活质量，并且很少出现抑郁。还有证据认为，雌激素能预防阿尔茨海默病并改善该病患者症状。有2组研究显示，使用雌激素的妇女明显减少了阿尔茨海默病的发生率。首先，维克多·亨利特（Victor Henderson）和他的助手在对143名阿尔茨海默病女性患者的研究中发现，仅7%的人应用雌激素替代疗法，而未患阿尔茨海默病的一组中则有18%的人在更年期以后使用了雌激素。

第2次是对南加利福尼亚一个退休社区9000名妇女进行的有关雌激素和阿尔茨海默病的一项研究，发现用雌激素替代疗法的比不用雌激素替代疗法的患阿尔茨海默病的风险下降30%～40%。

亨利特和他的同事在试验中还发现，患阿尔茨海默病并接受雌激素治疗的妇女在精神活动方面比未用雌激素的妇女要好。华盛顿塔科马临床老年医学教育研究中心的研究人员2001年做了一项研究，发现与仅服用安慰剂的患者相比，服用雌激素可有效改善更年期后阿尔茨海默病女性患者的注意力和语言、视觉记忆力。纽约市西奈山医疗中心的老年医学家霍华德·菲利特（Howard Fillit）博士发现，每日用雌激素治疗仅3个星期后，患有轻至中度阿尔茨海默病的女性患者就能突然回忆起该年的某月、某日，这曾是以前不能做到的事情。她们会变得更灵敏，吃得好，睡得香，并会更善于与人交往。

这些研究促使国家卫生研究所为一项史无前例的阿尔茨海默病激素替代疗法效果的综合性研究提供资金。南加利福尼亚的凯泽永久医疗团队对4500名年龄≥75岁的妇女进行了5年的研究，包括长期应用、短期应用激素替代疗法或从未接受过激素替代疗法治疗的患者。主要研究人员之一黛安娜·帕蒂提（Diana Petitti）博士说："这将是第1次大规模地研究激素替代疗法是否能对遗传上易患阿尔茨海默病的妇女进行该病的预防。"

帕金森疾病患者极易患老年痴呆，但用激素替代疗法治疗帕金森病女性患者是否会像治疗阿尔茨海默病女性患者一样有效，还不清楚。新的研究揭示了激素替代疗法可减缓未服用左旋多巴（治疗帕金森病的药物）的绝经后的帕金森病患者的疾病进程。应用激素替代疗法的绝经后妇女与不用激素替代疗法的一个类似组的妇女相比，在2年的研究过程中较少患有严重疾病，病程进展也较慢。当不用激素替代疗法者患帕金森病时，则倾向于更快变老，发病时表现得更为严重。

4. 激素替代治疗的长期优势

1996年进行了一项最著名的临床研究，调查了454名在1900—1915年出生的妇女，使用雌激素替代疗法的好处。这454名妇女均是加利福尼亚奥克兰市凯泽永久医疗救护计划的成员。从1969年开始，大约一半即232名采用雌激素替代疗法至少1年，其余年龄配对的222名未用雌激素替代疗法。布鲁斯·埃汀格（Bruce Ettinger）博士及其同事对比用和不用雌激素替代疗法者的结果，发现使用雌激素替代疗法的：（1）全部原因的总死亡率下降了46%（接受雌激素替代疗法者死亡53人，未接受雌激素替代疗法者死亡87人）；（2）冠心病病死率下降60%；（3）卒中引起的病死率下降70%；（4）两组的癌症性病死率大致相同，用雌激素者乳腺癌引起的病死率轻度增加，而肺癌引起的病死率则轻度减少。

研究结论："长期利用雌激素治疗的总体好处是明显、肯定的。"结果表明，接受这种相对便宜药物治疗的妇女能从根本上降低其过早死亡的总体风险。最终结果表明，妇女心脏病的死亡风险几乎是由乳腺癌引发早死的10倍。有了乳房X线摄影术和全身的CAT扫描这样现代的检测手段，在乳腺癌的早期发现和预防方面有了明显的改善，雌激素替代疗法应被视为在延长生命方面的一个重大胜利。

（二）男性更年期综合征

相对于更年期女性卵巢功能的快速下降，男性在更年期其睾丸功能和睾酮分泌则是一个逐渐下降过程。与年龄相关的男性生殖功能的下降，导致男性更年期发生各种不同的生理及心理变化。在45~75岁这段时间，男性睾酮会逐渐下降50%。

事实上，大约有20% 60岁以上的男性睾酮含量低于正常人。可能是由于压力、疾病、药物、肥胖、营养不良、精神心理异常等多种因素的共同作用导致了睾酮的减少。

许多50岁以上的男性患者患有虚弱综合征，包括性欲降低、容易疲劳、情绪不稳（包括抑郁）、骨质疏松加速、肌力减弱。另外，睾酮分泌减少会引起上身及向心性肥胖、肌肉萎缩、性欲下降和勃起障碍，也可能发生认知功能损害。

睾酮是治疗典型性功能减退和与年龄相关的雄性激素缺乏最简便易得的激素药物。的确，睾酮替代疗法被认为是治疗男性激素下降期综合征最有价值的治疗方法。睾酮某种程度上被误解了。在男性激素缺乏的男性中应用睾酮替代疗法（TRT）就像在女性中进行雌、孕激素替代治疗一样，可起到有力的抗衰老效果。它能恢复体力，改善平衡，提高血液中红细胞的数量，增强性欲，增加骨密度，降低低密度脂蛋白的胆固醇。最近的研究证实了睾酮替代疗法在老年男性中的有益疗效：（1）在对攻击性行为（而不是其他一般行为）的反应中睾酮浓度升高，并非睾酮含量的升高就自动地引起攻击行为，这种暴力行为并不能只归因于睾酮本身；（2）睾酮含量高的男性冠状动脉内脂肪斑块积聚较少，而高密度脂蛋白（良性）胆固醇水平则较高；（3）接受睾酮注射治疗的男性，肌肉质量及肌力增加，向心性肥胖减少；（4）睾酮对行为功能是重要的，对于性欲、情感状态和认知能力等来说，都有其重要意义，有证据表明男性低水平睾酮和消极情绪之间的密切关系；（5）到85岁的男性，其骨骼重量减轻25%，进而有相当数量的人发生髋部骨折，骨质疏松的男性患者可通过睾酮替代疗法来增强加骨密度；（6）糖尿病、肾衰竭及艾滋病等疾病都能导致睾酮含量不足；（7）补充睾酮可逆转因哮喘等疾病而长期应用糖皮质激素治疗所引起的骨骼及软组织的损害。

1. 肌肉重量

据《新英格兰医学期刊》的一篇文章报道，给在接受大强度训练的男性举重运动员每周注射500mg睾酮，与接受安慰剂注射的同伴相比，他们平均每周可增加瘦体重1磅以上。补充睾酮可增加力气和提高举重成绩，也能使接受了睾酮治疗但不运动的第2组男运动员的肱三头肌、股四头肌变粗。

2. 心脏病

直到最近，在年轻人群中，高睾酮含量才被认为是男性比女性更易患心脏病的原因。但最近哥伦比亚大学内外科医师学院的研究却表明这还远不是研究的全部。男性激素实际上还可能有助于保护心脏。他们观察55位接受X线冠状动脉造影者，发现睾酮水平较高的人有较高水平的保护性高密度脂蛋白胆固醇，然而睾酮水平低的人，正如冠状动脉堵塞所显示的那样，其心脏病较严重。补充睾酮也能降低低密度脂蛋白胆固醇和总胆固醇。低睾酮水平还与高血压、肥胖和腰/臀比率增加等所有心脏病发作的风险因素有关。

3. 骨质疏松

骨质丢失及骨质疏松不仅仅是女性的问题。60岁以上的男性髋部骨折的发生率以惊人速度上升，每增加10岁则髋部骨折的发生增加1倍。性功能低下，即不能产生足够量睾酮的男性在摔倒后发生髋部损伤的是正常睾酮含量者的6倍。一份有关性功能低下的年轻人及睾酮含量低下的老年人应用睾酮替代疗法的研究表明，睾酮替代疗法可增加骨密度、促进骨形成、增加骨骼矿物质成分。

4. 自身免疫性疾病

睾酮对年龄相关的自身免疫性疾病有效，对患有自动免疫性疾病，如类风湿关节炎或系统性红斑狼疮的男性患者，给予男性激素治疗可改善其病情。和雌激素一样，睾酮也能改善情绪与精神，增加良好的自我感受，并增强精神方面的功能，尤其能增强视觉空间的感觉判断能力。

5. 睾酮替代治疗的长期益处

对男性实施睾酮替代治疗的主要益处是：（1）增强性欲及进取心；（2）刺激肌肉、

心脏及免疫系统的生长与修复；（3）帮助肌肉、皮肤和骨骼组织的生成；（4）刺激精子产生；（5）营养男性泌尿生殖系统；（6）调节前列腺素的生成，前列腺素可控制前列腺的生长。

要注意睾酮替代疗法的两种不良反应：前列腺特异性抗原（PSA）水平的升高与血细胞比容的升高，后者是血容量的一种检测指标。

八、神经系统

衰老对外周神经系统（PNS）具有明显的影响。科学家的研究表明了老年人有鞘及无鞘神经纤维功能性质的丢失和异常。在衰老过程中这种保护性髓鞘的退变可能是由于主要髓鞘蛋白的下降引起的。

在2000年，西班牙巴塞罗那大学的贝尔杜（Verdu）博士发现，衰老能影响外周神经系统的功能和电生理特性，包括神经的传导速度、肌力、感觉辨别能力、自主性反应以及神经血流量等的降低。损伤后神经再生的年龄相关的下降可能与神经反射和免疫细胞应答的改变有关。事实上，随着我们变老，由于传导生成因子的水平降低，神经细胞之间的相互作用时间延长。神经纤维再生变得缓慢，再生神经纤维的密度降低。

与衰老相关的神经细胞和骨骼肌的生物变化通常影响神经肌肉功能，并较强影响神经肌肉疾病的临床表现。犹他州大学的弗拉尼根（Flanigan）博士观察发现，随着年龄的增长，神经细胞的全部运动单位相继死亡，含有这些运动单位的骨骼肌则失去收缩能力。弗拉尼根博士的研究小组也曾报道与年龄相关的神经衰退性改变，包括感觉神经元的减少以及肌肉中线粒体DNA的突变。他们报道，这些改变开始于生命的早期并一直随年龄增长而持续。

2000年，加拿大爱尔伯特大学的陈（Chan）博士报道了一项有关肌肉和中枢神经系统在衰老过程中抵抗肌肉疲劳作用的研究。他发现在肌肉层面和中枢神经系统内疲劳抵抗的增加可以解释较强的疲劳抵抗现象，这表明了贯穿于整个衰老过程中的神经和肌肉系统之间的相互作用。德国的精神病博士贝德特（Biedert）发现，老年人的神经系统发生大量正常的年龄相关的变化：（1）脑神经检查的改变与感觉相关，特别是视觉和听觉功能降低，眼球移动范围，尤其在垂直方向变窄；（2）肌肉的质量和力度进行性下降，其运动的速度和协调性进行性下降；（3）人体的姿势和步态发生明显改变，这部分与腿部对步态变化的感觉迟钝有关；（4）由于感觉神经衰退使反射活动受到抑制。

1. 大脑功能

衰老过程最可怕的可能是，对体重增加、肌张力或对疾病自然免疫力的下降还没有什么好的办法；但是，我们已经可以改善大脑功能。我们中谁不害怕丧失记忆和敏锐的思维，以及出现痴呆这样最糟糕的情况呢？

2. 认知能力

意大利迪·卡罗（Di Carlo）博士和同事们在2000年从有关衰老过程研究中的大量数据分析中发现，随年龄的增加，在未发生痴呆的情况下，其认知能力已经受损，特别在女性中更为普遍。同年，意大利巴瑞大学的卡普尔索（Capurso）博士及其研究人员发现了类似情况：与年龄相关的认知能力的下降引起记忆力、行为能力和认知速度的下降。卡普尔索博士认为，这种与衰老有关的认知能力下降是可以预防的。接受高水平教育、避免心血管和其他慢性病、维护好视力和听力已被确定为保护性因素。相反，高血压、类固醇激素代谢改变的影响、吸烟、居住拥挤、缺乏体育锻炼则被认为是危险因素。卡普尔索博士的团队认为：饮食中的抗氧化剂、特殊营养素、雌激素，以及抗炎药物等可能与其他保护因素发挥协同作用，为治疗认知能力下降开辟了一条新的治疗途径。

有趣的是，老年中一些相当常见的疾病会加速与衰老相关的认知能力的下降。1998年荷兰马斯特里赫特大学的冯·勃克士铁（van Boxtel）博士发现了胰岛素依赖型和非胰岛素依赖型糖尿病消极影响所有的认知检测指标。另外，慢性支气管炎与认知的行为、速度和记忆的下降有一种特殊的相关性。德克萨斯骨科医学院拉尔（Lal）博士及其同事在早些时候的研究中发现类似的情况：自身免疫疾病与衰老相关的认知功能异常直接相关。他们研究发现，加速自身免疫性也加速了老鼠的与衰老相关的学习能力的降低。该研究表明，免疫系统可能将成为用来延长人们生命中智力期限的治疗性干预策略的开发目标和靶点。

3. 记忆力

随年龄增长而出现的生长激素的下降是生物衰老的最重要的内分泌标志之一，被认为是在衰老动物中观察到的生理功能低下的原因。

北卡罗来纳维克森林大学的桑顿（Thornton）博士研究生长激素下降对大脑衰老的影响。他的团队在21个月中给动物使用了生长激素释放激素（GHRH）来研究记忆功能。结果显示空间记忆力会随年龄增加而下降，而长期应用生长激素释放激素能预防这种记忆力的下降。此外，生长激素释放激素会减缓与衰老相关的胰岛素样生长因子-1的血浆浓度的下降。他们研究表明，生长激素和胰岛素样生长因子-1对大脑功能具有重要影响。特别是随年龄增长而出现的生长激素和胰岛素样生长因子-1的降低，对思维性记忆的损害起着一定作用。最为重要的是，该研究显示上述这些变化能通过应用生长激素释放激素进行逆转。

4. 视觉

德国眼科临床大学法勒（Fahle）博士研究了视觉记忆和学习能力。他发现，老年组比青年组复述较为复杂的超过短期记忆力的几何数学材料要少许多。在成人阶段，视觉记忆功能会随年龄增加而明显减弱。但是，他发现，视觉刺激的短期保存在不同年龄组保持着可比性。

九、肌肉系统

肌力是保证行走能力、避免跌倒和骨折的一个重要因素。由于衰老所致的肌力减弱是引起残疾发生率增加的主要原因。

成年人随年龄的增加，身体结构和基本组成发生明显改变，其中之一就是骨骼肌重量的下降。这种年龄相关的骨骼肌重量的减少被称作肌肉减少。年龄相关的肌肉减少是年龄相关肌力下降的直接原因。据宾夕法尼亚州立大学的埃文斯（Evans）博士和研究人员研究，肌肉重量（而不是功能）似乎是年龄和性别相关的肌力差别的主要决定因素。并且，他们还观察到这种关系不受肌肉所处的部位及其功能的影响。而且，在整个成人期每日能量消耗是进行性减少。在习惯久坐的个体中，能量消耗的主要决定因素是游离脂肪的含量，30～80岁减少约15%，从而引起老年人较低的基础代谢率。埃文斯博士指出，保持肌肉重量、防止肌肉减少的发生有助于预防基础代谢率的降低。他还提出，年龄相关骨骼肌功能的下降可引起年龄相关骨密度、胰岛素敏感性和有氧运动能力的降低。据明尼苏达梅奥诊所的普罗克特（Proctor）博士研究，随着衰老，组成肌肉组织的一些蛋白质的合成速度也在下降。身体加工这些重要肌肉蛋白的能力下降，在老年人的肌肉萎缩失用、代谢异常、生理功能受损中起着重要作用。肌肉蛋白合成减少的结果是肌力和有氧运动耐力的下降。普罗科特博士的团队发现这些改变与胰岛素样生长因子-1、睾酮、硫酸脱氢表雄酮的减少有关。

十、感觉系统

一般来说，衰老过程与各种感觉功能的下降相关。所有的感觉功能，如触觉、味觉、嗅觉、视觉和听觉功能都随年龄增长而减弱，引起老年人感觉迟钝。感觉功能的降低则引起生活质量的下降。

感觉功能降低常常反映了感觉器官和中枢神经系统两者处理信息过程中的衰老性改变的综合作用。老年人常同时存在多种感觉形式的缺陷。关于触觉，日本海马大学川下（Shimokata）教授研究了两点分辨力的衰老性改变，这是用仪器照亮手掌上皮肤进行的一个试验。他们发现男性和女性之间对两点的分辨力的下降没有什么明显区别；而手部的最小分辨距离在10～60岁几乎呈线性增长，皮肤两点分辨试验的结果与视觉适应试验和高频音听力下降试验无关。

关于味觉和嗅觉，美国国家地理学会在1987年通过一项"擦和闻"的试验，发现

120万参与者中有1%的人不能分辨6种气味中的3种或更多。年龄是一个重要因素，这种分辨力从20岁就开始下降。目前缺少关于味觉的可比较性的资料，尽管味觉被认为比嗅觉更容易保持功能良好。1993年，美国国立耳聋和其他交流障碍研究所（NIDCD）、国立卫生研究所的分支机构（NIH）和国家健康统计中心（NCHS）合作探讨嗅觉和味觉异常的有关信息资料。他们在1994年调查了随机抽取的4.2万个家庭（代表了8万个18岁以上成人）。调查数据显示270万（1.4%）美国成人存在嗅觉异常，110万（0.6%）人有味觉异常，将味觉异常和嗅觉异常放在一起。则有320万（1.65%）成人存在慢性化学感觉异常。发病率随年龄增加而呈指数级增加，约40%的化学感觉异常的人（约150万）在65岁以上。在一个多变量分析中，个体全身健康状况、其他感觉的损害、功能障碍（包括站立和弯身困难）、压抑、恐怖和其他健康相关表现与化学感觉异常发生率的增加相关。加利福尼亚的圣地亚哥州立大学的墨菲（Murphy）博士发现，嗅觉刺激电位在老年人中显示幅度变小，潜伏期延长，特别在男性中表现更为明显。他们认为显著地延长潜伏期开始于中年，他们的研究表明，衰老大脑对气味的反应较差，不大能将注意力直接集中到味道的来源，且对嗅觉的认知分析处理减慢。

加拿大阿伯塔大学的乔汉（Chauhan）博士认为，与年龄相关的味觉系统的变化可能与营养素的摄入有关，这种营养素的摄入反过来又受味觉的影响。维生素A、维生素B6、维生素B12、叶酸、锌和铜被认为能影响味觉功能，因此认为老年人应摄入足够的这些营养素。视觉衰老与对稳定性刺激的空间视力下降有关，特别是空间性高频的刺激。加拿大圣母玛利亚大学的克莱恩（Kline）博士发现，一些（但可能不是全部）视力的下降与视觉介质的老化相关，他还提示，衰老视觉系统时间分辨力的丧失则对空间视觉的丧失起作用。另外，眼底视杆和视锥细胞的退变对年龄相关的视力下降也起一定作用。视杆和视锥细胞的功能是摄取视觉信号。在整个成年期视杆细胞数量减少30%，而视锥细胞的数量保持不变。视杆细胞的易患病性与视觉的敏感性减弱相一致。伯明翰亚拉巴马大学的库尔西奥（Curcio）教授指出，衰老引起的视网膜功能不全也是视力下降的部分原因。

科学家们已经发现，随着年龄的增加，身体10个主要系统功能发生了各种不同衰退。直到现在，这些变化还被认为是自然的，其不可避免性已不需再去考虑。但通过补充营养、改变生活方式、激素治疗这3种治疗方法还是能够既延长人类寿命又提高生活质量的。

The Aging and the Interaction of the Human Body Ten Key Systems

Ronald Klatz, Robert Goldman

Abstract

Current theories of aging at the cellular level generally revolve around two themes: aging is programmed and aging is accidental. Programmed aging theories are based on the idea that from conception to death, human development is governed by a biological clock. This clock sets the appropriate times for various change to take place. The changes in vision, loss of calcium in the bones, decreasing hearing acuity, and lowered vital capacity of the lungs all are examples of programmed aging. Accidental theories of aging rely on chance——the notion that organism get older by a series of random events. An example is DNA damage from free radicals or just the wear and tear of daily life.

Keywords

Senescence, Human System, Aging, Interaction, Anti-Aging

中国健康测评与管理技术发展与展望

张　健　陈　博　乔志恒　陈元平

摘要：

自新中国成立至今已经60多年，健康测评与管理技术也在不断发展，如今已经进入了第六个阶段，中国人健康标准数据库和亚健康级差数据库已经建立。本篇对中国健康测评与管理技术的发展阶段进行了划分和说明，并通过实例描述了第六代测评技术的特点，最后对中国健康测评与管理技术的发展趋势进行总结，对其未来发展进行了展望。

关键词：

健康管理　测评技术　亚健康　治未病　健康产业

一、中国健康测评与管理技术的发展现状

健康测评是指通过各种技术采集、量化、分析服务对象全身功能状态和潜在信息，并与正常标准进行比较对照，从而对服务对象的健康状况做出正确判断、评估，为确定康复目标，制订康复医疗计划、健康管理方案，采取科学健康生活方式提供指导依据。

中国的健康测评技术经过多年的发展，已经从最初的单纯通过体检"诊断个体是否有疾病，需要怎样的治疗"的简单医疗模式转变成，现代的健康测评不仅只是单纯寻找病因和诊断，而是客观、准确评估功能障碍，评估性质、部位、范围、严重程度、发展趋势、预后和转归，为制订康复医疗计划、健康管理奠定牢固基础。对亚健康状态来说，这种测评，一般在康复调理的前、中、后，各进行一次，以便于评估康复调理效果，制订和修改康复调理方案和进行健康管理。

健康管理是指一种对个人或人群的健康危险因素进行全面管理的过程。其宗旨是调动个人及集体的积极性，有效地利用有限的资源来达到最大的健康效果。健康管理就是要协助个体与群体成功有效地维护和把握健康；改变被动的护理健康为主动的管理健

康；向接受管理者提供实现最佳健康状态的科学合理的健康计划；从社会、心理、生物的角度来对个体与群体进行全面的健康保障服务。

健康测评与管理技术随着20世纪70年代末以来倡导的"生物—心理—社会"新医学模式的发展，以及世界卫生组织（WHO）提出的新健康概念等，而在世界各国都得到了发展。而国际上对介于健康与疾病之间的"第三状态"（国内称为"亚健康"）理念的提出，也使健康测评与管理技术的服务对象从疾病人群，逐步扩展到亚健康与健康人群。

世界卫生组织（WHO）提出的新健康概念不仅涉及人的生理问题，而且涉及心理和社会道德方面的问题，将生理健康、心理健康、社会适应健康三方面结合起来便构成了健康的整体概念。

而亚健康则是个大概念，包含着前后衔接的几个阶段：与健康紧紧相邻的可称作"轻度心身失调"，常以疲劳、失眠、胃口差、情绪不稳定等为主症，但是这些失调容易恢复，恢复了则与健康人并无不同。这种失调若持续发展，可进入"潜临床"状态，此时，已呈现出发展成某些疾病的高危倾向，潜伏着向某疾病发展的高度可能。在人群中，还有部分人介于"潜临床"和疾病之间的，可称作"前临床"（或亚临床）状态，指已经有了病变，但症状还不明显或还没引起足够重视，或未求诊断，或即便医生做了检查，一时尚未查出。严格地说，最后一类已不属于亚健康，而是有病的不健康状态。

在中国，健康测评与管理技术主要的服务对象仍然以疾病人群为主，但随着近年来人民生活水平的提高，越来越多的人开始关注亚健康状态，健康测评与管理技术也开始深入大众的日常生活。从最初的单一西医健康体检，经多阶段发展，进入目前的第六阶段：建立健康人群（大样本）标准数据库、亚健康（中医未病）级差数据库，定期统计分析，动态化评估干预，持续维护专家系统，（大样本）精确评估标准，定期跟踪管理等一系列完善的技术服务体系。

现代中国的健康测评与管理技术不仅包括仪器检测和非仪器检测的综合测评，还包括环境、社区、营养、心理等方面的综合健康干预管理与健康保险服务，更结合中国特有的中医诊疗、养生调理技术，成为具有"中国特色"的服务技术。

（一）健康测评的仪器检测

健康测评的仪器检测主要是包括：

1. 一般检测设备

（1）体态检测设备：身高—体重计、握力计、拉力计、脂肪厚度计、软尺、关节量角器等。

（2）功能检测设备：听诊器、血压计、脉搏计、心电图仪、肺功能仪、电动跑台、脉搏血氧仪、脉搏血氧/血压监护仪、平衡功能仪和综合体能检测设备等。

2. 特殊检测仪器

量子共振检测仪器、细胞成像检测仪器、红外热断层成像系统、微循环检测系统、血液流变学检测设备、血液生化实验检查设备、基因检测设备、骨密度检测仪器、综合体适能测试仪器等。

一般检测设备在现代的医疗结构中比较常见，也广泛应用于常规学校、企业定期体检当中。相对的特殊检测仪器则比较少见，目前大部分还仅局限于临床诊断上使用，而由于其中复杂的检测原理与难以读懂的专业报告，这类型仪器的应用也很少被检测用户了解。常用于亚健康测评的特殊检测仪器主要有以下类型：

（1）量子共振检测仪器：根据量子理论，每种物质均有微弱磁场和物质波。量子共振检测仪用一种解析方法，先将人体正常组织、器官及数百种疾病的磁场信息，收集计算出来，编成代码，储存于仪器中。在检测时，被检者手握传感器，或将头发、血液、尿液放在检测盘上。这时，人体（物体）磁场信息波输入量子共振仪，经过解析回路，与仪器中储存的标准磁场进行分析、比较、计算。通过比对个人的标准健康曲线，如果检测曲线处在标准曲线以下，说明机体处于亚健康状态；检测曲线与标准曲线基本重合，表明为健康状态；检测曲线在标准曲线以上就是最佳健康状态。

（2）红外热断层成像系统：利用红外热成像扫描技术接收人体细胞新陈代谢过程中的红外线辐射信号，经计算机处理、分析，基于特定规律和算法重建出对应于人体所检查部位的细胞相对新陈代谢强度分布图，并加以断层，测量出热辐射源的深度和数值，依据正常与异常组织区域的热辐射差来评估人体的健康状况，为定性诊断疾病提供定量依据。

（3）基因检测设备：采集被检测者少量血样或口腔黏膜脱落细胞制成涂片，经提取和扩增其DNA后，通过DNA测序或基因分型，对被检测者细胞中DNA分子等基因信息做检测，分析它所含有的各种疾病易感基因情况，从而使人们能及时了解自己的基因信息，预测身体罹患疾病的风险。目前大多采用多种检测方法并用基因芯片的方式检测。

（4）综合体适能测试仪器：体适能的定义是，"身体有足够的活力和精神进行日常事务，而不会感到过度疲劳；并且还有足够的精力享受休闲活动和应付突发事件的能力"。体适能一般划分为运动体适能和健康体适能两大类。体适能的测试是通过科学的手段对人体体质的各项指标进行测试分析，是了解人体体质的一种有效方法，为准确评价身体状况，进行针对性的运动锻炼和合理补充营养提供指导依据。

（5）骨密度检测仪器：检测原理是采用X线放射数字图像吸收法计算骨密度，即将磷化物涂在影像板上，被X射线照射后构成一组数字化图像设备，也称磷化物存储技术。在对骨骼功能状态、骨质疏松进行量化评估和预报等方面具有实用价值。

（6）细胞成像检测仪器：这是以国际公认的细胞形态学、人体全息理论和氧自由基学说为指导原则，利用手指尖的一滴血，通过先进的超倍显微镜放大2万倍观察到的细胞形态结构变化，从而分析出人体的亚健康状况，如血脂、血液黏稠度、血液垃圾、结石、各种维生素的缺乏、各脏器的病变、关节退化、心脑缺血、肿瘤等。

（7）经络检测仪：当人体处于疾病早期，生物电子在经络中运行时，相对不平衡由量变发展到质变时，就是中医所说的"阴阳平衡失调"而呈现疾病。而经络检测仪，通过测定人体经穴生命信息值，也就是经穴微电流值，获得人体疾病未形成之前，或者疾病早期但病人尚未发现主观感觉的病理信息。

（二）健康测评的非仪器检测

健康测评的非仪器检测主要包括应用等级评分量表、问卷和调查表等采集测评对象现在、过去的健康状况及生活方式的主观资料进行评估。这些表、问卷和仪器测评一样，都要求有一定可靠性、准确性，即它应有高效度和高信度。健康资料的主要来源是测评对象本人，其次来源包括测评对象的家庭成员、关系密切者、事件目击者、相关的卫生保健人员、健康记录或病历等。主要信息采集方法主要有：

1. 交谈

健康资料采集的最重要手段，是通过与测评对象或其他有关人员的语言交流来获取测评对象健康资料的方法。成功的交谈是确保健康资料完整性和准确性的关键，可为整个评估奠定良好的基础。

2. A级问卷健康测评

一种简便、科学的健康测评方法，是对被测评者年龄、性别、身高、体重、饮食、嗜好、睡眠、工作、精神、性格、遗传、婚姻、生育、环境等18个项目、92个影响人体健康因素，逐一量化，综合分析评估的方法。这种方法对评估健康、亚健康状态，测算预期寿命，改变不良生活方式和延缓衰老等，均具有指导意义。

3. 健康问卷调查

研究者用预先准备的问题来收集资料的一种技术，也是各种研究中对个人行为和态度的主要测量技术之一。问卷一般采用间接法，被调查者独立完成问卷，不与调查者直接见面，问卷通常采用统一提问、回答，以同一种方式发放与填写问卷，而且不要求填写问卷者署名，有利于提出某些敏感性与威胁性的问题，并得到被调查者真实的回答。

4. 身体测评

测评者通过自己的感觉器官或借助简单的辅助工具（听诊器、叩诊锤、血压计、体温表）对测评对象进行细致的观察和系统的检查以了解其身体状况的一组最基本的检查方法。身体测评的基本方法包括：视诊、触诊、叩诊、听诊、嗅诊。通过身体测评，为护理诊断提供依据，预防可能发生的健康问题。

（三）健康管理技术

健康测评的结果是后续根据个体差异制订健康管理方案的依据。健康管理是对个人的健康状况，尤其是健康危险因素进行全面管理的过程（见图1）。

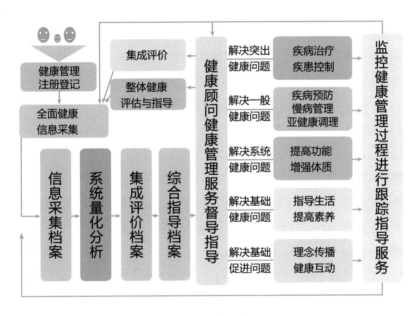

图1 健康管理流程

作为一个完善的健康管理机构，应具备以下几种类型的基本产品：健康检测与监测类产品，健康鉴定与评估类产品，健康咨询与指导类产品，健康干预与促进类产品，健康服务类产品。人们最常接触的是健康干预与促进类产品，以及前面提到的健康检测和监测类产品。

健康干预与促进类产品包括物理干预、心理干预、营养干预、运动干预、环境干预等。除此之外，还有目前国内还有待发展的音乐干预、文化干预、娱乐干预等。其中，我们较熟悉的物理干预包括：高电位疗法、直流电疗法、低频电疗法、温热间动电疗法、干扰电疗法、调制中频与电脑中频电疗法、高频电疗法、光疗法、生物反馈疗法、水疗法、芳香疗法等。

中国传统医学在现代健康测评与管理技术的发展中也起着不可取代的重要作用，现代中国健康测评技术当中就包含了中医体检技术。中医体检是一个崭新的理念，是指在中医理论指导下，运用人体阴阳平衡、五脏相生相克的原理，用传统的望、闻、问、切四诊法，对受检者的神、色、形态进行观察，加上舌质、舌苔等舌象检查以及摸脉，并询问受检者的一般情况，对受检者的身体状况做一个综合判断。

中医体检结合西医健康测评技术对测评对象进行综合的健康管理具有实践意义，可补充西医体检在亚健康诊断和干预方面的不足。中医学在保护个体的健康方面具有独特的优势，有病治病，无病养身，从这个意义上说，中医体检对每个人都是适宜的。

例如养身进补，也是要根据人的体质。现在市面上各种补品盛行，许多人凭广告或他人推荐进补，很容易出问题，甚至反而补出毛病来。而对于慢性病患者来说，长期接受某种治疗或服用某种药物，必然会对体质平衡产生影响，通过中医体检了解这种影响，及时进行中药调理并配合平时饮食调理，对人体功能的一些变化进行主动性干预，就能达到既不影响治疗，又能减少副作用伤害的目的。

中医学对亚健康的认识起源较早，古代医贤早就认识到医学的目的首先是"消患于未兆""济羸劣以获安"（《素问·序》），其次才是治病。这里所谓的"未兆"，即未有显著疾病征兆之时；所谓"羸劣"，即虚损或不太健康，但不一定是有病。而这些，正是人们所说的亚健康状态。中医学"治未病"思想，也就相当于现代的健康管理理念，主要体现在干预亚健康上，一方面，通过养神健体，使机体恢复健康状态；另一方面，可以对亚健康进行早期干预，阻止其向疾病转变。

人们非常熟悉的养生理念就属于"治未病"的健康管理理念当中的一项内容，包括精神养生、饮食养生、运动养生等。日常生活中接触较多的养生方法还有针灸、针刺、灸法、拔罐法、刺血疗法、刮痧法、推拿等。

中医"治未病"融合西医的现代健康测评与管理技术，不仅组成了具有本土特色的中国健康测评与管理技术，更充分发挥了传统医学精髓在现代健康生活中的重要作用，有利于国民强身健体，降低医疗支出，真正做到为健康保驾护航。

（四）健康保险

除了上述中西结合健康测评和管理技术外，现代中国健康测评与管理技术中还包括了健康消费与投资，其中健康保险是不可或缺的一项内容。

随着社会的发展，人们对健康重要性的认识不断提升。然而，健康并不是唾手可得的，威胁健康的各种风险因素总是不期而至。由此，引出了健康风险和健康保险的问题。

健康风险是世间存在的若干风险中直接作用于人的身体、影响人的健康的一种风险。这种风险的发生，轻者使人生病，身心不适，不能正常参加工作；重者则伤残，死亡，完全丧失劳动能力，并可能带来严重的经济损失。

采取公共预防措施，防范健康风险，这是当今世界都很盛行的做法。但是，健康风险还是不可能完全避免的，这就产生了风险转移的问题。所谓转移健康风险，是指一些单位或个人为避免承担健康风险造成的损失，有意识地将此风险转嫁给某一单位或某一承保单位，由此便出现了健康保险。

在中国，健康保险主要包括社会医疗保险和商业健康保险。虽然两者经过多年的发展已经取得了显著的成果，但仍然存在不少问题有待解决。例如，社会医疗保险注重疾病治疗，忽视预防保健和健康维护的作用等问题；而商业健康保险则存在各保险公司的发展程度参差不齐，险种创新不够，且赔付率较高等问题。

由于医疗保险涉及保险人、投保人和医疗服务提供者三方关系，增加了健康保险管理的难度和复杂性；同时，我国居民慢性病的发病率逐年递增，对健康保险产生了巨大的压力。医疗费用的控制、道德风险的防范以及健康保险所需的专业性与技术性很强，等等，迫切需要我们将现代健康测评与管理技术融入健康保险之中，使预防保健和医疗保险相结合，这是中国健康保险的必由之路。

二、中国健康测评与管理技术的发展阶段

自新中国成立至今已经60多年，健康测评与管理技术在不断发展，可以划分为六个阶段。

第一阶段：临床化健康管理，单一的西医体检

许多单位每年组织一次体检，经过多种仪器的检测，最后总检师进行汇总，给出最终结论。根据体检报告，检测人了解自己的身体状况，是健康，还是患病？

在这个过程中，检测手段几乎全部为西医方式，评估标准也是临床标准。检测结束后，一般在一周后出具纸质报告。现在，部分高端体检中心支持网上检测报告查询。

此阶段特点是：

（1）检测频率低，基本一年一次；

（2）有创检测，存在感染及辐射等潜在的风险；

（3）体检报告的影响力持续时间不超过一个月，许多人看到报告时很紧张，开始有意注意自身饮食和运动，但是两周后大多回复原来的生活状态，达不到持续健康管理的目的；

（4）评估为临床疾病标准，数据没有异常就认定为健康；

（5）各个医疗机构应用的测评标准多采用各自使用的测评仪器自身的数据标准，如果两家机构使用的仪器购自不同国家的生产厂家，则测评数据标准就有差异。

我们认为：社会化的健康管理与我们日常习惯了的临床化健康管理存在本质上的不同。

当前社会的健康能力是相对较弱的。人们无法区分生命健康管理与临床化健康管理二者之间的不同，更多的人将后者看作是生命健康管理的整体。由此导致整个社会化健康管理需求向临床健康管理倾斜，影响到社会化的健康管理体系的科学建立，并造成社会资源的浪费。

而实际上真正的健康管理机构要对个人、群体的健康危险因素进行全面监测、分析、评估、预测、预防，通过健康体检、健康评估、健康教育、健康促进、健康保险等服务内容，使公众保持能量平衡、有效运动、量化饮食和身体活动。

单一的西医体检只针对临床标准判断体检对象是否患有某种疾病，并没有对疾病的风险提出预警，忽视了大量具有健康风险的人群的需求。而且，大量客户多次体检，但由于选择的体检机构不同，因而体检报告没能得到有效保存，也就失去了通过历史资料比对判断疾病风险的可能。这对真正实现有效的健康管理是极大的弊端。

当我们意识到了生命健康需要管理而不是临床医疗状态的处置，意味着在社会化的健康需求上，我们对健康的认知有了本质上的提升。

第二阶段：亚健康检测仪器出现

随着国际上提出"第三状态"（国内称为"亚健康"）的理念，亚健康检测仪器也纷纷面世。特别是在国内，随着保健品市场的火热，亚健康检测仪器开始流行。其中就包括前面提到的健康测评中使用的特殊检测仪器，如量子共振检测仪，热断层成像仪，基因检测设备，综合体适能测试仪器，骨密度检测仪器，细胞成像检测仪器，经络仪。除此之外，常见的亚健康检测仪器还有：红外热像仪，鹰眼（或称鹰演）全身健康检测仪，血流变检测仪，细胞成像检测仪，虹膜健康检测仪，微循环检测仪等。

保健品销售人员首先大规模使用亚健康检测仪器为受检测人进行所谓的"亚健康"检测，然后出具报告，给出评估结果和相应的指导建议，最后推销人员依据检测系统给出的指导方案向受检测人推销自家产品。更有甚者，保健品厂商要求亚健康检测仪器厂商对软件系统进行修改，将指导内容更换为自家保健产品。

这类检测通常方法和针对的角度单一，并不能真正全面地了解客户的健康状况，为了达到销售产品的目的很可能还会对客户造成误导。甚至在不够专业的业务员的操作下，可能导致不仅不能有效帮助客户改善健康，反而损害其健康，增加疾病风险等后果。然而，这类行为至今未绝，严重者导致客户对亚健康检测技术的不信任，认为它们仅仅是"销售工具"，而不是检测仪器。

此阶段特点：

（1）产品种类繁多，可以独立出具检测报告，多强调自身可以提供全面检测。但客观而论，各种仪器有自身的优势，但绝没有包打天下的能力；

（2）商业色彩严重，商业利益影响了亚健康检测仪器的科学性和准确性；

（3）使用者多为保健品销售人员；

（4）部分来源于西方国家的亚健康检测仪器，其使用的评估标准，不一定适用于亚洲人群。

第三阶段：多种亚健康检测仪器进入传统体检体系，但彼此独立出具报告

此阶段，部分体检机构尝试引进一种或多种亚健康检测仪器，开展亚健康管理服务。

但是，由于各亚健康检测仪器单独出具报告，因此彼此报告间出现结论矛盾，甚至出现报告中部分结论与传统临床检测结论相悖的情况，令受检测人感到困惑和不解，因此体检机构不得不停用亚健康检测仪器，以避免矛盾。

在这个阶段，相关机构忽视了不同测评仪器的原理差异、针对性和测评角度、使用标准的差异等问题。加上部分机构人员不够专业、知识面不够广等原因，导致不能给顾客做出综合全面的测评分析和有效的健康管理建议。从实际的效果来说，并没有比第二阶段取得太大进步，受检测人仍然只能从单个侧面对自身健康进行评估和管理。

第四阶段：多种亚健康检测仪器进入传统体检体系，汇总出具报告

此阶段，体检机构参照传统的临床体检模式，设立总检师。各种亚健康检测仪器的报告，不再直接呈现给受检测人，而是先经过总检师的审核比对后提供建议。

由此问题随之而来。因各种亚健康检测仪器中，不仅有西医类检测仪器，同时有中医类检测仪器。那么总检师是否同时拥有中西医知识和实践经验？一旦总检师出现人员更替，前后两位总检师能否使用同一个标准对同一位检测者进行评估？评估标准不同，则检测者个人和检测机构就无法对自身生命状态进行有效的前后对比，发现问题。

此阶段特点主要是人为因素决定了评估结果的准确性，总检师的个人经验和知识水平决定了受检测人的健康测评结果和健康管理方向，没有科学统一的标准，主观性过强。而且，由于一旦更换总检师，意味着评估标准的变化，受检测人的前后评估报告将难以对比，对长期的健康管理不利。

第五阶段：建立专家系统，统一评估标准

随着IT业的高速发展，检测机构或亚健康检测仪器厂商将以往的人工总检师和专家的个体经验进行整合，建立"专家系统"，以保证检测人在不同时间、地点的检测数据，采用同一评估标准进行分析。

但是，这种亚健康测评和管理技术仍主要建立在临床疾病判断标准基础之上，缺乏健康人群数据库作为标准进行对比，结果的准确性有待改进。其数据尚需要随着测试人群数量（大样本）的增加重新进行测算调整，尚需要通过不同亚健康检测技术间、亚健康检测技术与临床检测技术间进行交叉校验。这是一项长期的需要坚持不懈的工作。

第六阶段：建立健康人群（大样本）标准数据库、亚健康（中医治未病）级差数据库，定期统计分析，动态化评估干预，持续维护专家系统，通过（大样本）精确评估标准

第五阶段测评技术的不足，带来了以下负面效果：

（1）引进的国外（特别是西方国家）亚健康测评技术尽管是先进的高科技，但是采用的测评标准不同，并不是全部能够套用于国人；

（2）样本数据分析不足，现有的测评标准就不一定准确；

（3）商业化因素的干扰，人为创造测评指标或改造测评标准，造成了部分数据的失真、失效。

第六阶段测评技术的目标即解决上述问题，实现对检查客体的生命状态进行动态化持续干预管理。

在此，通过简单介绍在中国科学院、中国健康管理协会、中国人民大学健康管理学院专家团队指导下，由北京中康本源医学研究院设计研发的"生命健康管控系统"，来直观描述最新一代的创新型健康测评与干预管理控制技术的发展现状。

三、中国第六代健康测评与管理技术示例介绍

世界卫生组织（WHO）对健康的定义为："健康不仅是没有疾病，而且包括躯体健康、心理健康、社会适应良好和道德健康。"

以此为目标，"生命健康管控系统"以现代健康功能医学理论为基础，综合运用诸多学科的知识与技术；将人体的生命健康状态通过七大检测模块、九大类生命状态信息系统采集，将各类生命健康检测数据进行具体的指标量化；通过对量化指标的综合科学分析和评价，为人体生命健康建立信息网状图，用于综合评估人体生命健康的状态；通过强大的专家核心数据库分析，得出针对性、个性化的专业健康指导方案和干预调理方案；利用先进、合理、全面的科学干预和调理方法，来促进人体的整体生命健康，最终达到维护健康、管理健康，提高全民健康修养、提升生命健康质量的目的。

"生命健康管控系统"包括硬件和软件，软件为自主独立开发，拥有知识产权和软件著作权。历时6年的深入研究使系统日臻完善，系统软件从最初的单机版发展到现在的网络V2.0版。

（一）"生命健康管控系统"理论模型

"生命健康管控系统"由生命状态信息采集子系统、生命状态量化分析子系统、生命状态集成评价子系统、生命健康综合指导子系统和生命健康全面服务系统组成（见图2）。

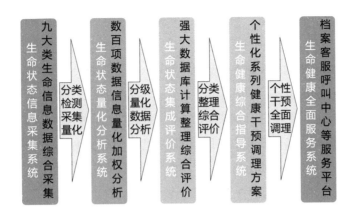

图2　生命健康管控系统子系统说明

其中，"生命状态信息采集子系统"通过临床检测和多种亚健康主观和客观检测手段，多角度、多维度采集人体生命状态信息。

"生命状态量化分析子系统"通过中国健康人标准数据库、疾病标准数据库，将亚健康人群与健康人群和疾病人群分离，并通过亚健康级差数据库对采集到的各项生命状态信息定量分析。

"生命状态集成评价子系统"（见图3）与多家医院、体检中心、社区卫生服务中心等机构合作，先后采集系统样本数十万例，经科学分析及综合调整，确立了以检测数据分析为主，综合参考性别、年龄、地域、环境、饮食习惯等诸多要素的多权重分析评价体系，最终按照不同的人体系统给出评分及评估结果。

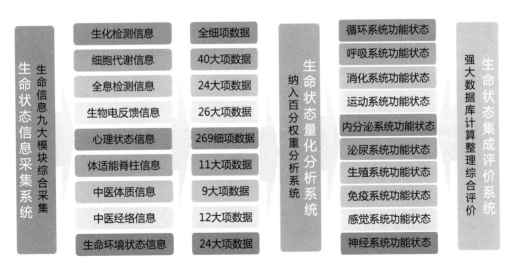

图3　生命状态信息采集、量化分析和集成评价子系统说明

"生命健康综合指导子系统"以西医的健康干预和中医的健康调理理论为基础，先后与国内多家大型医院、城镇社区服务中心、企事业单位、健康养生会所、养老机构、健身中心、健康保险机构以及诸多保健专家合作，建立了强大的专家核心数据库，通过出具针对性、个性化的干预、调理方案，全面有效提升客户健康生活质量。

"生命健康全面服务系统"（见图4）与中国科学院软件中心、中国科学院网络信息中心合作，以互联网为基础开发的客服、呼叫中心等系列服务平台，能为生命健康管理控制分中心客户提供高效优质服务。多个增值服务及附加服务平台（如健康干预调理及康复项目、系列健康干预调理产品等）正在逐步建设完善。

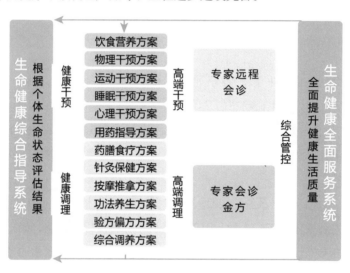

图4　生命健康综合指导和全面服务子系统说明

（二）"生命健康管控系统"主要功能

"生命健康管控系统"的核心功能包括以下三个环节：

1. 生命健康信息采集

信息采集分为主观测评和客观测评。

主观测评使用了国际技术、国家标准及人大健康管理学院的科研成果，目前包括：

◆ 既往病史、现病史

◆ 生活习性

◆ 生活环境

◆ 生命状态（亚健康、睡眠、疲劳、胃肠功能、疼痛）

◆ 心理测评（躯体、精神）

◆ 心理测评（敌对、恐惧、敏感）

◆心理测评（抑郁、焦虑、偏执、强迫）

◆中医五脏状态

◆中医体质辨识

◆中医气血状态

◆脊柱健康状态

客观测评包括了目前国际上流行的亚健康检测技术，目前包括：

◆红外热成像断层扫描分析仪

◆微磁人体成分扫描分析仪

◆体能适能综合测试

◆微磁全息生理分析仪

◆微磁十二经络分析仪

此外，信息采集中还包括将临床检查的结果及数据进入（输入）"生命健康管控系统"，进行定性与定量再分析，其中包括：

◆生化检查结果

◆影像检查结果

◆科室检查结果

2. 生命健康信息评估

评估过程中，全部数据首先通过健康人标准数据库、疾病标准数据库，将其中的亚健康人群过滤出来；然后通过亚健康症状标准数据库，将其中的亚健康人群依照症状的轻重分为不同的级差并给出评分，从而实现亚健康检测数据的量化管理（见图5）。

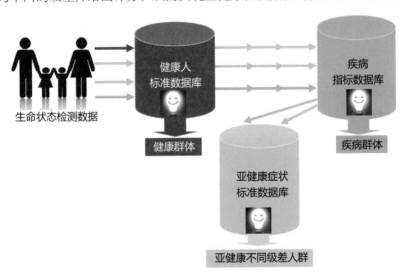

图5　生命状态信息评估流程说明

全部检测结论通过人体系统图进行展示，描述语言避免了晦涩的临床用语，便于使用人员理解，有效地解决了信息不对称、误解、差异等问题。

在图6示例中，受检测人可以看到自己单项或多项检测综合的评估结果，了解自身不同系统的当前状态。

评估过程中，系统同时集成了多种生命健康信息采集手段，并依照它们各自的优劣势按照预设的不同权重，通过数学模型的计算得到受检测人的合理的量化评分。

此外，针对重度症状（一般已有临床表现），系统对受检测人自动发出预警信息，建议尽快就医确诊。

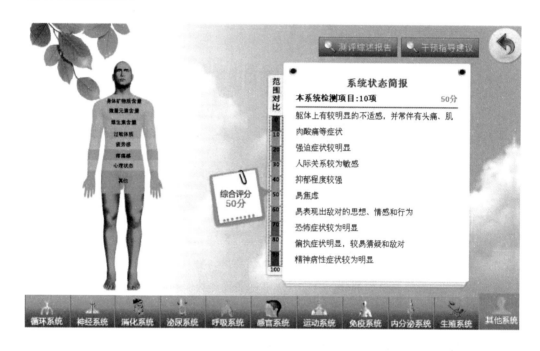

图6　生命状态评价子系统说明

3. 生命健康个性化干预调理指导

由于不同受检测人的症状不同，因此评估结论和量化评分亦有差异。

针对不同受检测人的不同症状评估结论，系统最终给出个性化干预调理指导方案，内容分为通用时令生活指导和个性化药膳食疗、营养、运动、功法养生、情志、物理、推拿、按摩等系统化方案。

部分处方（如推拿、按摩和功法养生、运动等）还提供详细的示意图片和视频指导，不仅便于干预指导人员的工作，同时也方便受检测人居家操作。

针对重症人员，系统自动给出就医科室指引，避免盲目就医。

4. 生命健康信息追踪

系统为受检测人提供历史数据对比，帮助受检测人了解自身状态的变化，判断近期应用的干预调理手段是否有效，实施动态化健康照护（见图7）。

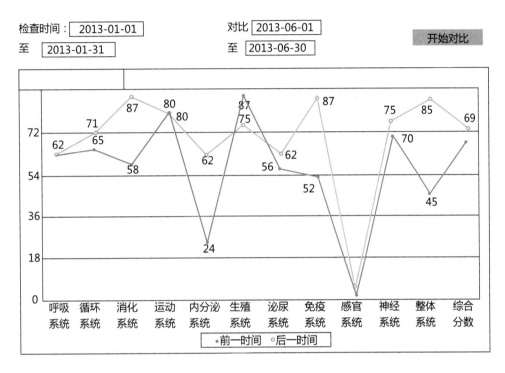

图7　生命健康信息追踪管理说明

除上述核心服务内容外，针对检测机构，"生命健康管控系统"软件的统计分析，可依据人体不同系统器官，将某时间段内全部检测人群中检测到的最集中的前五项健康问题依次列出，便于相关管理机构及下属服务机构进行有效干预和指导，实现卫生健康服务全面有效监控管理。

（三）"生命健康管控系统"工作流程

在图7中受检测人可以在检测站点完成检测。同时，他们还可以随时在任意地点通过网络完成主观测评和临床生化检测数据评估。

当数百项检测与测评数据通过网络上传至位于中科院的专家系统数据处理服务平台，系统间隔20分钟进行一次分析评估后，健康服务管理人员和受检测人就可以在任意地点，通过网络查看最新的检测结果和相应的个性化干预调理建议及指导处方。

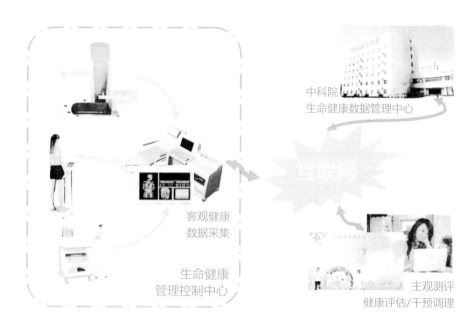

中科院
生命健康数据管理中心

互联网

客观健康
数据采集

生命健康
管理控制中心

主观测评
健康评估/干预调理

图8　生命健康管控系统工作流程图

（四）"生命健康管控系统"的特点

1. 为医疗机构的健康管理提供了多种手段

"生命健康管控系统"帮助医疗机构，在为病人服务时，在使用临床手术、药物治疗等手段外，增加了更多的自然疗法选择，可避免过度医疗造成的资源浪费，以及对患者产生的医源性和药源性二次伤害。同时为医疗机构提供了健康生活指导服务，增加了一个服务亮点。

2. 建立了中国健康人、亚健康人群的健康状态测评标准

大多数人群居于健康和亚健康状态，但是却没有一个有效的测评标准，能够描述亚健康的程度，这影响了对健康、亚健康人群的有效健康管理。

"生命健康管控系统"首创了中国健康、亚健康人群的健康状态测评标准，摆脱了以往"疗效凭感觉"的"定性"模糊阶段，进入到了"定量"阶段。为政府有关部门以及企业团体、生活社区等机构进行有效的动态化健康管理提供了科学、客观的数据分析支持。

3. 兼顾了主观和客观两方面测评

"生命健康管控系统"的数据采集，既有通过检测仪器直接检测出的数据指标，也有通过标准测评工具（量表）得出的"症状"评价结果，系统会将主观与客观量化数据进行对比性分析，避免了单纯依赖某种检测手段带来的误差，尽可能对检测人员进行全

面客观科学的系统化评估。

4. 兼顾了东方传统医学与西方现代医学的科技成果

"生命健康管控系统"中，不仅有西方医学科技成果，也有东方传统医学的精粹。

5. 检测手段"绿色安全"，无污染、无辐射

"生命健康管控系统"中，客观检测的仪器均为"无污染、无辐射"的设备，不会对检测人员的身体造成伤害。

6. 实现了"我的健康我做主"，健康档案进家门

"生命健康管控系统"充分发挥了互联网的优势，建立了真正属于个人的"健康档案"，受检测人可以在任意时间、地点通过网络查询"贴身健康管家"获取自己健康状态的评估结论并得到对应的干预、调理指导建议。

7. 独立第三方测评和管理，提供了有效鉴别"鱼龙混杂"的健康服务商和健康产品的手段

"生命健康管控系统"为独立第三方测评和管理，不与保健品等利益群体挂钩。

系统为受检测人提供健康状态的历史数据对比，使其通过对比可以了解自己使用的保健手段是否有效，最终协助检测人员找到对其真正有效的保健手段，进而规范健康产业、淘汰市场上的假冒伪劣产品，协助真正好的健康企业、好的健康服务产品占据市场，服务国民。

8. 开放式的架构，支持未来检测设备的升级换代

"生命健康管控系统"采用开放式设计架构，未来出现新的高科技检测方法和检测设备，可以随时将检测数据接入系统进行分析。

9. 数据定期维护升级，评估标准更为准确、科学

中国人民大学健康管理学院生命健康管理控制中心的专家们，会对"生命健康管控系统"中各个检测设备和量表使用的评估标准，定期进行统计分析升级，最终使得评估标准更为准确和科学。随着"生命健康管控系统"的推广，随着对更多受检测人群的数据样本分析，"生命健康管控系统"的专家库将更为客观、科学和准确。

四、健康测评和管理技术的发展趋势和未来展望

回顾新中国成立后60多年健康测评和管理技术的发展历程，我们可以发现以下发展趋势：

1. 健康理念在与时俱进。从单纯躯体健康，到躯体、心理、道德健康和社会适应良好；从简单的疾病、健康的绝对划分，到疾病、第三状态（亚健康）和健康的三级划分。

2. 健康检测手段多样化。从临床检测技术，到独立的亚健康检测手段纷纷面世，最终成为临床、生活环境、生活习性、心理、体质等多角度、多维度的健康检测，检测

更为全面，综合评估更为准确。

3. 健康评估标准逐步摆脱人为因素干扰。从以往不同医生给出独立判断，到使用统一的专家系统得到综合评估。

4. 亚健康评估从定性到定量，建立了中国人健康标准数据库和亚健康级差数据库。无论是对于规范健康保健市场，还是助力中国传统医疗大力发展，这都是至关重要的。

5. 健康干预调理手段多样化，从生物科技的干细胞治疗、基因改造，到日常生活中药膳食疗、服用保健品、功法养生、心理情志调理，等等。

6. 健康管理受益人群更广泛，成本更为低廉。网络的出现，使得受益人群不受地域限制，而专家系统的使用者越多，在形成规模效应后，成本也越低。

五、中国健康管理产业与健康测评和管理技术的未来展望

对于中国健康管理产业与健康测评和管理技术的未来发展，我们做出如下预测与展望：

1. 网络是健康管理的重要基石，网络将使人人都可以快捷高效地享受最基本的健康服务。任何形式的网络及其衍生产品，都将助力健康管理的快速发展。

2. 未来的健康管理，受检测人本人是主动参与方，而不是被动参与。真正实现"我的健康我做主！"

3. 随着生物科技的发展，国外健康测评和管理技术更趋于微型化（可穿戴设备），但成本短期依然无望降低，只能是服务于少数人群。

4. 中国传统医学提供的健康干预调理指导方式，在专家系统和网络的支持下，可以快速低成本惠及大众。最终实现13亿中国人，人人享受基本健康管理服务。

5. 中国健康管理产业标准化、规范化时代已经到来。随着中国健康人标准数据库、亚健康级差数据库的样本量的增加，适用于国人的大数据健康测评标准将更为科学、客观、准确。

6. 中国健康产业将形成市场经济和政府指导并行的格局。通过政府指导，国民大众得以享受基本健康管理服务，医疗支出等将相应大大减少；通过市场经济运作，中国将紧追世界先进健康管理技术和管理经验，并形成一个从健康测评到干预调理指导的循环产业链条。

7. 由于中国传统医学在健康管理、抗衰老领域的特有贡献，中国完全有能力以中国抗衰老产业进军全球，并使之成为中国重要的软实力之一。

但是，上述预测与展望能否最终实现，能否尽快实现，还需要政府相关部门的大力支持，还需要政府相关政策性扶助，还需要全社会相关各界的协同。否则将面临西方资本的强势投入，中国人健康标准的定义权和话语权很可能丧失，这需要我们从中国健康管理服务学科与产业发展的战略层面进行深刻的思考。

参考文献

［1］熊盛道.健康评估[M].北京：高等教育出版社，2004.

［2］乔志恒，华桂如.亚健康状态评估与康复[M].北京：化学工业出版社，2007.

［3］傅晨等.亚健康的概念、范畴和分类[N].辽宁中医药大学学报，2010年，12（8）：43-45.

［4］王锡民，王芸.关于亚健康概念需要重新定义的商榷[J].中国医药指南，2013，（35）.

［5］于智敏.走出亚健康[M].北京：人民卫生出版社，2003.

［6］陈景藻.现代物理治疗学[M].北京：人民军医出版社，2001.

［7］卓大宏.中国康复医学（第二版）[M].北京：华夏出版社，2003.

［8］汪向东，王希林，马弘.心理卫生评定量表手册（增订版）[M].北京：中国心理卫生杂志社出版，1999.

［9］许又新，吕秋云.现代心理治疗手册[M].北京：北京医科大学、中国协和医科大学联合出版社，1997.

［10］潘大军.浅谈用"治未病"思想指导对亚健康状态的中医药调治[J].中医中药，2008，5（4）：358-359.

［11］李乃民.中国传统医学外治疗法全书[M].北京：学苑出版社，1997.

［12］王龙兴.卫生经济学的理论与实践[M].上海：上海交通大学出版社，1998.

［13］黄占辉，王汉亮.健康保险学[M].北京：北京大学出版社，2006.

The Development and Prospects of Chinese Health Assessment and Management Technology

Jian Zhang, Bo Chen, Zhiheng Qiao, Yuanping Chen

Abstract

During the 60 years since the founding of new China, the health assessment and management technology was in constant development, and now has already entered the sixth stage. The Chinese health standard database and sub-health differential database has also been established. This thesis first carried the classification and description of the development stages of Chinese health assessment and management technology, and then describes the characteristics of the sixth generation of measurement techniques through examples. In the end, the development trend of Chinese health assessment and management technology are summarized and prospected for the future.

Keywords

Health Management, Assessment Technology, Sub-Health, Prevent Sickness, Health Industry

作者简介

陈元平
  中国人民大学培训学院首席专家、健康管理学院院长，中国健康管理协会副会长，国家中医药管理局治未病工作顾问专家，科学技术部"十二五"国家科技支撑计划"中医预防保健（治未病）服务技术研究与示范"项目评审专家组成员。

乔志恒
  中国康复研究中心主任医师、教授，首都医科大学康复理疗教授，中华医学会北京分会物理医学与康复学分会第二、三届委员会主任委员。

张　健
  中国人民大学培训学院–健康管理学院院长助理。科学技术部"十二五"国家科技支撑计划"中医预防保健（治未病）服务技术研究与示范"项目之"中医预防保健（治未病）规范及技术标准制定"课题组成员。

陈　博
  北京中康本源医学研究院技术总监。科学技术部"十二五"国家科技支撑计划"中医预防保健（治未病）服务技术研究与示范"项目之"中医预防保健（治未病）规范及技术标准制定"课题组成员。

论儿童健康管理应以生长发育监测为基础

叶　韬　陈元平　叶义言

摘要：

衰老是从出生就开始的生命过程。全程健康管理应从儿童出生抓起。儿童健康管理有其特殊性，应遵循儿童成长规律，建立创新型模式，以促进儿童健康成长为目标，以儿童生长发育为基础，通过生长发育检查、评分法骨龄、量表评估、远程技术和信息化平台等进行健康管理。本模式对于推进医疗改革和提高民族体质具有重要现实和长远意义。

关键词：

抗衰老　儿童　生长发育　健康管理　骨龄　信息化

习近平主席指出："实现中华民族伟大复兴是一项光荣而艰巨的事业，需要一代又一代中国人共同为之努力。"我国国务院印发《关于促进健康服务业发展的若干意见》指出，"健康管理与促进"是健康服务业的主项之一，力争到2020年基本覆盖全生命周期。健康管理的概念，于20世纪 60～70年代最先出现于美国，随后在各国迅速发展，形成朝阳产业，并将成为今后卫生服务事业的主潮流，也受到了我国政府的重视。全生命周期是生长与死亡、抗衰老与衰老的消长过程，从出生起即开始。因此，全程健康管理应从儿童出生，甚至前移到受孕时开始。国外的"抗衰老"健康医学服务，其广义的服务任务是从人个体出生起开始的。目前，有学者呼吁儿童健康管理应是国家战略，但相关理论和技术滞后。笔者认为，由于儿童与成人的差异，儿童健康管理必然有其特殊性，应遵循儿童成长规律，建立创新型模式，以促进儿童健康成长为目标，以儿童生长发育为基础来进行的健康管理。

一、我国儿童健康当前存在的问题

联合国《儿童权利公约》指出：儿童是18周岁以下的人。当前，我国儿童的健康状况与我国社会经济文化的发展不相称、与实现中国富强梦所需要的体魄不相称，主要问题是儿童体质下降、生长发育相关疾病增多、外界环境的不良影响严重、儿童的安全问题突出、儿童健康问题的远期后果令人担忧。

（一）儿童体质下降

据教育部关于2010年全国学生体质与健康调研结果公告，大学生身体素质继续缓慢下降；视力不良检出率（小学生、初中生、高中生、大学生依次为40.89%、67.33%、79.20%、84.72%）继续上升并出现低龄化倾向；肥胖检出率（7岁～22岁城市男生、城市女生、乡村男生、乡村女生依次为13.33%、5.64%、7.83%、3.78%）继续增加；龋齿患病率（城市男生、城市女生、乡村男生、乡村女生7岁年龄组乳牙龋齿患病率依次为55.84%、57.48%、62.10%、62.55%；12岁年龄组恒牙龋齿患病率依次为19.80%、18.64%、18.64%、23.85%）出现反弹。我国儿童体格的城乡、地区差别较大。笔者2012年5月～11月在长沙地区群体抽样小学生和初中生的体格调查（长沙市科技计划项目，K1106185－31）的结果，与文献报道2011年5月～12月北京地区儿童体格调查的结果比较显示（见表1、表2），儿童身高的地区差别、发达地区的城郊差别主要在青春期开始后，发展中地区的城郊差别从小就有，尤其是男童。这一现象与笔者在1989～1990年比较长沙儿童与英国儿童的生长发育差别相似。

表1：长沙和北京的男童身高比较

（单位：岁/个/厘米）

年龄	长沙城区男童		北京城区男童		长沙郊区男童		北京郊区男童	
	人数	身高	人数	身高	人数	身高	人数	身高
6～	420	124.7±5.3	2147	122.5±5.4	435	118.6±4.9	1943	120.9±5.2
7～	573	129.7±5.5	2167	128.0±5.7	478	123.5±5.6	1925	126.8±5.6
8～	445	134.7±6.2	2013	133.6±6.0	364	128.8±5.9	1769	132.3±6.0
9～	436	140.3±6.3	2275	139.3±6.2	400	134.4±6.6	2104	138.6±6.5
10～	501	145.8±7.2	2217	144.7±6.8	423	141.4±7.5	1990	145.3±7.1
11～	634	151.3±8.5	1750	150.3±7.4	512	148.3±6.8	1514	151.7±7.0
12～	287	158.5±7.8	1969	158.7±8.5	214	153.3±6.2	1938	157.1±6.4
13～	150	158.5±7.8	2196	165.3±8.0	126	155.6±6.0	2102	159.9±5.8
14～15	30	164.3±4.7	2118	170.1±7.1	16	159.0±5.5	2060	161.2±5.7

表2：长沙和北京的女童身高比较

（单位：岁/个/厘米）

年龄	长沙城区女童		北京城区女童		长沙郊区女童		北京郊区女童	
	人数	身高	人数	身高	人数	身高	人数	身高
6～	86	120.5±4.7	1489	121.2±5.3	121	118.7±6.1	1324	119.9±5.3
7～	182	124.7±5.5	1871	126.1±5.8	219	124.0±5.2	1691	124.7±5.9
8～	155	128.8±5.5	2418	131.7±6.1	198	127.7±5.5	2175	130.5±6.3
9～	150	134.0±6.1	2361	136.7±6.7	175	134.9±6.5	2156	136.2±6.5
10～	202	139.8±6.8	2506	141.9±6.8	197	139.98±6.7	2358	142.2±7.2
11～	203	144.4±7.3	2527	147.6±7.7	208	147.8±7.9	2425	148.6±7.3
12～	282	151.4±8.2	2849	154.1±8.6	247	152.1±6.1	2593	153.4±6.6
13～	271	157.9±8.1	2936	161.1±8.2	182	155.0±6.9	2550	156.8±5.8
14～15	81	161.1±8.7	2622	166.1±7.5	76	155.5±5.6	2521	158.3±5.6

（二）生长发育相关疾病增多

这类疾病常是非感染性慢性疾病，常引起生长发育异常、过矮或过高、过瘦或过重、发育过快或过慢、智力动作滞后等。当前，矮小症（身高低于同类人群均值的2个标准差或第3百分位）、早发育（女童8岁前出现性征或10岁前出现初潮，男童9岁前出现性征）、肥胖症（体重超过同类人群标准体重的20%或以上，或体重指数的25%或以上，体重指数即BMI，体重kg/身高m²）的发生率在增加，已成为危害儿童健康成长的重要因素，受到了家长和社会各方的高度关注。笔者对2012年和1990年的长沙儿童生长发育情况的比较显示，近20年来女童青春发育提前（乳房始现年龄提前0.6岁、初潮年龄提前0.8岁），目前早发育发生率为1.7%（城、郊各为1.9%、1.2%）；矮小症发生率（城、郊各为4.4%、6.2%），男、女童各为5.4%、4.5%，比北京地区高（男、女童各为3.7%、3.3%）；肥胖症发生率（城、郊各为11.0%、5.5%），男、女童各为9.1%、9.3%。

（三）外界环境的不良影响严重

不良的外界环境影响主要有：

1. 营养不当

常见有摄食过度、不足、不均衡、滥用补品、习惯不良等，物质营养不合理，精神营养（精神环境和社交活动）更被忽视，而对于儿童的健康成长这两种营养缺一不可。

2. 社会心理压力大

唯分数论令家长和孩子的心理压力都很大，使家长对孩子的教育观念变成追求分数，使孩子从小就接受各种培训和强化训练，而玩乐和运动常被挤掉，以致易出现生长发育障碍和心理行为问题。留守儿童、家庭变故的儿童的身心发育常受损。

3. 社会经济状况的差别加大

家庭条件的差别也常表现为儿童体格和发育上的差别，家庭条件差的儿童常常体格较小、发育较慢，但体重方面却不一定，家庭条件差的儿童也可表现为肥胖。值得注意的是，儿童生长发育状况可因家庭条件改善而变好，反之则变差。

4. 城市化的影响

对于儿童身心成长，城市化提供了有利的生活条件，但也带来了不利的生活方式，例如看电视、玩电子游戏、在室内的时间增多，睡眠、运动、在室外的时间减少，不良影响增多，如长期不吃早餐、吸烟、饮酒、不健康的娱乐和引诱等。

5. 气候变化和环境污染的影响

自然环境、居室环境、体表和衣着环境的毒物和污染物对儿童生长不利，儿童受被动吸烟之害仍然常见。笔者曾做的动物实验显示，妊娠大白鼠吸烟，其胎鼠和幼鼠的大小都明显减少。

（四）儿童的安全问题突出

儿童不仅需要健康成长，也需要安全成长，但是，目前儿童的安全问题突出，例如儿童看病难、看病贵、无序就医、盲目择医、药品滥用、服用伪劣产品、伤害、意外事故、被骗上当等，常使儿童致病、致残，甚至致死，造成家庭悲剧。

（五）儿童健康问题的远期后果令人担忧

一般认为，儿童期体格的大小和构成、生长速度、发育速度等生长特征，还可引起远期后果，影响成年后一些慢性病的发生，以及病死率和寿命。我国目前一些衰老性疾病年轻化，其"种子"可能是在儿童时期播下的。肥胖症是最明显的例子，肥胖儿童易成为肥胖成人，父母肥胖的子女易肥胖，第二次脂肪沉积（一般在6岁左右）年龄早的儿童以后成年易肥胖，儿童肥胖时高血压可延续至整个生长期乃至成年期，心血管病、糖尿病的死亡率增加，因此，肥胖症被公认为是慢性病危险因子（Chronic Disease Risk Factors）之一。

二、儿童健康管理创新型模式是一种保护儿童机制

我国当前儿童健康存在的种种问题表明，迫切需要建立一种保护儿童的机制，把国家保护儿童的良好政策、群众"望子女成龙凤"的美好愿望，落实在日常行动上。笔者提出，以生长发育为基础的儿童健康管理创新型模式，是一种可行、有效的保护儿童机制（见图1），现简要说明如下。

（一）生长发育是核心

儿童在生长发育过程中的每一时刻，从宏观到微观，从生理到疾病，具体表现诸

多，唯生长发育的表现，可与机体整体状况互为表里，前者既决定机体整体状况，又体现机体整体状况，处于核心地位，能综合反映机体现状及其影响因素。

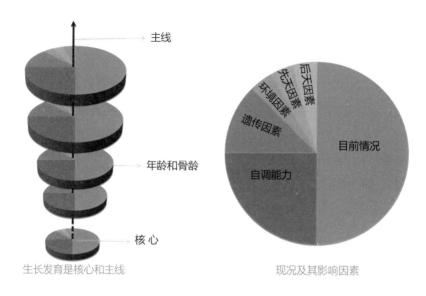

主线

年龄和骨龄

核心

生长发育是核心和主线

后天因素
先天因素
环境因素
遗传因素
目前情况
自调能力

现况及其影响因素

图1　儿童健康管理模式

1. 反映生长发育本身的状况

例如，身高反映身体骨骼的发育，体重反映身体在量方面的增长，青春发育反映性发育及其伴随的身心变化，身体比例反映身体大小和形状的变化，形体的发育反映体型、姿式的变化。

2. 反映遗传因素的影响

生长发育的特征具有家族内相似性和种族内相似性，例如，父母身高可影响其亲生子女身高的70%，曾在婴幼儿发育快的父母其亲生子女也可能发育快，儿童的生长轨迹是由遗传预定的，如果因故发生偏离，原因消除后可能出现追赶生长以回归到原来轨迹。

3. 反映先天因素的影响

生长发育受先天因素即胎儿宫内生长情况的影响。生长发育迟缓常是了解出生缺陷和宫内生长不良的重要线索，如出生体重低的婴儿，若出生后2年内追不上正常，儿童期，甚至成年后可能矮小。

4. 反映后天因素的影响

后天因素即体内环境，指机体的生理和病理状态。生长发育不仅可反映体内环境的阴（如抑制、营养摄入等）阳（如兴奋、消化吸收等）关系、神经内分泌功能、器官系统状况，而且可反映机体的自我调节功能是否完善。在同样不利因素的作用下，良好的自我调节功能可使机体免受生长发育损害。

5. 反映环境因素的影响

环境因素指机体的周围环境，包括营养、气候、致病微生物、社会经济条件、社会心理压力、城市化、气候变化、环境污染、时代变化等因素，可以单因素或多因素以不同比例组合影响儿童的生长发育。人类生物学家常以生长发育表现环境对儿童的影响问题。

（二）生长发育是主线

儿童的成长过程，以出生时为起点、成年时为终点，时间长达18年或20年，变化涉及方方面面，唯生长发育一直贯穿始终，是一条客观的主线。它的走势能纵向反映儿童成长的过程和轨迹，可用以跟踪儿童成长路线并绘制成儿童生长图、监测医疗保健措施的作用，还可根据不同年龄阶段的特点，进行有重点的监测。

（三）生长发育检查便于操作

生长发育检查具有时序性、连续性、量化、信息化的特点，便于儿童健康管理。

1. 计程技术

对儿童生长发育过程进行计程。

（1）年龄：这是从时间上计程，反映儿童成长过程所经历的时间。但是，时间是人为规定的，为"身外之物"，并不是机体"身内之物"，正如计时器和长跑快慢不可等同一样。同年龄儿童，发育有快有慢，因此，单用年龄计程还不够。

（2）骨龄：这是从发育上计程。骨龄是公认的反映儿童发育程度的可靠客观指标，同年龄儿童，发育程度可不一致。大量研究已表明，体格大小、青春期猛长、性征发育时间、某些内分泌激素水平、不同性别和不同人种的发育速率的差别等与骨龄的关系，比与年龄的关系更密切。但是，骨龄评定技术必须精准，它相当于测定儿童发育程度的"发育尺"，精准度相当于尺的刻度，刻度越细，精准度越高，正如测身高需要精准的尺、测体重需要精准的秤一样。"中国儿童骨龄评分法"迄今已在临床上大量应用了20余年，业内认为它是我国目前最精准的骨龄评定方法，可精确到0.1岁。因此，结合年龄和评分法骨龄计程儿童成长过程较为可靠。

2. 测量技术

对儿童的体格大小和功能发育进行测量，也要求符合时序、连续、量化、信息化的条件。

（1）已量化的技术：皮尺、身高计、坐高计、体重计、皮褶卡尺、睾模计等测量维度和重度的用具，以及检验仪器，结果都是数字化定量，但使用时须注意选择适合的精确度和遵守操作规则，并保持一致。

（2）待量化的技术：原本是定性的指标，如性征发育、影响因素、生活习性、智能发展等，须量化后才能符合上述条件，常采用分级、量表评估等方法。泰勒（Tanner）对性征发育的分级已被国际上广泛采用。我们已初步建立"儿童成长筛查量表评估""儿童遗传、生活习性量表评估"，可对儿童成长的现况及其影响因素进行综合评估。此类技术尚需不断完善和发展。

3. 信息化技术

儿童在成长过程中，信息产生多、时间连续长、地区跨度大，必须利用云技术，建立信息化平台，联网各级医疗机构和千家万户。这是目前科技进步为儿童健康管理提供的条件和机遇。我们已初步建立"儿童健康管理系统"（Child Health Management System，CHIMS），实现了中国儿童骨龄法远程评定，儿童成长筛查量表远程评估，儿童遗传，生活习性量表远程评估，远程健康管理和客服，资源远程共享和分享等。

三、以儿童健康管理机制确保人生良好开端

儿童时期是从出生到成年的时期，是人生的开端。运用儿童健康管理机制，可全面、系统地奠定人生的开端，即以体格生长发育为基础，从生物学、心理学、社会学层面，形成相对稳定的特性，包括儿童体质、儿童发展和儿童素质等，从而确保人生的良好开端。

（一）儿童体质

体质指人的生物学质量，包括身体大小形态、生理功能、运动能力、自身调节能力等。儿童体质是在体格生长发育过程中形成的相对稳定的体格特性。儿童体格生长发育既连续不断，又分年龄段并各有不同的特点和关键。因此，应抓住关键时期，做好关键事情，促进关键特性，发展儿童体质，既可事半功倍，又可不失良机。

1. 0~2岁是确保大脑发育的关键时期

大脑重量从出生时约390g（成人脑重的1/3）迅速增加到2岁时900g~1000g（成人脑重的2/3）；大脑细胞数出生时就有150亿个左右，以后不再增加；大脑各区间通路的髓鞘（绝缘）化和网络化日益完善；视觉从出生时仅有光感到2岁时视力达到0.5，听觉从出生时仅有声音反应到2岁时能听懂词语和区分音质；脑垂体分泌的生长激素从出生后6个月起开始控制儿童的生长。大脑领先发展，同时统率着整体身心的成长，儿童从初生时的襁褓生活成长到2岁时的空间活动，不要扶持，闹起独立，进入心理发展转折期，即第一反抗期；生长轨迹也在调整，6个月后由生长激素控制，从而进入"儿童生长期"，2岁时生长轨迹已基本调整到位。在大脑发育的这一关键时期，如果忽视了该做

的事情，则会损害儿童的成长，导致的后果甚至是终生的。例如，儿童生长期开始时间每推后1个月，5岁时身高减少0.5cm，成年时最终身高减少0.5cm；对先天性甲减患儿的治疗，应在出生后1个月内开始，智商（IQ）可达到正常，若延误则智商不断减损，2岁内仍未开始则会留下智力障碍且不可逆转。

2. 2~7岁是确保长身材的关键时期

身材好不好主要看身体比例是否恰当，下肢不能短。幼年期下肢是身体中增长最快的部位，并无明显性别差别。据报道，日本人在身高增长高峰的40年中，身高的增加几乎全部增加在下肢的长度上，而不是在坐高上。生长发育相关疾病可引起身体比例失常，其中有些是可以预防的。目前我国正处在生长发育期加快的高峰期，成年身高大约每10年增加1.5cm左右，但身体比例的变化尚不明显，其原因不明。值得注意的是，该高峰期不会长期持续，若干年后会减弱，甚至长期停滞，我们应抓住这一高峰期，重视身材的改善。

3. 7~11岁是确保青春期前增高的关键时期

此期增高速度无男女差别，都比较缓慢。有的孩子，可能出现"中途身高突增"，一般在6岁~8岁时出现，突增的高度不多，男女孩都可有，无时间先后的差别。生长应按一定的轨迹进行，需监测生长偏离的问题，生长向低位偏离应查原因，向高位偏离应排除早发育引起的假象。自出生以来的生长发育问题或疾病，之前还处在被观察、疑虑、等待时期，到这时常引起了家长的重视而就医，矮小症、性早熟之类疾病，这时应开始治疗了。此期又叫学龄期，环境、作息、要求都和入学前大不一样，孩子能否适应，生长发育常是一个重要的观察窗口。

4. 青春期是确保猛长的关键时期

青春期一般指女10~15岁、男11~16岁。青春期的启动和进程，个体差异较大，需从专业上个别地评估，家长常无此能力，常将女孩初潮、男孩变声之类青春期后期征象误认为青春期开始，以致误失孩子的青春宝贵时光，错过许多帮助孩子成长的机会，造成孩子身心受损，甚至无法弥补。躯体的急剧变化亦伴有心理、情感、行为等的迅速变化，从而构成青春期身心成长的特点。这是人的第二次也是最后一次生长高峰，变化多而快，容易出现生长发育相关问题或疾病，需要跟踪监测和及时干预。

5. 15~20岁是走向成年的关键时期

一般体格生长发育已基本完成，但功能发育尚不完善，心理发育尚不成熟，少数孩子体格生长发育尚未完成。此期也是承受社会心理压力最大的时期，容易出现心理问题。盲目"等后长"的家长，这时若没有等来孩子后长，碰到南墙了，开始后悔自责；而孩子到这时不违拗了，懂事了，面对自己生长时机被贻误的现实，怨恨责怪。如是，家庭矛盾不和、孩子悲观弃学的现象，时有所见，需要妥善处理，确保平稳过渡。

（二）儿童发展

发展指的心理学质量，包括生理发育和心理发育，即身心发育，也是在体格生长发育过程中形成相对稳定的成熟特性。应抓住其规律，确保儿童发展。

1. 顺序性

儿童发展有一定顺序，按一定方向不断进行。例如，儿童在生长发育过程中，形体逐渐起变化，尤其在青春期更为明显，包括身体比例、体型、姿式。身体比例的发育，一般是由上而下（依次为头面、躯干、四肢）、由远而近（依次为足、小腿、大腿，或手、前臂、上臂）、由外而内（青春期生长突增依次为手和足、前臂和小腿、上臂和大腿、臂和胸、肩、躯干的长度和胸部的厚度）。

2. 阶段性

儿童发展有一定年龄阶段，在关键期对一定特性的发展敏感。例如，新生儿期（出生到满月），主要是本能的无条件反射，生后2周左右出现第一个条件反射（被抱起喂奶出现吸吮动作）；1个月到6岁，是儿童发展最快阶段，感知、动作、言语思维、应物和应人的能力快速发展；6岁到青春期开始前，注意力、观察力、记忆力、情绪全面发展；青春期，是第二个儿童发展最快阶段，自我意识、性意识、认知快速发展，因生理发育快于心理发展而可能出现困惑、烦恼的冲击，违拗与依赖、封闭与开放、敢闯与怯懦、高傲与自卑、否定童年与眷恋童年的矛盾，以及冲击和矛盾等造成心理行为的偏差。

3. 演进性

儿童发展有一定演变进展规律，从简单到复杂、从具体到抽象、从被动到主动、从不稳定到稳定等。例如脑的高级功能发育，从无条件反射发展到条件反身，从第一信号系统（现实的具体的信号，如具体食物）发展到第二信号系统（现实的抽象的信号，如词语"食物"），从语言性条件反射发展到智能，形成观察力、记忆力、想象力、思维力、注意力等认识、适应、改变环境的综合能力，形成敏捷性、灵活性、深刻性、独特性等智能的品质。

4. 和谐性

儿童发展是和谐的。它犹如流畅而有节奏的进行曲，秩序井然、强弱有度、错落不乱，容差异于互补，统不平衡于一体。和谐性不是同步性，实际上儿童发展的各种特性不一定同步。儿童发展如果不和谐或受到不利因素干扰，则会出现异常。例如，性早熟是性征发育与性心理发育不和谐。

（三）儿童素质

素质指人的社会学质量，包括社会责任感和社会能力。儿童素质同样也是在体格生长发育过程中形成相对稳定的社会特性。我国提倡儿童德、智、体、美、劳全面发展，能提高儿童素质，成为具有社会责任和社会能力的人，立身于社会。

四、创新型儿童健康管理的重要意义

创新型儿童健康管理既不同于以管控慢性疾病为目标的成人健康管理，也不同于分管不同年龄段的基础保健和基础疾病的传统儿童保健。它是一项系统工程，其重要意义在于促进生长发育、改善生活方式、开展健康教育、实施管理式医疗保健、运用信息化技术，从而达到促进儿童健康成长的目标。

（一）促进生长发育，增强民族体质

我国自古以来，都强调儿童时期对人生的重要性。我国首先倡导小儿医学独立成科的唐代医学家孙思邈（581—682）指出，"夫生民之道，莫不以养小为大，若不于小，卒不成大"，强调养小儿为生息民族的最大事。700多年前宋朝《三字经》说："人之初，性本善，性相近，习相远，苟不教，性乃迁，教之道，贵以专。"告诫世人，在人的初期，都应给以持之以恒的教养，否则差距渐远。本文从保护儿童的机制上，提出以生长发育为基础的儿童健康管理创新型模式。生长发育良好的孩子，健康聪明活泼，经得起压力和竞争，不病或少病，病了也好得快。良好的生长发育不仅有利于本代的成长，确保不输在起跑线上，而且可以改善遗传素质，有利于下一代的成长，一代一代地增进民族体质。

（二）改善生活方式，有效防治疾病

儿童健康管理采取干预和激励措施，纠正儿童及其家庭的不良生活方式，包括作息、运动、饮食、睡眠、卫生、娱乐、嗜好、学习、交友等方面，可减少疾病的发生。一般认为，对成人生活方式的干预，可减少60%的疾病、增加5年～10年的寿命。若从儿童抓起，使预防疾病前移（健康时）和下移（从小抓起），效果将会更好，还可增进家庭和谐。改善生活方式也是治疗疾病三大基本手段（生活方式、药物、手术）之一。

（三）开展健康教育，让知识化为行动

开展有组织、有计划、有目的的个性化的健康教育。它不同于卫生宣传只是随机介绍卫生知识，而是面对儿童及其监护人，常是上下几代人，结合儿童的年龄特点和健康情况，进行全程的教育、咨询和激励，让知识化为儿童家庭的行动。目前因对健康的无知和落后，如缺乏育儿、健康、疾病防治、生活方式、生活条件、环境影响等科学知识和观念，造成家长被误导和上当受骗、家庭财产和儿童身心受损的现象，可通过健康教育而减少。

（四）实施管理式医疗保健，引导合理、有序就医

管理式医疗保健（managed healthcare）是对儿童医疗保健的需求及其费用（需方）与医疗保健服务的提供方（供方）的协议管理机制（管方），可实现"成本—效果"的最佳化，使各方风险共担、利益共享。儿童从出生到成年历时长、变化多，连续不断而各阶段又有特点，环境影响因素复杂多变而形态功能的发育还不完善，容易生病而又没有经济能力等特殊性，可通过整合有关社会资源并加以合理应用而得到较好解决，从而改善我国目前儿童看病难、看病贵、过度医疗、滥用药物、盲目择医、无序就医的状况。

（五）建设儿童健康管理信息化平台，建立儿童健康档案

儿童健康管理的过程是一个巨大的信息源，利用计算机信息化、网络化等技术，建设儿童健康管理系统（CHIMS），开发有关远程软件，量化测量工具和评估技术，形成以生长发育检查为基础、CHIMS平台为中枢的一卡通网络，进行数据采集、存储、处理、提取、传输、汇总、加工等，建立儿童健康档案并发挥其作用，实现儿童健康信息按权限共建和分建、共享和分享、互联和分联、互通和分通，深入各相关机构，甚至千家万户，为家长和儿童、医疗保健服务提供者、医疗保健资源和资金提供者、儿童健康管理者，以及有关行政部门提供授权的儿童健康和成长信息，并使各方面的工作效率大大提高。

（六）发展儿童健康管理产业，有助推进我国医疗改革

我国医疗改革正面临着"看病难、看病贵"的难题，尤其在儿童方面。我国家长对儿童医疗保健的需求日益增长，而儿童医疗保健资源严重不足且不平衡。这种医疗需求与医疗资源（包括经费）的矛盾也是世界性的，甚至是长期性的。国外自20世纪六七十年代以来采用"健康管理"、对儿童实施"开端计划"之类的经验值得借鉴。提出以生长发育为基础的儿童健康管理，是从公共卫生体系和医疗服务体系方面进行的一种改革措施，能提升基层和社区对儿童的卫生服务能力，能起到家庭式儿科医生的作用，能为儿童提供就医导航，能通过信息化平台使儿童健康管理者的服务范围不受时空限制，个人服务能力增加数十倍，从而改善我国儿童看病就医的困境，为我国医疗改革破解难题提供一条思路。

当前，世界多变，竞争激烈，人的质量是关键。各国，尤其是强国，都在注重抓好儿童时期，实施确保良好开端计划，各国虽然情况不一、做法不一，但都把儿童健康作为第一要务。根据我国情况，从保护儿童的机制上提出以生长发育为基础的儿童健康管理，以促进儿童健康成长为目标，抓住生长发育这一核心和主线，确保人生良好开端，不仅理念上创新，而且操作上可行，可带动儿童早期教育等相关实业，因此是一项具有现实和长远意义的朝阳产业。它具有多种角色功能，如家庭儿科医生、家长参

谋、医生助手、医疗卫生机构协作者，全程为儿童健康成长服务，让家长花小钱、省大钱、少折腾，收获儿童健康。它将是散布在基层和社区的绿色园地，让孩子们快乐成长！

【案例】

1. 生活治疗矮小症举例

某女，11.4岁，2014年1月12日初诊。

矮小8年余，近1年长"4cm"。运动少。

父高165cm、母高150cm，遗传高度中间值152.5cm。

体查：身高131.7cm（低于P3，即把身高从低到高分为100个等级，处在第3百分位以下，属最矮等级），体重23.2kg（低于P3），余无特殊。

实验室检查：骨龄10.4岁，预测成年身高<150cm；生长激素部分不敏感。

诊断：异常矮小，生长激素部分不敏感。

治疗：以运动处方为主的综合治疗，未用生长激素。

跟踪管理：2014年8月17日复查，年龄11.9岁，身高137.7cm（P3~10），体重25.0kg（接近P3），骨龄10.5岁，预测成年身高154cm。

小结：本例异常矮小，以运动处方为主综合治疗，7个月长了6cm，身高提高1级，孩子每天记运动日志，逐渐养成了每日运动的习惯，家庭气氛变和谐。

2. 生活治疗减肥举例

某男，11.9岁，2013年7月13日初诊。

肥胖10年余，食欲好，活动少。

父高160cm、母高158cm。

体查：身高148.8cm（P25~50）、体重56.7kg（>P97，超过标准体重的29.5%），心率80次/分，血压126/80mmHg，腹壁皮下脂肪厚4.5cm，阴茎包埋4/5。

实验室检查：骨龄12.4岁，预测成年身高170cm~165cm，骨密度减低，口服葡萄糖耐量试验提示胰岛素抵抗。

诊断：单纯性肥胖，合并胰岛素低抗，骨密度减低。

处理：以运动处方为主的生活治疗辅以药物治疗。

跟踪管理：至2014年5月31日，身高157.9cm（P50~75），体重52kg（P75~90，超过标准体重的15.2%，轻度超重），骨龄13.0岁。

小结：本例单纯性肥胖合并胰岛素抵抗，若进一步发展则为二型糖尿病。经运动等综合治疗10月余，体重减少4.7kg，已不属肥胖，身高增加9.1cm，胰岛素抵抗缓解。但减肥是终生任务，生活治疗仍须坚持，防止反弹不可松懈。

3. 体检发现严重隐患举例

某女，14岁，2014年8月17日初诊。

主诉身材偏矮，擅长舞蹈并打算将来以舞蹈为职业而要求增高。

体检时注意到该女初潮提前于10.9岁，此后一直月经不规则，现骨龄15岁，已基本成熟。

经反复沟通，得到家长同意后，给该女做了B超检查生殖系统，发现右侧输卵管区有一直径7cm左右的畸胎瘤。

立即安排去有关医院住院，4天后于2014年8月21日手术剥除了该囊肿，直径8cm，病检为"右侧卵巢成熟畸胎瘤"。

2014年9月21日来复查B超，生殖系正常无损。

小结： 本例畸胎瘤是在体检时被注意和发现的，并及时安排住院手术剥除，为女孩消除了可危及今后健康、婚育，乃至生命的一大隐患。

4. 引导就医确诊罕见病举例

某男，13.8岁，2014年1月19日初诊。

矮小6年余，年增长"2cm"。数年中在省内外多家大医院就医，仍病因不明，全家受尽折腾和精神折磨，花钱也不少。

父高172cm、母高157cm，非近亲。既往史无特殊。

体查：身高141.3cm，坐高67cm，坐高/下身长=0.9，指距155cm（大于身高），不匀称矮小，颈和躯干短，上臂伸长近膝，余无特殊。

实验室检查：骨龄13.1岁；重阅院外脊椎和骨盆X片，有典型病变征象。

确诊为迟发型脊椎骨骺发育不良。家系分析表明，4代有血缘关系的男性7人，其中4人有类似表现（本例是首先被确诊者）；1人（本例的弟弟）被院外诊断为"21-三体征"，现4岁；1人现6个月尚无异常；女性6人，无类似表现者。

本病目前可以做基因检查，已做了安排，家长们还在考虑中。

进行了优生指导：本病为X-连锁隐性遗传，女性携带，男性发病，男性病人，生男都正常，生女都携带。男性发病年龄一般在小学和初中阶段，不可逆，现无特殊治疗，以后因骨关节受损而引起行走受限，成为残疾，因此优生指导十分重要。

小结： 本例为罕见病，该父母打工挣钱为儿治病求医奔波于省内外多家大医院，折腾6年多无果，心力交瘁、钱财耗尽，这种遭遇在疑难杂症患者中并不鲜见，而通过引导就医，找对医生看对病，能少受折腾少花钱，并得到有关医学指导，对阻断该遗传病在家族下传有指导作用。

参考文献

［1］习近平.承前启后 继往开来 继续朝着中华民族伟大复兴目标奋勇前进，2012年11月29日参观大型展览《复兴之路》讲话[N].人民日报，2012-11-30（01）.

［2］国务院.关于促进健康服务业发展的若干意见[N].人民日报，2013-10-15（01）.

［3］李克强.李克强主持召开国务院常务会议[N].人民日报，2013-08-29（01）.

［4］张燕燕，许培斌.儿童健康管理现状与展望（综述）[J].中国儿童保健杂志，2012，20（5）：424–426.

［5］教育部.教育部关于2010年全国学生体质与健康调研结果公告[R].北京：教育部，2011：教体艺[2011]4号.

［6］聂珊，杨丽萍，叶义言等.长沙女孩性征发育的年代变化和性早熟的调查.（待发表）.

［7］武华红，李辉，宗心南.北京市6～18岁儿童青少年身高发育水平及矮身材状况调查[J].中华预防医学杂志，2014，48（3）：220–221.

［8］Yi-yan Ye, Chuang-xing Wang, Li-Zhi Cao. *Skeletal maturity of the hand and wrist in Chinese children in Changsha assessed by TW2 method*[J]. *Annals Human Biology, 1992*, 19（4）：427–443.

［9］叶义言.儿童青少年骨龄的评分法图谱及应用[M].长沙：湖南科学技术出版社，1994.

［10］王燕，张绍岩，蒋竞雄.骨龄评价在儿童保健中的作用[J].中国儿童保健杂志，2013，21（3）：285–287.

［11］叶义言，王创新，叶韬.中国儿童骨龄评分法[M].北京：人民卫生出版社，2005.

［12］陈坤主编.全人全程健康管理[M].北京：科学出版社，2012.

A New Model for Child Health Management Based on Growth and Development

Tao Ye, Yuanping Chen, Yiyan Ye

Abstract

Aging is a process of life from the birth. The entire health management should begin from the birth. Child health management has its particularity and should follow the regularity of child growth for establishing a innovation model, which goal is to promote child healthy and growth, the basis is growth and development of children by the examination of growth and development, assessing bone age, scales of evaluation, the remote technology and platform of information, etc. The model has important practical and long-term significance in promoting the reform of healthcare and improving national physique.

Keywords

Anti-Aging, Children Growth and Development, Health Management, Bone Age, Information

作者简介

叶义言

研究生毕业，留学英国，长沙贝诺儿童健康产业公司首席专家，长沙贝诺医院发起人、终身名誉院长，儿科教授、主任医师（湘雅医院退休），主攻儿童生长发育内分泌遗传代谢疾病，中国儿童骨龄评分法研制人。享受国务院颁发的政府特殊津贴。

陈元平

中国人民大学培训学院首席专家、健康管理学院院长，中国健康管理协会副会长，国家中医药管理局治未病工作顾问专家，科学技术部"十二五"国家科技支撑计划"中医预防保健（治未病）服务技术研究与示范"项目评审专家组成员。

叶 韬

湖南大学经济管理学士、中国人民大学健康管理硕士、工商管理（MBA）硕士。多年来从事经营管理和科技开发工作，创建了我国首家以儿童生长发育为特色的专科医院，组织开发了《骨龄分析软件》和《儿童健康管理系统》。

第四篇
Chapter.04

抗衰老健康产业的战略发展

西北地区社区健康管理现状调查研究报告
——打造低成本全民健康社区的探索之路

张　健　范志刚　张国一　程志伟　陈元平

摘要：

西北地区当前的经济发展在全国七大经济区中居于下游。2013年甘肃省兰州市西固区卫生局为了更好地服务辖区居民，提升自身服务管理能力，提升辖区居民的生活品质，邀请中国人民大学健康管理学院社区健康管理课题组专家，在实地调研的基础上编写《实施全民健康工程，打造低成本健康区建设方案》，计划逐步打造低成本健康服务示范区，为西北地区社区健康管理摸索出一条可行之路。本篇为中国人民大学健康管理学院的实地调研情况汇报和建设方案概述，首先对西固区2013年上半年社区卫生建设管理的重点统计数据进行分析，然后对调研情况汇总评估，最后提出专家组结论和建议。

关键词：

西北地区　社区卫生服务　全民健康　低成本　调研报告

西北地区在行政区划上指陕西、甘肃、青海三省及宁夏、新疆两自治区，简称"西北五省区"，是中国七大行政区之一。本区面积广大，约占全国面积的30%，人口约占全国的4%，是地广人稀的地区。

自唐后，贯通西北地区的丝绸之路日益凋零，加之自然环境恶化、战争等多种原因，西北地区经济发展落后。新中国成立后，西北地区尽管经济有所发展，但在全国七大经济区中居于下游。如何在现有条件下，提高西北地区大众百姓的健康水平，尽量满足他们的健康服务需求，是地方政府的工作重心之一。

甘肃省兰州市西固区，位于兰州市西大门，是甘肃省和兰州市的核心工业区、中国西部最大的石油化工基地，素以"西部石化明珠""石化工业摇篮"闻名遐迩。2012年，西固区实现地区生产总值315.67亿元,城乡居民收入20193元和10050元。

西固区区委和区卫生局为了更好地服务辖区全体居民,提升自身管理能力,提升辖区居民的生活品质,于2013年邀请中国人民大学健康管理学院社区健康管理课题组专家赴实地进行调研,并在调研的基础上编写《实施全民健康工程,打造低成本健康区建设方案》,计划逐步打造低成本健康社区示范区,为西北地区社区健康管理摸索出一条可行之路。

一、调研报告及细项统计分析

(一)实地调研过程简述

2013年7至8月间,中国人民大学健康管理学院社区健康管理课题组首席专家陈元平教授及课题组成员,先后赴兰州市西固区进行实地调研,重点走访了5个社区卫生医疗中心,并为区卫生局下属员工进行了健康管理方面的相关知识讲座与深入访谈。

此后,课题组成员对西固区提供的内部统计数据和现场调研报告进行分析评估,考察分析重点为西固区社区卫生服务人群的分布、服务中的空白点、信息化建设进程及问题、服务团队的能力,最后在此基础上完成建设方案。

其中,统计分析所引用的原始数据来自于西固区卫生局2013年1~6月季度报表。现场调研信息及数据来自于陈坪街道陈官营社区卫生服务中心和四季青街道社区卫生服务中心。

(二)西固区调研结果说明

1. 卫生局社区卫生服务机构组织结构分析

截止到2013年6月底,西固区卫生局下辖社区卫生服务中心10个,社区卫生服务站28个,共计38个站点,详见表1。

表1:社区卫生服务中心分类表

(单位:家)

类型	数量	举办主体	数量
服务中心	10	政府及所属医疗机构 事业单位 企业 个体	2 0 7 1
服务站	28	政府及所属医疗机构 事业单位 企业 个体	0 6 17 5
总计			38

按照机构类型划分（见图1），服务中心占比26%，服务站占比74%。

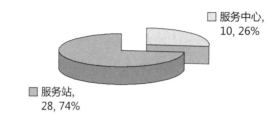

图1　2013年6月底西固区社区卫生服务机构类型占比

按照举办主体划分（见图2），企业主体数量占比63%，比例最高；个体占16%；政府及所属医疗机构占比5%，比例最低。

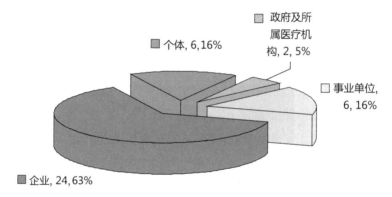

图2　2013年6月底西固区社区卫生服务机构举办主体占比

其中，服务中心按照举办主体划分（见图3），企业主体占比70%，比例最高；政府及所属医疗机构占比20%；个体占比10%；事业单位主体为0，最低。

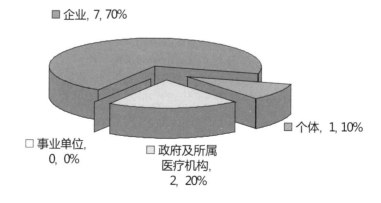

图3　2013年6月底西固区社区卫生服务中心举办主体占比

其中，服务站按照举办主体划分，企业为主体占比61%，比例最高；事业单位占比21%；个体占比18%，政府及所属医疗机构为主体是0（见图4）。

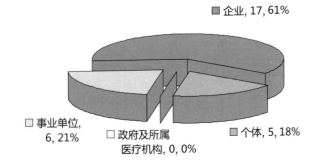

图4　2013年6月底西固区社区卫生服务站举办主体占比

结论： 由于西固区工业企业众多，因此以企业为举办主体的社区服务站点居多。这些站点在为各自企业服务的同时，区卫生局按照各站点服务的居民数量按人头数给予一定拨款，用于社区居民卫生服务。企业经营状况严重影响社区服务站点的运作费用和服务质量。

2. 各社区卫生服务站点服务人群数量分析

截至2013年6月底，全区服务人口为242，784人，其中包括户籍人口和居住半年时间以上的流动人口。这些需要管理和服务的人群，在各个服务中心和站点的分布情况见图5。

图5中最下端的12个服务站点（包括3个服务中心，9个服务站）的服务人群总数为124，174人，占全区服务人群总数的51%，是西固区卫生局应重点管理的服务站点。

卫生局提供的统计表表明，社区卫生服务站点重点服务和管理的人群主体为：慢病人群和特殊人群（如6岁以下儿童和60岁以上的老年人、孕龄妇女和孕妇、精神病人、残疾人和低保人群），而少年和具有正常收入的青壮年人群，健康及亚健康人群未在统计表中体现。

通过计算，可得到各站点辖区内应服务的少年和青壮年人群，即大多数处于健康及亚健康状态人群数量。计算公式如下：

7～60岁人数＝辖区总服务人口－60岁以上老人实有人数－0～6岁儿童实有人数

按照年龄段划分，截止到2013年6月底，全区各年龄段人群实有数量见表2。

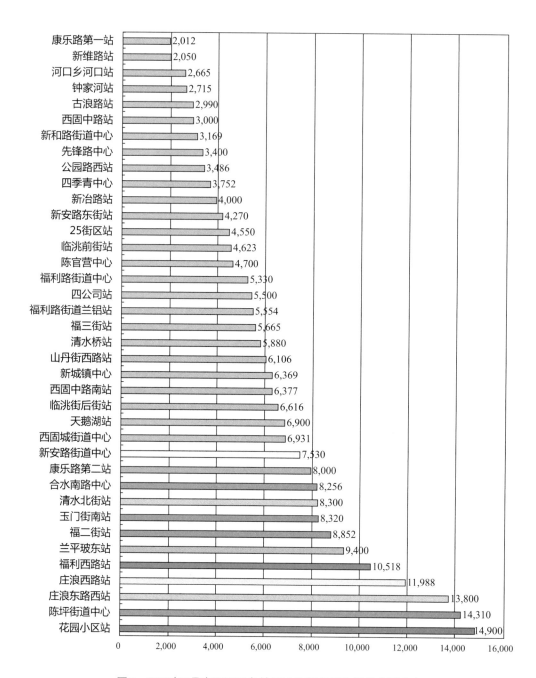

图5　2013年6月底西固区各社区卫生服务机构服务人群分布

如图6所示，7～60岁少年和青壮年人群占西固区辖区总服务人群的81%，占绝对多数。

截止到2013年6月底，各服务站点7～60岁少年和青壮年人群与各自辖区服务人群的明细分布见图7。

表2: 2013年6月底西固区各年龄段人口统计表

（单位：人）

年龄段	实有人数
6岁以下儿童	6,069
60岁以上老年人	41,006
7～60岁少年、青壮年	195,709
辖区总服务人数	242,784

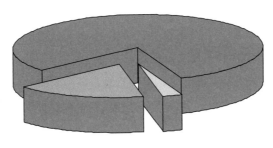

少年、青壮年7~60岁,
195,709, 81%

老年人60岁以上,
41,006, 17%

儿童6岁以下, 6,069, 2%

图6 2013年6月底西固区各年龄人群分布

　　截止到2013年6月底，各服务站点7～60岁少年和青壮年人群在各自辖区服务人群中的比例说明见图8。

　　依据图8比例数据，按照10%为间隔进行划分，可以了解各服务站点的辖区居民特征。绝大多数服务站点的辖区服务人群是少年和青壮年。只有5个服务站点的辖区老人和儿童占比较大，少年和青壮年占比小于60%。见表3。

表3: 2013年6月底7～60岁人口社区占比表

（单位：家）

7～60岁占比	站点数量	站点简称
小于60%	5.儿童老人区	25街区站、天鹅湖站、福利路街道兰铝站、福利路街道中心、康乐路第一站
60%～70%	2	新安路街道中心、四季青中心
70%～80%	8	庄浪西路站、福三街站、兰平玻东站、先锋路中心、钟家河站、新和路街道中心、新安路东街站、西固城街道中心

7～60岁占比	站点数量	站点简称
80%～90%	17.少青壮区	福二街站、山丹街西路站、福利西路站、花园小区站、四公司站、庄浪路西站、古浪路站、清水北街站、临洮街后街站、合水南路中心、河口乡河口站、新冶路站、新维路站、玉门街南站、西固中路南站、西固中路站、陈坪街道中心
90%～100%	6.少青壮区	公园路西站、临洮前街站、康乐路第二站、新城镇中心、清水桥站、陈官营中心
总计	38	

结论： 社区服务管理站点重点服务于特殊人群。尽管7～60岁的人群数量最多，但却不是站点的重点服务对象。

3. 信息化建设——健康档案建立及使用

第一步：以建立居民健康档案作为信息化管理有效性的第一个判断依据。

图9表明，截至2013年6月底，各站点建立居民个人档案（深蓝色）与辖区总服务人口（浅蓝色）的对比情况。

图10表明，截至2013年6月底，各站点建立居民个人档案的完成比率。

截至2013年6月底，全区共建立个人档案167，189人，辖区服务总人口242，784人，完成比率达到68.86%（深蓝色横线标识）。

各服务站点建立个人档案最快的已经100%完成，最慢的尚未达到40%，38个站点平均建档进度达到68.79%。

各服务站点建档进度分布如表4及图11：

表4：2013年6月底社区居民健康档案建档进度表

（单位：家）

进度	站点数量	站点简称
30%～40%	3（3站）	25街区站、康乐路第二站、康乐路第一站
50%～60%	8（1中心、7站）	新维路站、庄浪西路站、河口乡河口站、庄浪东路西站、清水北街站、陈官营中心、福利西路站、古浪路站
60%～70%	10（3中心、7站）	山丹街西路站、玉门街南站、临洮街后街站、陈坪街道中心、福利路街道中心、新城镇中心、福利路街道兰铝站、西固中路南站、四公司站、公园路西站
70%～80%	9（2中心、7站）	福二街站、花园小区站、钟家河站、西固城街道中心、新冶路站、西固中路站、四季青中心、天鹅湖站、福三街站
80%～90%	5（3中心、2站）	新安路街道中心、清水桥站、新和路街道中心、新安路东街站、合水南路中心
90%～99%	1（1站）	临洮前街站
100%	2（1中心、1站）	先锋路中心、兰平玻东站
总计	38	10中心、28站

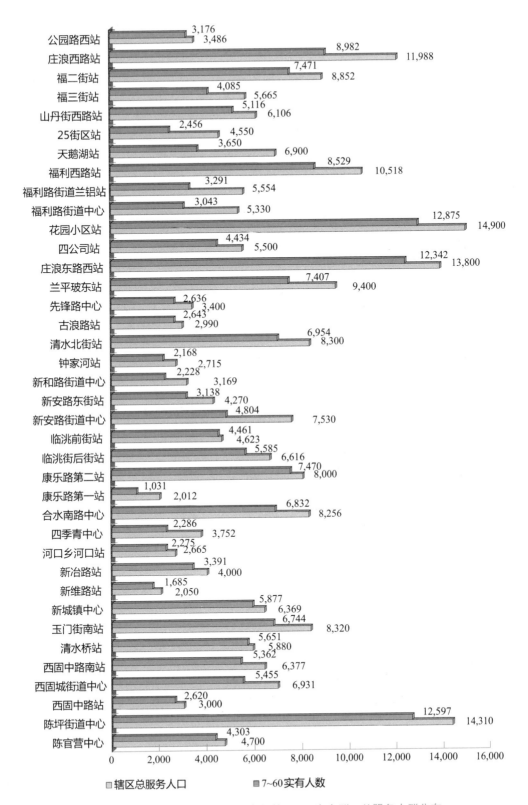

图7　2013年6月底西固区各服务机构7～60岁人群、总服务人群分布

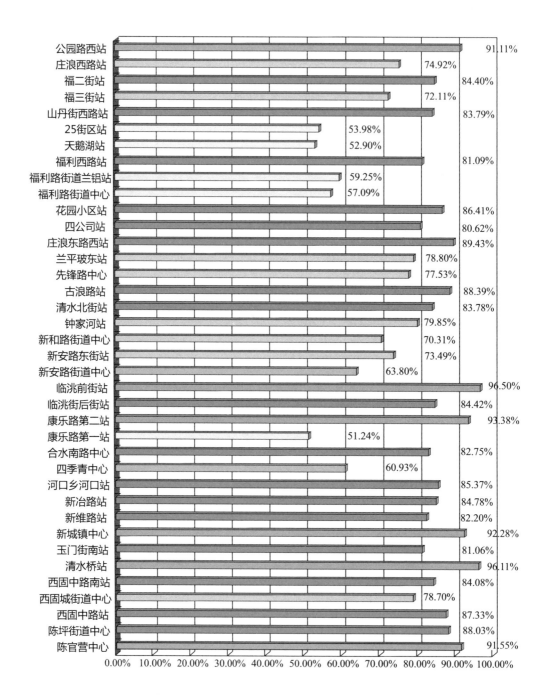

图8　2013年6月底西固区各服务机构7～60岁人群占总服务人群比例

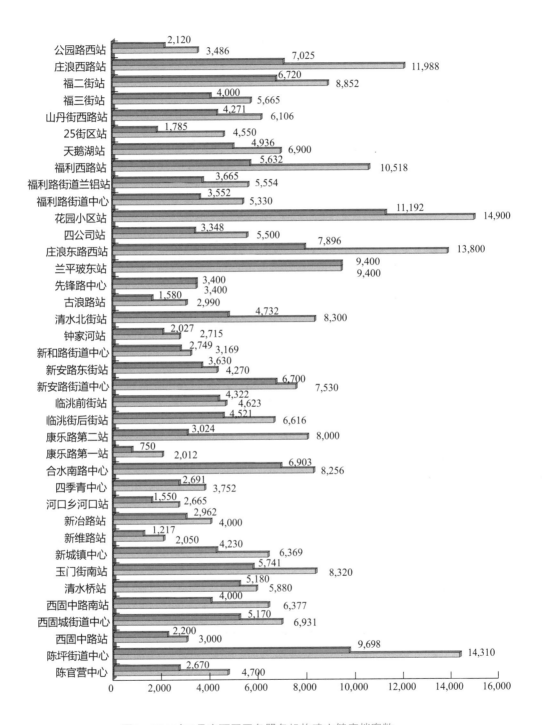

图9　2013年6月底西固区各服务机构建立健康档案数

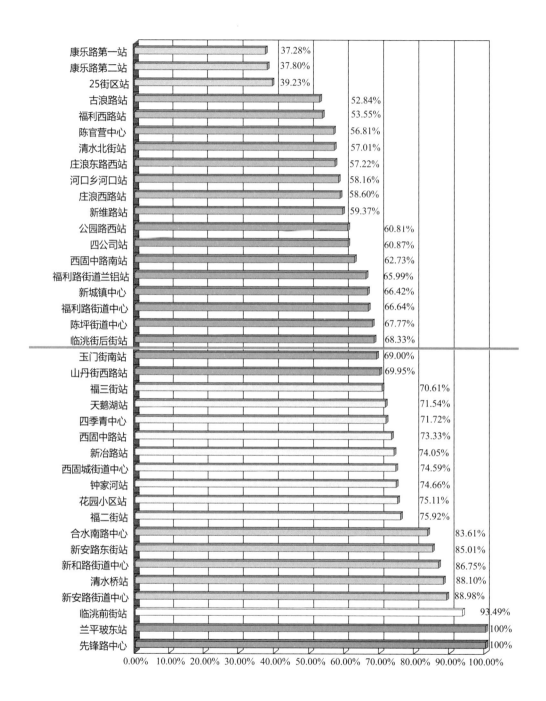

图10 2013年6月底西固区各服务机构建立健康档案完成率

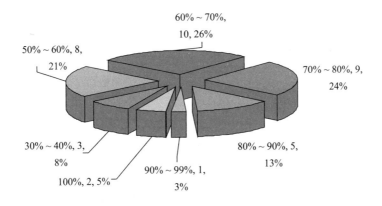

图11　2013年6月底西固区各服务机构建立健康档案完成率分布

　　进度居于平均线（68.79%）线上和线下的均为19家，各占50%比例。统计及分布情况见表5：

表5：2013年6月底社区居民健康档案建档平均进度分隔表

（单位：家）

进度	站点数量	站点简称
低于68.79%	19（4中心、15站）	临洮街后街站、陈坪街道中心、福利路街道中心、新城镇中心、福利路街道兰铝站、西固中路南站、四公司站、公园路西站、新维路站、庄浪西路站、河口乡河口站、庄浪东路西站、清水北街站、陈官营中心、福利西路站、古浪路站、25街区站、康乐路第二站、康乐路第一站
高于68.79%	19（6中心、13站）	先锋路中心、兰平玻东站、临洮前街站、新安路街道中心、清水桥站、新和路街道中心、新安路东街站、合水南路中心、福二街站、花园小区站、钟家河站、西固城街道中心、新冶路站、西固中路站、四季青中心、天鹅湖站、福三街站、山丹街西路站、玉门街南站
总计	38	10中心、28站

　　第二步：我们统计分析7～60岁的少年和青壮年人群，即大多处于健康或亚健康状态的人群，考察他们在各站点建档情况。

　　截至2013年6月底，各服务站点7～60岁人群建档人数为133，134人，实有人数为195，709人，完成68%，还有32%的人群没有建档。

　　图12为截至2013年6月底，各服务站点7～60岁人群建档人数和7～60岁人群实有人数的明细分布。

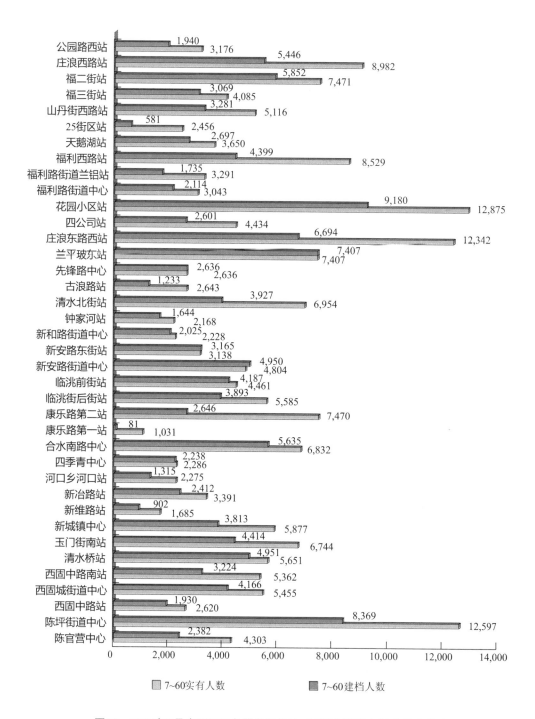

图12　2013年6月底西固区各服务机构7～60岁人群建立健康档案进度

图13为截至2013年6月底，各服务站点7~60岁人群建档人数占7~60岁人群实有人数的比例说明。

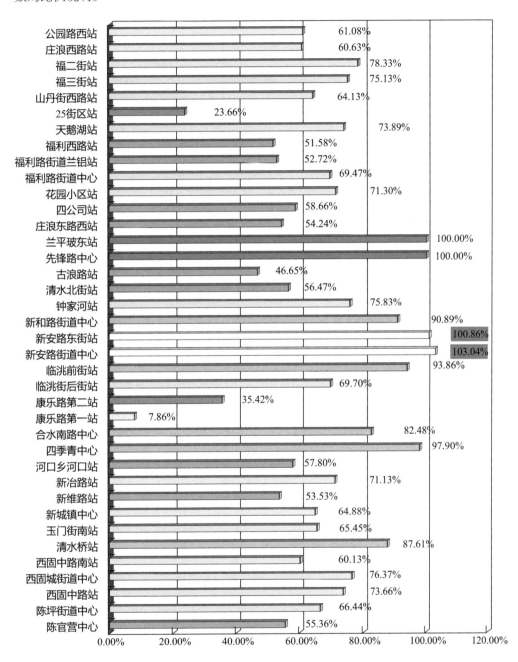

图13　2013年6月底西固区各服务机构7~60岁人群建立健康档案完成率

注：新安路东街站和新安路街道中心两个服务站点的数据有误——7~60岁人群建档人数大于实有人数。由于两站即将调整，因此不再纠正两站的原始数据。

以20%分阶段区隔开，西固区各社区服务站点建档情况见表6。仅有2个站点完成7～60岁人群的建档工作，5个站点完成超过80%，17个站点超过60%，12个站点低于60%。

表6：2013年6月底7～60对社区居民健康档案建档进度表

（单位：家）

进度	站点数量	站点简称
40%以下	3（3站）	25街区站、康乐路第二站、康乐路第一站
40%～60%	9（1中心、8站）	新维路站、河口乡河口站、庄浪东路西站、清水北街站、陈官营中心、福利西路站、福利路街道兰铝站、四公司站、古浪路站
60%～80%	17（4中心、13站）	庄浪西路站、福二街站、福三街站、山丹街西路站、天鹅湖站、福利路街道中心、花园小区站、钟家河站、临洮街后街站、新城镇中心、新冶路站、玉门街南站、西固中路南站、西固城街道中心、西固中路站、陈坪街道中心、公园路西站
80%～99%	5（3中心、2站）	四季青中心、新和路街道中心、临洮前街站、清水桥站、合水南路中心
100%	2（1中心、1站）	先锋路中心、兰平玻东站
总计	36	9中心27站，未包括：新安路东街站和新安路街道中心

第三步：考察已建档人员的档案有效使用情况。

通过调研得知，2013年西固区社区卫生系统同时使用两套管理软件：一套是甘肃新华东数码科技有限公司开发，甘肃省全省推广应用版本；另一套是商源公司开发的基本公共卫生服务系统，兰州市全市统一应用版本。

省级推广软件目前用于管理农村人口，而市级软件用于管理城镇人口。两者比较，省级软件相对易用。

软件提供建立居民健康档案、对慢病人群管理、对基层服务人员随访的记录等功能。但是软件设计存在先天缺陷，如市级推广软件中，健康档案中不包括居民健康状态的动态数据记录；报表统计系统不完整。此外，两套管理软件仅限工作人员使用，录入数据不对外开放，居民不能访问。

结论：各个卫生服务站点正在逐步为社区居民建立健康档案，但是建立的档案仅供工作人员使用，而且档案的后期追踪数据补充并不完善，大多可以视为"死档"，没有真正起到健康管理的作用。

4. 公共卫生经费投入及主要用途

2013年社区卫生健康管理，政府投入的公共卫生年经费为每年每人30元，主要用于慢病管理、健康档案建设维护、特殊人群体检等用途。

各社区卫生服务中心用于不同用途的费用标准并不完全相同。例如：四季青和陈官营两中心为老年人提供的体检服务收费标准为100元。但四季青中心用于高血压人群费用为人均40元，而陈官营中心为49元。

5. 社区卫生服务内容及健康教育状况

社区卫生服务内容包括：基本医疗服务和12项基本公共卫生服务（甘肃省中医治未病）。医疗服务大概占60%～70%的工作时间。

社区卫生服务站点日常工作，主要是以健康教育、健康体检、慢病管理等方式服务居民。

但是健康体检过程中，农村老人对每年一次的健康体检有抵触情绪，不愿接受体检，害怕被查出病而给自己或家人带来麻烦。

健康教育以陈官营中心为例，内容包括：每月健康讲座1次；1年9次现场咨询；散发资料；现场义诊服务；免费赠药、创可贴、温度计等；特别日期（如戒烟日、糖尿病日）宣传。

再以四季青中心为例，每年健康讲座和咨询15次；散发资料；特别日期（如戒烟日、糖尿病日）宣传。其中部分教育是通过视频播放方式进行。其中，亚健康讲座：

- 以陈官营中心为例，平均2年1次，数量少。其原因是周边农村居民多，对亚健康缺乏认识；中心员工需要接受相关压力管理、心理管理等方面培训，才能开展亚健康方面的健康教育。

- 以四季青中心为例，亚健康讲座少，一般1年1次，在城市讲，没有统一教材，课件内容主要是员工通过网上找资料，或使用以往培训老师的讲座教材，目前基本够用，能做到通俗易懂。

2013年1～6月，全区各种健康教育交流活动情况见表7和图14，可见发放宣传资料覆盖人群最广，针对性健教和讲座覆盖人群最少。

以全区总服务人口242,784人而言，健康教育47,735人的覆盖率不过19.66%。如果考虑到交叉人群和非辖区服务人群，则这个覆盖率更低。

表7：2013年1～6月全区各种健康交流活动覆盖人数表

（单位：人）

教育方式	覆盖人数
健康教育活动	13,246
讲座	5,661
发放健康教育宣传资料	14,069
开展针对性健教	4,988
健康处方发放	9,771
总计	47,735

注：上表统计数字是在假设上述各项活动覆盖人群没有交叉者，且均为辖区服务人口的前提下进行的。

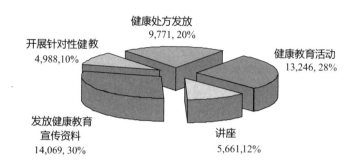

图14 2013年1~6月全区各种健康交流活动覆盖人数及比例

6. 社区卫生服务团队的学历和职称

全区社区卫生服务团队共有在职人员417人，大多为临床医疗工作人员，其中公共卫生医生12人，比例仅占总量的2.9%。

从表8可见，只有8个服务站点（5个中心3个站）配备公共卫生人员。

在12名公共卫生医生中：

- 低级职称6人，中级职称1人，高级职称5人。低级职称人数占50%。
- 中专学历2人，本科以上学历9人。

全区公卫人员非常少，而且这仅有的12人在8个服务站点的分布也不均衡——2个中专学历的初级以下职称的人员都在陈官营中心工作，而4个本科以上的高级职称的人员却都在新安路街道中心工作，其余30个服务站点却没有1人。

表8：2013年6月底全区社区公共卫生服务团队学历、职称统计表

（单位：人）

站点简称	总人数	高级职称	中级职称	初级以下	学历
陈官营中心	2	0	0	2	中专
西固城街道中心	1	0	0	1	中专
新安路街道中心	4	3	1	0	本科以上
新和路街道中心	1	0	0	1	本科以上
花园小区站	1	0	0	1	本科以上
福利路街道中心	1	1	0	0	本科以上
福利路街道兰铝站	1	1	0	0	本科以上
庄浪西路站	1	0	0	1	本科以上
合计	12	5	1	6	

7. 社区卫生服务团队的进修人数及培训级别

2013年1~6月，社区卫生服务工作人员培训进修情况如表9。

表9：2013年1~6月全区社区卫生工作人员进修情况统计表

（单位：人，%）

	计划培训人数	参加培训取得证书人数	比例
社区管理人员	10	5	50
社区护士	106	29	27

注：因没有参加培训的人数，故以参加培训取得证书人数作为参考。

2013年1~6月，按照不同培训级别划分，实际参加培训的人员分布如表10及图15，参加省级培训的人员占比36%，比例最高；参加国家级培训的人数最少，只有8人，占10%。其中包括：临床医生和中医医生的全科培训、防保医生社区培训、护士社区转岗培训等人员。

表10：2013年1~6月全区社区卫生工作人员分级进修情况统计表

（单位：人）

	培训级别				总人数
	全国	省级	市级	社区	
参加人数	8	30	21	24	83

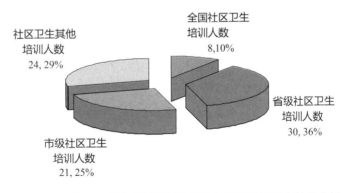

图15　2013年1~6月全区社区卫生工作人员分级进修人数及比例

8. 社区卫生服务团队的培训内容

培训内容可以分为两类：管理知识和专业知识。

从陈官营中心实地调研了解到：

- 院长管理知识省市级培训1年1次，专题工作会省级3~4次，市级7-8次；

- 每次培训时间省1周，市级1～3天，半天一天的多；
- 老师来兰州大学、兰州医学院、卫生厅等；
- 培训内容涉及：政策、医改、领导艺术、团队管理建设、自我价值实现、风险管理、医疗纠纷等；
- 培训层面高，内容主要是对基层医疗机构的管控和引导，起到理念更新作用，但是在实际工作中操作性差；
- 培训由卫生厅付费；
- 2012年管理课1周，课后由兰州大学颁发证书。
- 基层人员培训方式包括：外部专业技能培训，如安排在市级学校医院进修（时间1年）；内部师带徒方式；平日组织临时外出现场观摩指导学习。

结论： 高层管理人员的管理知识培训有，但是培训质量和效果并不佳。基层工作人员主要从事医疗服务，接收专业技能培训，不具备健康管理所涉及的多方面知识，对后者基本处于自学状态。

9. 社区居民健康意识

从参加健康教育讲座的居民调研反馈可以得知，城镇居民更关心自身健康，而农村居民意识偏弱。

结论： 与其说农村居民不关心自己的健康，不如说农村人更担心自己的"钱包"，更关心可能在体检后随之产生的高额医疗费用。这从农村老人抵触体检就可见一斑，他们生怕自己成为家庭的负担和累赘。他们认为体检就是要给他们找出病来，然后他们要花钱治病。农村老人这种生活态度是"鸵鸟"态度，而这正是我们政府应该着手改善的，是真正做到"惠民"目标的工作重点。

但有趣的是在四季青中心，我们了解到：已城镇化的农村，相对富裕的农民看病进城，找大医院，反而看不起社区卫生服务中心，认为档次低。这恰恰说明了农民在具备一定经济基础后对更高医疗服务、更好的健康生活品质的追求。

（三）调研结论总结

1. 社区卫生服务中心举办单位主体多为企事业单位。

2. 没有不关心、不追求健康生活的人，只有害怕生病花钱的人。

3. 大多数服务站点的辖区人群以7～60岁少年和青壮年为主，而社区服务人群却集中在"慢病"和"特殊"人群（7～60岁），7～60岁人群恰恰是现在社区卫生服务工作的非重点区。当前工作不能称为真正的"全民卫生健康管理"。

4. 对健康和亚健康人群，当前主要是依靠传统的健康教育，没有更进一步的服务。而传统健康教育方式，覆盖率仅不到20%，手段落后，效率低下，没有充分利用网络优势。

5. 社区信息化建立个人档案工作尚未全部完成，特别是7～60岁少年和青壮年人群。

6. 当前健康档案基本为"死档"，大多仅用于针对一段时期的数据统计，用于管理。对于健康档案的主人是不可见的，无法做到居民的主动参与、自我健康管理。

7. 服务中心或站的工作人员知识结构单一，具有相似医疗背景；培训内容以专业技能为主，缺乏健康管理知识的系统培训，能够直接从事健康管理工作的人员非常少。

8. 区卫生局尚无未来3～5年社区卫生发展目标和规划。

二、整体综合分析

（一）优势

1. 区政府对社区卫生服务工作重视，并具有前瞻性的眼光和创新的魄力。

2. 尽管社区卫生服务站点的主办主体有企事业单位和个体，但是他们对外形象依然是政府色彩浓厚，公信力强。

3. 社区卫生服务站点长期服务居民，客群稳定。随着服务项目的增加，客群在逐步增长。

4. 服务客群的增长，使得服务人员的收入同步提升，团队稳定，正在形成良性循环。

（二）弱势

1. 区卫生局没有制定未来3～5年发展规划，中长期发展目标不清晰。

2. 社区卫生服务内容有限，服务人群局限，基本处于"头痛医头、脚痛医脚"的状态。

3. 信息化进展有限，健康档案依然为"死档"状态，不具有交互性，不可访问。

4. 没有充分利用发挥网络优势。

5. 居民健康管理工作依然是社区卫生医疗人员的职责，而作为健康主体的居民个人，被排除在外。

6. 公共卫生人员数量少且分布不合理，对于开展健康教育不利。

7. 社区卫生医疗人员注重专业技术培训，对亚健康知识、健康管理缺乏培训。

（三）机会

1. 区卫生局可以依据现有资源和技术，重新制订未来3～5年的中长期发展规划。

2. 利用新产品和新技术，社区卫生服务机构可以将服务和管理的居民群体扩展到健康、亚健康人群，实现对他们的健康状态监管。通过对他们健康状态的有效监控和针对性指导，从而实现全区居民不生病、少生病、病症轻、医疗消费降低，提升居民生活品质的目标。

3. 城镇居民对"亚健康"概念和知识的接受能力强，接受速度快，健康管理推广应该难度不大。农村那些拒绝体检、把体检和查病捆绑在一起的农民，社区卫生服务人员可以告诉他们"新型健康管理测评是查'症状'，是查发病前会出现的情况。如果提前检查，可以提早进行自我调理，缓解'症状'，就不会向疾病发展。这样可以减少医疗支出"。相信这可以帮助工作人员进入农村，真正实现农户的健康监控和管理。

4. 在全国范围内的社区卫生服务机构中，尚没有真正利用最新科技成果实现对健康、亚健康人群实施动态化健康管理的先例。西固区计划实施的"低成本高效惠民"社区卫生健康项目，可为西部地区城镇社区全民健康管理树立一个国家级示范样板。

三、建设方案设计思路

（一）方案设计的总体目标

方案设计达到如下目标：

1. 全国社区卫生健康管理示范基地水准。

2. 真正惠及所辖区域大众。

（二）方案设计的指导思想

1. 逐步扩大，最终惠及全部人群

尽管无法一步到位覆盖全区的人口，但是在初期要覆盖试点社区的服务人群，尽量包括：健康、亚健康、疾病和慢病人群。此后逐步扩大范围，最终覆盖全区。

2. 充分利用最新的科研成果

健康管理的第一步是科学客观的健康检测和评估，第二步才是针对性的干预调理。在工作中，应充分利用最新的科研成果，使其转化为生产力，让尽可能多的社区居民受益。

3. 追求经济及社会效益

有效的健康管理可以降低服务人群的疾病发生率，同时减少医疗费用的支出，减少不必要的所谓保健品采购，避免不正确保健方式带来的不良后果，提升人们的生活质量，不仅直接产生良好的经济效益，更能产生良好的社会效益，使得社会更加"和谐"。

（三）方案设计的基本原则

1. 创新原则

创新是以新思维、新发明和新描述为特征的一种概念化过程。起源于拉丁语，它原义有三层含义：第一，更新；第二，创造新的东西；第三，改变。

创新是人类特有的认识能力和实践能力，是人类主观能动性的高级表现形式，是推动民族进步和社会发展的不竭动力。一个民族要想走在时代前列，就一刻也不能没有理论思维，一刻也不能停止理论创新。

在方案设计中，我们坚持"创新"原则，"与时俱进"，"人无我有、人有我优"。

2. 实用原则

实用原有三层含义，第一，实际使用价值；第二，具有实际使用价值；第三，实际使用、实际应用。

"实践是检验真理的唯一标准"，只有在实际生活和工作中切实可用，才能够获得社会认可，并具有生命力。

在方案设计中，我们坚持"实用"原则。

四、建设方案概述

建设方案主要包括两方面：一是3～5年中长期发展目标设定；二是当前开展工作内容。

（一）中长期发展目标建议

建议3～5年长期发展目标包括：

1. 完成"低成本健康区"试点到推广普及的全部工作，实现真正动态化的全民健康管理。

2. 社区全民健康管理的信息化建设中，在软硬件系统选型和布局中，应依据社区卫生综合服务能力区分"普通"和"重点"两类社区卫生服务机构；在社区卫生健康工作中采用创新型的社区"数字化生命健康管理"全流程模式，并依据地域环境的便利性区分"周边"和"中心"两类社区卫生服务机构。在3～5年内逐步做到"基础配置"覆盖"普通""周边"社区卫生服务机构，"高端配置"落户"重点""中心"社区卫生服务机构，形成"普通—重点"搭配，"周边—中心"搭配的局面。

3. 完成社区卫生服务人员的健康管理培训，做到站点主任及直接从事健康管理的基层人员拥有健康管理的专业知识与技能，并进行持续的继续教育。

（二）近期工作重点

近期需要立刻开展的工作内容包括两个方面：一是通过信息化建设，提高管理效率，扩大受益人群，实现全民健康管理；二是启动健康管理培训，通过服务团队建设，提高服务水准和管理水平，有效配合健康和亚健康人群的健康管理和服务工作。

1. 低成本健康管理信息化的建设

为保证试点期间能够尽量覆盖全部服务人群，建议按照"试点—推广"的步骤执行。

配置地点的选择，应综合评估服务中心周边居住和交通环境；周边居民健康意识和消费水平；中心主任服务意识、领导力和执行力；服务中心场地条件等因素。

根据居民调研反馈意见，建议运营中的收费根据不同项目设置为：自费、政府全额补贴和政府部分补贴形式。

健康管理系统至少应具备以下特征：

（1）基于网络，不受地域限制；

（2）使用便利，人机交流界面友好；

（3）提供信息采集、数据分析、干预指导和数据追踪功能；

（4）不仅支持临床数据分析，还要支持亚健康数据分析；

（5）使用成本低；

（6）拥有技术支持能力。

2. 社区卫生服务团队的建设

团队服务建设重点为提高高层管理水平，改变传统思想；基层全面普及健康管理的技能知识，既满足居民日益增长的多方面需求，又防止基层服务人员流动所带来的服务能力的下降。

建议自2013年开始，未来2～3年：针对西固区服务中心和站点的高层管理人员，与国内高等院校专业学院合作开办"健康服务管理"高级研修班，从高层领导的管理层面，到基层人员的技术层面展开培训。

此外建议：未来3～5年，区卫生局在服务中心和站点高层领导任用，以及具体工作人员的绩效考核时，可与专业教育进修培训情况挂钩并有所要求，以此鼓励高层干部和基层工作人员努力提升自身修养和能力。

3. 特别说明

为将西固区打造成为"社区卫生健康管理示范基地"，因此提出的建设方案具有超前性，但在政府需求、社会需求、科技发展等多方面是符合社会发展潮流的。

为此在试点工作中，西固区卫生局及试点中心高层领导及全体员工需要深刻领会，改变传统社区管理的思维方式，并在工作中积极宣传和引导居民。由于这是一个新的事物，故不能因一时的挫折而退缩不前。

特别是需要西固区卫生局领导，有耐心、有恒心，全力支持试点机构的工作，允许他们在试点期间尝试多种运营手段，创新出"低成本高效惠民健康服务"之路。

我们相信：西固区社区卫生服务的工作人员，在区政府和区卫生局的领导下，能够在未来3年内成功打造"低成本健康示范区"。随着西北地区社区全民健康卫生服务工作的深入开展，将有更多的西北地区社区居民受益。西固区在提高基本健康管理服务品质的同时，也为西北地区建设低成本健康社区摸索出一条成功之路。

在胡锦涛主席十八大报告"在改善民生和创新管理中加强社会建设"部分提出："要坚持全覆盖、保基本、多层次、可持续方针，以增强公平性、适应流动性、保证可持续性为重点，全面建成覆盖城乡居民的社会保障体系。"

我们认为：西北地区落实"全覆盖、保基本、多层次、可持续方针"的前提条件，是在社区卫生服务建设中做到：

（1）坚持推行"自己的健康自己管理"的新健康理念。不仅社区城乡居民要树立这个理念，社区卫生服务机构的工作人员、医疗系统的工作人员更需要树立这个理念。

（2）坚持推进基于网络的开放式架构的信息化建设。这样可以将基本健康服务（包括健康检测、评估和简便易行的综合干预调理指导）通过网络（未来特别是无线网络、卫星通信）直接送到山区的村民家中，而且开放式架构可以尽量减少未来系统升级所造成的重复投入。

（3）坚持社区卫生服务机构团队的建设，建立学习型组织。这样才能不断吸取引进先进的理念和技术，不断创新以提高自身服务能力。

西北地区的经济发展水平不可能一步提高，但是在投入少的情况下，在社区卫生健康服务工作规划中采用"城镇社区居民数字化生命健康管理"全流程动态模式，实现"全覆盖、保基本、多层次、可持续方针"是可行的。

Research Report on the Current Situation of Community Health Management in Northwest Area

——To explore the low cost national health community road

Jian Zhang, Zhigang Fan, Guoyi Zhang, Zhiwei Cheng, Yuanping Chen

Abstract

The current economic development in the northwest region belongs to the downstream among the seven economic zones. In order to improve the quality of services to the area residents, the service management capabilities of itself and the area residents quality of life, the health bureau in Xigu District from Lanzhou, Gansu province, invited the community health experts from health management college of Renmin University of China in 2013 to write "the implementation of a national health project, build low-cost health district construction plan" based on the investigation research. To explore a feasible way for community health management in Northwest area, Xigu health bureau plan to build a low-cost health services demonstration area gradually. This paper is a field investigation and research report with the summary of construction scheme. It focus on analysis the community health statistical data of the construction and management from Xigu District in the first half of 2013, and then evaluate the investigation and research summary, finally proposed the experts conclusions and recommendations.

Keywords

The Northwest Region, Community Health Service, National Health, Low Cost, Research Report

作者简介

张　健

　　中国人民大学培训学院–健康管理学院院长助理。科学技术部"十二五"国家科技支撑计划"中医预防保健（治未病）服务技术研究与示范"项目之"中医预防保健（治未病）规范及技术标准制定"课题组成员。

张国一

　　甘肃省兰州市西固区党委书记，中央党校研究生，"全民健康工程，低成本健康区"方案的倡导者。

范志刚

　　西固区人民医院院长，外科副主任医师，甘肃省医师协会普外专业委员会学组委员，甘肃省第一届、第二届普外科专业委员会腹腔镜专业学组委员。主导的腹腔镜技术曾获兰州市科技进步三等奖。"全民健康工程，低成本健康区"方案的执行者。

陈元平

　　中国人民大学培训学院首席专家、健康管理学院院长，中国健康管理协会副会长，国家中医药管理局治未病工作顾问专家，科学技术部"十二五"国家科技支撑计划"中医预防保健（治未病）服务技术研究与示范"项目评审专家组成员。

程志伟

　　中国人民大学培训学院高端培训二部主任，高等教育副研究员。

抗衰老健康医学产业在中国的发展

罗伯特·高德曼　罗纳德·科莱兹　朱　敏　郭　弋

摘要：

由于公共政策组织和学术界专家们认识到全球人口迅速老龄化所带来的社会、经济和医疗上的巨大压力，抗衰老医学已经得到了普遍的认可，并带动了年产值超过千亿美元的抗衰老健康服务产业。随着中国的现代化，人们的物质条件改善了，生活方式也更加城镇化。但经济发展导致的环境污染也给人类健康带来了前所未有的破坏，加上老龄化不断加剧，慢性疾病发病率迅速增加，并呈现年轻化趋势。世界抗衰老医学会的目标是在全球范围内建立起健康医学联盟。经过近8年的努力，2014年世界抗衰老医学会在中国与国家发展与改革委员会国际合作中心健康产业办公室联合创办了全球首家集科研、诊疗和教学培训于一体的国际抗衰老医学中心。这既是全球健康服务产业从业人员的摇篮，也是国际抗衰老医疗和健康旅游的目的地，并将成为中国新一轮经济增长的驱动力。

关键词：

抗衰老　医学中心　教学　中国基地　世界中心

一、发展综述

截至目前，抗衰老医学和以抗衰老医学为核心的健康服务产业对于绝大多数中国人来说仍然是一个模糊的概念。其中一个重要原因就是，绝大多数中国人无法正确判定抗衰老医学、传统临床医学以及日常卫生保健三者之间的根本区别。由于抗衰老医学的理论和实践起源于20世纪90年代的美国，在学科层面属于新兴预防医学科学，因此人们很容易将抗衰老医学与传统临床医学中的老年病学混为一谈。抗衰老医学的科学价值及其在健康服务产业中的重要地位与作用也就很容易被埋没在传统临床医学的阴影之中。

中国国家发展与改革委员会国际合作中心健康产业办公室在2006年，正式采纳了美国国家卫生科学院（NIH）和美国抗衰老医学科学院（A4M）的建议，将抗衰老医学作为国家经济社会发展战略的重大课题之一和产业发展模式引入中国。通过对全国医疗卫生系统、健康服务系统和各相关系统长达8年的调查研究，获得了近30万条具有统计学意义的大样本数据，并使用比较经济学模型和数学工具对所采集数据进行了系统分析。在此期间，中美双方还举行了500多次各种类别的专家磋商、政府会审、民间互访和国际会议，基本摸清了中国现阶段医疗卫生体系的技术规模、产业属性、结构功能、承载能力、研发能力、吸收能力、转化能力、科研体制、运行体制、经营模式、管理机制、保障医学和非保障医学、财政条件、投资环境、地理差异、文化习惯、群体健康素质、疾病易感人群以及排名前10位的常见病和多发病种类等上百个关键参数；完成了对全国162家三级甲等医院、511家二级医院和2000多家非公立医疗机构，以及129家各类投资机构的专题调查；形成专题调研报告170余份；在各类国际医学专业论坛发表论文149篇；提交抗衰老医学健康产业投资计划书和商业计划书80多份；参加调查人员总数3000多人次（其中国内著名学者专家49人，国际著名专家学者21人，高级职称专业人员1925人）；编译出版发行抗衰老医学出版物29种，共计3200万余字，视频讲座累计15个小时；举办专题讲座221场次，参会者近12754人次；建立抗衰老医学专业网站1个，中文网页2个，总浏览数量超过千万次。至此初步完成了在中国建立以抗衰老医学为核心的健康服务产业（即大健康产业）的系统性准备工作。

2014年6月底，按照中美双方的郑重承诺和谨慎约定，在中国北京正式建立了世界抗衰老医学学会第一个全球抗衰老国际临床医学中心（以下简称"中心"）。

该中心第一期建设投资约计2亿元人民币，包括房屋、设备、运载工具、环境配置和流动资金，全部来自社会资本投资。目前该中心拥有中外医疗技术人员50多名，其中外国专家9名，中国专家18名（全部为"海归"医学博士）。该中心下设一个临床教学医院，设计住院床位100张。该医院最高行政主管和最高技术主管、院长由世界抗衰老医学的创始人、美国抗衰老医学科学院院长罗纳德·科莱兹（Ronald Klatz）博士亲自担任。该中心主要业务除抗衰老临床医学外，还负责为中国和其他国家的医疗机构培养抗衰老医学专业人才，包括标准化教学、医学学分继续教育、专业机构认证和专业人力资源认证等工作。该中心拥有独立的分子生物医学实验室和世界水平的第三方认证实验室，并建有独立的抗衰老医学专用个性化药剂室。此外，该中心还拥有全球最先进、最完备的远程医疗系统，可完成所有医学数据的全球实时传送和全球各洲际间实时会诊。该中心目前正在调试运营阶段，实行"会员预约制"，暂不具备对社会公开接待的条件。该中心医疗收费价格采取自主定价、政府备案模式。服务模式参照国际同业先进理念，即为每位来院就诊者配备2名医师、4名护士（全部医护人员必须熟练应用英语交流）。该中心90%以上的专业设备为数字程控移动式或便携式装置，均从国外进口，因此绝大部分诊疗活动基本上无须就诊者移动。

该中心二期建设尚在进行，预计总投资约为4亿元人民币。建设主体为国际抗衰老医学中心全球教学基地。

该中心的核心功能有两个：一是培养抗衰老医学的技术人才和管理人才；二是制定并推广抗衰老医学健康服务产业的标准和规范。

该中心建立的初衷是：探索一套将金融资本、产业资本与医疗资源整合成为适合中国国情的、为普通民众普遍使用的、可持续发展的健康服务产业的基本模式。为从产业发展层面彻底解决健康素质问题提供决策依据。

二、国外媒体评价

投资者们看到一个极富潜力的市场。医疗保健行业充满了爆发力——90亿美元"年产值"以及每年以两位数的幅度增长。中国的医疗保健行业正在腾飞，去年光在医疗服务和保健产品上的花费达到了1234亿美元。

——《福布斯》

中国的百万富翁家庭将在5年之内增加74%。

——《环球财富》

中国市场在医疗保健领域的消费将在未来20年之内翻一番。

——麦肯锡咨询顾问

三、建立和发展中国抗衰老健康产业的依据

（一）中国卫生保健体系正在跨入一个新时代

中国已成为世界舞台的一支重要力量，这已是无可厚非的事实，而中国经济的快速增长，以及其对体育和艺术界的贡献也已得到了全世界的认可。2008年夏季奥林匹克运动会在中国的举办，以及2010年上海世博会的举办进一步巩固了这一声誉。随着中国与国际社会交流的日益增多，以及经济的不断增长，很多中国人的生活方式自然也受到了影响。

在这个世界上人口最多的国家，人们的物质条件改善了，生活方式也更加城镇化但同时也存在老龄化不断加剧、慢性疾病发病率迅速增加等诸多问题。这些变化将会对卫生保健事业产生什么影响呢？随着经济的持续发展，中国人均可支配收入增加，这将对医疗保健行业的消费产生怎样的影响呢？

"中国的百万富翁总数位列世界第四，有约82.5万人拥有超过1亿人民币（约1460万美元）的个人财富。有了财富的增长，随之而来的是自信心的激增，这也会促使中国的富人继续高消费。"

（二）五大因素使中国在医疗卫生体系上投入增加

1. 国内生产总值（GDP）的增长：随着GDP增长，作为其中一部分的健康消费也会增长。中国的中上层消费者更愿意对健康进行投资，从而推动了健康消费以高于GDP的速度增长。

2. 城镇化：预计未来10年，中国的城镇人口将会增加约1.5亿。城镇化带来了不良的生活方式、巨大的环境污染，包括空气、水、食品等的污染，均危害着人们的健康，导致某些疾病的发病率更高。

3. 老龄化：预计未来10年，50岁以上的人口将会增加1亿，而这部分人群对医疗保健的需求巨大。

4. 生活方式变化：中上阶层以及城市消费者的饮食偏向于高脂、高热量食品，而且锻炼身体的时间更少，这大大增加了"现代"慢性疾病，如糖尿病、高血压、心脏病等。

5. 高资产族和新兴富人数量增加：中国的百万富翁总数排在世界第四位，而这个数量还在不断增长。据美林全球财富管理估算，在中国每天有55个新兴百万富翁诞生。生活方式造成的疾病对这类人群的威胁更大，而他们也完全有能力支付最高质量的卫生保健服务。

（三）政府医疗改革

中国政府已经认识到有必要在医疗保健方面加大投入。财政部官员说，未来3年，地方政府有足够的财政实力投资5100亿人民币（约750亿美元），用于支持医疗改革。

中国医疗卫生行业已呈现出显著增长态势。但是，相比美国的医疗水平，中国医疗卫生行业仍有较大的增长空间（医疗卫生行业年增长：中国20%，美国6.9%；基本医疗保险渗透：中国-30%，美国-84.7%）见图1。

"政府的大力支持以及从国外招募训练有素的中国科学家，使中国再生医学迅速崛起成为可能。"

——《未来医学》

"在爱国主义思想的鼓舞下，他们致力于成为改革的推进者，而且他们深信中国政府将会予以大力支持。"

——《纽约时报》

中国政府已将科学和技术创新作为国家发展的一个战略重点。政府不仅为医疗改革提供资金，还支持创新，并鼓励中国科学家回国。

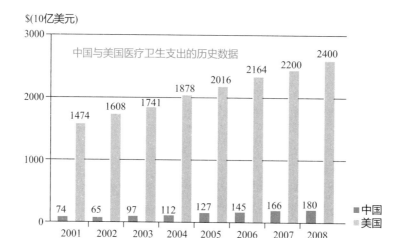

$(10亿美元)

图1　中国与美国的医疗卫生系统对比

资料来源：世界卫生组织2009年度世界健康报告，中国卫生部。

（四）市场分析

富有的中国消费者已经变得越来越理性且非常有品牌意识，对高质量的国际品牌的需求量也越来越大。随着中国的现代化的进程，很多中国人吃得更多，锻炼得更少。

1. 高资产人群

强劲的政府刺激计划和消费者支出增加，均意味着中国正在带领世界经济走出衰退。据美林全球财富管理估算，中国每天有55位百万富翁诞生。富有的中国消费者已经变得非常有品牌意识，他们对高质量的国际品牌也越来越青睐。他们已经习惯于处处都拥有最高的品质，包括居住环境、娱乐场所以及自己的形象。奢侈品牌给顾客创造的不仅仅是产品本身，更是一种人们梦寐以求的生活方式。富有的中国人的生活方式也正在走向成熟，即更加看重家庭、健康和休闲。

2. 生活方式改变

中国快速发展的经济提高了人们的生活质量。但是，随着中国的经济发展，中国人吃得更多了，锻炼得却更少了。很多以前通过走路或者骑自行车出行的人们，现在都是驾车或者骑着电动自行车。我们通过麦当劳标志性的金色拱门图案在中国每个城市的数量，就不难发现，高热量、高脂肪以及加工食品已遍布大街小巷。据估计，到2015年，中国将有40%的女性和57%的男性超重；有6%的女性及9%的男性过度肥胖。

生活方式的急剧变化不仅能促使肥胖的发生，而且容易导致很多生活方式疾病，例如糖尿病、癌症、高血压、心脏病、抑郁症以及中风。中国卫生部官员说，"导致死亡前四位的疾病的病因都与由生活方式引起的慢性疾病有关，这些慢性疾病也带来了巨大的财政负担"。这些疾病占到了死亡率以及医疗开支的80%。中国卫生部官员说，"中国目前正受到生活方式疾病的困扰，这些疾病与人们吃得太多且缺乏锻炼的生活方式有关"。

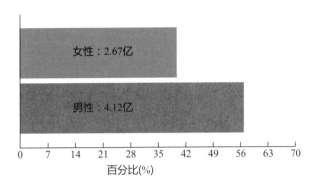

图2　中国2015年预计超重人群的百分比

资料来源：世界卫生组织，2010年。

3. 疾病的负担

中国在预防医学方面有着悠久的历史。传统中医有着独特的诊疗方法，同时也是中国文化的瑰宝。但是，经济的发展使得人们远离传统的生活方式，而现代化的生活方式，使得患慢性疾病的人数大幅增加。据估计，慢性疾病目前占中国死亡总数的80%，以及生活能力缺失性残疾的70%。见图3和图4。

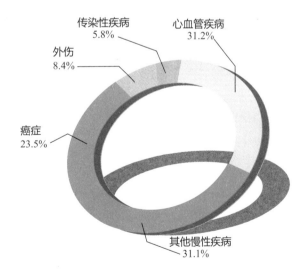

图3　中国2030年主要死亡原因预测

资料来源：美国密歇根州公共卫生防备中心。

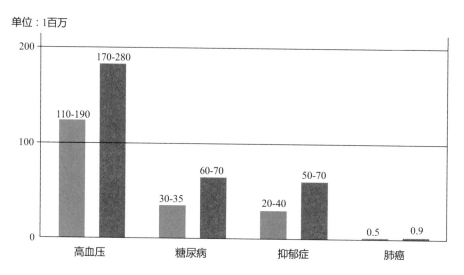

单位：1百万

图4 中国2005—2015年间"现代疾病"预计需要治疗的病人数量

资料来源：卫生部，中国疾病预防控制中心。

中国是世界第二大糖尿病人口国家。据世界卫生组织（WHO）统计，2000年中国有超过2000万的糖尿病患者，预计这一数字在2030年会达到4200万。

抗衰老医学是一种用于帮助早期发现、主动预防、个性干预、减缓甚至扭转慢性疾病以及现代生活方式疾病，如癌症、糖尿病、高血压、心脏病和中风等疾病的临床医学学科。

4. 人口老龄化

中国是全球人口老龄化速度最快、数量最多的国家。目前中国的老年人口占世界老年人口的比例超过20%，预计到2020年，中国65岁以上老龄人将会达到1.67亿，占世界老龄人口总数的25%，并超过俄国总人口数（见图5）。而在2006年至2050年之间，中国65岁以上老年人在总人口中所占比例，预计将从8%增加到24%，总数将达到3.22亿。人口老龄化造成慢性疾病发病率也大幅增加。要照顾那些因疾病致残的人群，社会的负担也越来越大。

人口年龄结构的转变将会在很大程度上影响未来人们的健康状况：随着人口老龄化，退行性疾病如癌症、心脏疾病以及糖尿病的发病率将大幅上升（见图3、图4）。例如，60岁以上的成年人患糖尿病的概率是30到39岁成年人的四倍。中国的储蓄率很高（高达总收入的35%），人们对于自身及父母医疗费用的关注是产生此高储蓄率的主要原因之一。随着中国经济的快速增长以及人们生活方式越来越西方化，现有医疗卫生系统难以满足老龄化以及慢性疾病的需求。很多富有的中国人，为寻求高质量的健康医学技术，不惜到台湾地区，甚至远赴国外，如瑞士、欧洲以及美国就医。

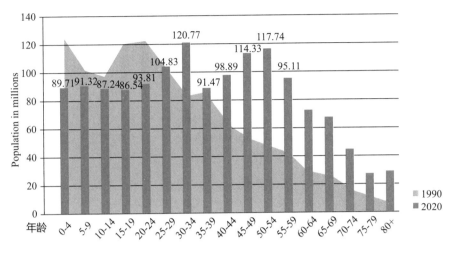

图5 中国的年龄变化

资料来源：世界卫生组织，2010。

5. 城市人口

另外一个影响疾病高发的因素就是人们生活在城市中心。据估计，在2010～2015年间，中国有7600万人口涌向城市。这就意味着，中国半数的人口将会居住在慢性疾病高发的城市。因为他们有更多现代化的设施，这些居住在大城市的人们的运动量更少，同时，他们摄入的高热量、高脂肪的食物也更多，这会导致肥胖及与肥胖相关的疾病，如糖尿病。研究表明，在中国，40岁～49岁的城市成年人患糖尿病的概率约为30～39岁的成年人的两倍；65岁以上的城市成年人中，近60%患有高血压，是30岁成年人患高血压概率的两倍；55岁至59岁的城市女性患乳腺癌的概率为20岁女性的两倍。

6. 压力

诸多因素，如生活在拥挤的大城市，以及大量的工作责任，均可导致压力及压力相关性疾病。一本名为《CEO的秘密》的书中写道，"一个CEO的主要情绪是沮丧、失望、愤怒和不知所措。这些应该是一个健康警告，如果你一天中80%的时间都带有这类情绪，它们就会导致压力，在体内生成皮质醇，从而加速机体老化，增加心脏病和癌症的患病概率"。

四、医疗旅游——全球医疗资源一体化

"为了使自己青春常驻，中国女性远赴瑞士，平均一趟的花费约为每人20万～50万人民币。"

——美国人口资料局（Population Reference Bureau）

有很多中国人，因为在中国无法找到值得信赖的私人健康医学专家，而花钱旅游到国外寻找。很多人去美国、瑞士、欧洲以及台湾地区寻求治疗。

据估计，全球医疗旅游业目前带来的年收入已达600亿美元，且年增长率达20%。除了在中国给中国人提供优秀的医疗服务外，也将吸引越来越多的其他国家的高端医疗和美容追求者，即那些愿意通过旅游来享受比他们本国更先进、更有效且更优惠的医疗服务的旅游者。

1. 医疗卫生支出

中国从1995年占总GDP的3.7%，到2005年的5.6%，总的医疗开支不断稳定增长，这给医疗卫生产业创造了机会。对高质量的医疗保健的需求从对该行业所投入的金钱数量就能反映出来。在过去几年中，中国的医疗保健支出大幅增加，未来还会继续增长。

据估计，在中国超过一半的医疗费用由消费者支付。预计到2025年，用于医疗卫生的费用在总消费中所占比例将约翻一番。随着城市人口越来越富裕，更多的人会需求高端医疗保健（见图6）。

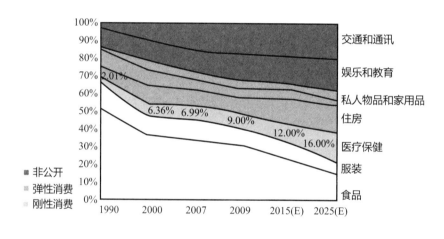

图6　中国医疗投入卫生比例

资料来源：麦肯锡咨询公司。

2. 结论

所有研究表明，由于人口组成比例的改变以及生活方式不断的现代化，中国的医疗保健系统迫切需要改革。正如过去很多的发达国家那样，医疗保健系统总要努力控制由现代化和经济发展带来的新的疾病。中国政府已充分认识到这一点，并已提出相应的解决方案。

退化性疾病和慢性疾病的问题也严重影响了经济。例如，在2005年~2015年间，预计中国累计支出将达5580亿美元。无论收入水平如何，中国仍有可能在慢性疾病的预防和控制上取得重大进步。

教育是一种投入少、产出大的绝佳办法。中国不仅是想要在中国潜在的巨大医疗市场中占有份额，中国也旨在通过健康教育来帮助公众了解那些现阶段就能采取的，可预防那些影响其家庭的慢性疾病的步骤。

随着中国不断地发展和壮大，另一个趋势就是奢侈行业的增长。中国将看到生活支出的不断增长，以及人们对国际高水准品牌的重点关注。这种对国际品牌的渴望，以及与之相关的品质，已日益进入医疗保健行业，由此中国可以看到中国消费者对更大范围的高端医疗保健行业的需求。

除了投资中国的医疗卫生行业这一明显经济效益之外，支持致力开发新的医疗技术、预防疾病和改善生活质量等社会效益都是可以吸引我们的理由。

影响中国医疗保健行业增长的因素：

（1）慢性疾病的增加；

（2）老年病年轻化；

（3）人口老龄化加重；

（4）城市人口增加；

（5）肥胖人口增加；

（6）政府对医疗服务行业的投入增加；

（7）政府对研究和发展的支持；

（8）人口收入的增长；

（9）在医疗保健上的私人开支增多。

五、临床技术与部门配置

运用跨领域的医学科学最新突破性研究成果，世界抗衰老医学中心的临床部门将因其提供的抗衰老医学临床科技和最尖端的治疗方法而获得全球性的知名度，包括：

（1）革命性的衰老过程诊断测评；

（2）个性化定制的抗衰老干预治疗手段；

客户将由于感到生理与心理的双重疲惫而前来世界抗衰老医学中心的临床部门进行咨询，他们将这种疲惫归结为显著的衰老迹象。对于老化的理论而言（如前所述），抗衰老医学的目标是为每一个客户度身定制个性化的治疗方案，包括：

- 增强体内抗氧化活性；
- 减少环境污染对身体造成的毒素负担；
- 通过益智营养素方案达到脑健康最大化，同时通过体育锻炼和内在营养补充达到身体健康最大化。

通过这些客户会认识到，世界抗衰老医学中心的临床部门拥有独特的理念，具有其他治疗无法比拟的特点：

- 尖端的、高科技的、非侵入性的及早发现疾病的超前诊断措施；
- 温和的、非药物的个性化治疗干预及新的生活形态和方式；
- 不能被竞争对手模仿的专利技术的应用；
- 高度个性化的服务，以及定制化复合营养品和外用护肤品。

世界抗衰老医学中心的临床部门反映出抗衰老医学涉及多学科的医疗保健方法。干预措施的重点包括七个关键的医疗元素：

（1）抗氧化分析和平衡补充；

（2）排毒、解毒；

（3）激素的分析和平衡补充；

（4）脊柱修复；

（5）皮肤的年轻化和修复；

（6）认知功能评估和修复；

（7）代谢功能评估和修复。

医疗身体按摩，维生素、矿物质、氨基酸、脂肪酸和天然植物的营养补充剂，以及天然激素替代产品的补充，这些回归自然的治疗方法所拥有的吸引力，将从中心延伸到任何成功的预防保健模式。

世界抗衰老医学中心的临床部门侧重于两个目标：客户的身体康复和青春恢复。世界抗衰老医学中心对于不同需求的客户提供个性化的、全面的治疗干预计划，恢复精神和身体机能的最佳状态，并延长其不依赖他人的独立、自理的健康寿命的长度。世界抗衰老医学中心是目前最具创新性的21世纪健康中心。

电子医疗信息化

世界抗衰老医学中心的临床部门将计算机信息处理技术的最新进展更为合理地运用到以健康为导向的医疗保健中。

由高德曼博士和科莱兹博士开发或参与开发的许多专利技术，将在世界抗衰老医学中心的临床部门独家应用。

LEXCONX解决方案——这是一种新型的、以患者为中心的临床数据采集和管理系统，对以健康为导向的健康参数研究起到了推动作用。此类研究的发展是通过有长期合作伙伴关系的销售公司进行的。世界抗衰老医学中心的临床部门通过该系统对客户进行统一管理，也将在此系统的基础之上建立为患者定制的电子记录系统。此外还包括：

（1）人体检测/测量工具（TABATHA或类似工具）；

（2）以PDA为基础的移动监控设备；

（3）记忆和认知能力评估软件；

（4）用于确定诊断/治疗的决策辅助工具/标准。

这将逐渐形成一种利用LEXCONX解决方案建立数据架构的趋势。最终获得的将是一个完整、独立、自动化的医师系统。该系统还可在其他设备上安装，从而将世界抗衰老医学中心临床部门医疗服务的影响扩大化。

六、抗衰老医学研究的意义

除了提供首屈一指的临床服务，世界抗衰老医学中心还是一个具有最先进技术的机构，当代最伟大的"科学头脑"们将揭示衰老之谜，并通过新颖的设计和有效的干预措施延长生命的长度和品质。在世界抗衰老中心，研究的创新将提供真正有价值的临床应用，或者消除老化所带来的退行性疾病，或许可令有见解的科学家们看到其对个人和全球所产生的影响。

在美国，1955年出生的人群，平均预期寿命只有48岁；1995年出生的为65岁；而2025年出生的人群中，这一数字将达到73岁。事实上，到2025年，将没有一个国家人口的平均预期寿命低于50岁。

在法国，1950年只有200个百岁老人；到2050年，预计将有15万名百岁老人。出生在20世纪末期成千上万的人们将度过整个21世纪，迎接22世纪的到来。这个例子说明，在一个世纪的时间里，这一数字将会成倍增加。

然而，长寿会引起经济和社会结构上的重大且永久的改变。世界人口以每年1.7%的增长率增长，65岁以上人口的数量则以每年2.5%的速度递增。目前世界上大多数国家的人口中，增长最快的是80岁以上的人口比例。到2025年，80岁以上人口将占总人口数的30%。

笼罩全球的世界人口老龄化问题将对由政府主导建设的相对稳定的社会和经济基础设施产生颠覆性的影响。人口老龄化现象的经济影响是非常深远的。

● 在未来的25年内，世界各主要地区老年抚养率将上升。

● 在2025年，赡养老人的负担将比1998年增加50%。

此外，大多数国家的社会结构都存在崩溃的危险。发达国家和几乎所有的发展中国家，在处理老龄化人口猛增（早在2003年就开始了）的情况时都没有充分准备。从未来12个月里，我们可以预期反对派将质疑政府养老计划进程等一系列国际性恐慌。身处一个全球化的社会，我们该如何适应即将到来的老年人口飙升所带来的影响呢？

● 中青年家庭成员期望为家长提供看护服务；

● 供养未接受疾病早期预防和干预的老龄化人群的人均成本增加；

● 工作的适龄公民人口减少。

总之，医疗成本上升的压力将落在每个有生产力的个人头上。

显然，当前的医疗政策方案无论是对于个人还是人群的健康护理都是难以为继的。世界抗衰老医学中心旨在展现将以下原则国际化的重要性：

（1）预防重于治疗；

（2）医疗本质的转变：以患者为中心，以健康生命为重点，代替传统的以疾病为导向的、以死亡为基础的医疗模式；

（3）抗衰老研究的资源需根据老龄化人口膨胀的程度进行承诺性拨款。

七、总结

"年龄在20～64岁的成年人的死亡，大部分都属于过早死亡，是完全可以预防的。"

1955年，全世界总人口为28亿。到2000年，这一数字超过60亿。根据1997年统计，每天增加2.2万人口等同于增加8000万总人口量，到2025年世界人口将达到80亿。

我们面临一个艰难的选择，全世界每个国家都面临大量老龄化人群。年龄超过65岁的人群现在将上升到3.9亿，到2025年将是8亿——达到世界总人口的10%。从1995～2025年，年龄5岁以下儿童人口每年增长仅仅0.25%，而年龄超过65岁的老年人口将每年增长2.6%。加上与老龄化相关的各种疾病折磨着当今社会，如何确保一个健康、有巨大生产能力的成年人社会是至关重要的，且越来越重要。

我们注意到医学知识发展的步伐从未停止，并成几何级数增长着。生物医学和计算技术的发展，引领研究和临床方法发展，并辅助着疾病诊疗。托生物技术发展之福，一个具深远意义的、大规模的健康管理革命正在发生。

世界抗衰老医学中心将为每个人带来一个更美好的世界。它将直接或间接改善世界上成千上万人的生活。

参考文献

［1］胡润财富报告2009。

［2］摘自1998年《世界卫生报告》，http：//www.who.int/inf-pr-1998/en/pr98-WHA4.html.

［3］摘自1998年《世界卫生报告》，"五十岁的真相"，http：//www.who.int/whr/1998/factse.html.

［4］摘自世界卫生组织，"老龄化与健康"，http：//www.who.int/ageing/scope.html.

［5］摘自1995年5月，美国商务部经济与统计管理局，"美国人口普查局六十五岁以上人口统计摘要"。

Anti-Aging Health Medicine Development in China

Robert Goldman, Ronald Klatz, Min Zhu, Yi Guo

Abstract

Because of the public policy organization experts and academics to realize global rapidly aging population brought about by the social, economic, and the huge pressure of medical treatment, anti-aging medicine has been widely recognized, and led to an annual output value more than billions of dollars of anti-aging health service industry.Along with China's modernization, people's material conditions improved, way of life is also more urbanization.But economic development caused the environmental pollution has brought unprecedented damage to human health, coupled with rising aging, chronic disease incidence increased rapidly and younger. World of anti-aging medicine aims to establish health worldwide medical alliance.After nearly eight years of efforts, in 2014 in China and the national development and reform commission, the international cooperation center of health industry office jointly launched the world's first collection of scientific research, diagnosis and treatment and teaching training in the integration of international anti-aging medicine center.This is the cradle of global health service industry practitioners and international anti-aging medical and health tourism destination;And will become China's new driving force of economic growth.

Keywords

Anti-Aging, Medicine Center, Teaching, Base of China, Center of the World

作者简介

罗伯特·高德曼（Robert Goldman）

　　世界抗衰老医学会（WAAAM）主席、美国抗衰老医学科学院创始人之一。高德曼博士在开发国际医学组织和医药企业方面具有丰富经验。他是美国国家运动医学会创始人、国际健美联合会医学主席，是多所顶级大学的高级研究员、学院的教授，也是哈佛大学教育研究中心的成员。高德曼博士是冠军运动员、运动医学专家、中国武术专家和世界体育先生。他曾3次赢得肯尼迪健美奖，创造了20项力量型世界吉尼斯纪录；同时，他还是世界著名健美运动员的指定医生和健美体育运动总统委员会的特别顾问；国际健美联合会国际医学委员会主席，监管170多个国家的运动医学委员会；1984年建立美国国家运动医学协会，在全球培养了成千上万的专业运动教练并带动了健身产业的发展。2001年为感谢高德曼博士为奥林匹克运动发展所做的杰出贡献，萨马兰奇主席授予他国际奥林匹克协会终身成就奖荣誉证书。

　　高德曼博士还是拥有运动医学、器官再生、抗衰老医学及生物科学技术领域150余项国际专利的生物科学股份公司的联合创办人与董事会主席。他与国际医学诊疗公司合作，在全球共同开发高科技医疗影像中心；配合美国红十字会、美国国家航空和宇宙航行局、美国国防部、美国食品和药物管理局及放射卫生部门规划共同监管开发制定合作研究项目；协助制作美国大型制药公司赞助的医学教育节目。曾获得科学金奖、医学成就奖、人道主义奖和商业拓展奖。

　　抗衰老医学创建的20多年来，高德曼博士致力于抗衰老医学课题的研究和抗衰老医学先进理念的推广及科技成果转化，先后出版了20余部抗衰老普及教育书籍和几十册抗衰老医学临床教科书，领导世界抗衰老医学会取得了举世瞩目的成绩，并带动了2500亿美金的抗衰老医学产业（健康医学服务产业）的发展，使世界抗衰老医学会成为国际著名学术组织，为全球抗衰老医学健康事业做出了杰出贡献。他不断推动抗衰老医学的发展，利用创新的医学理念及再生生物医学技术提高人类生活质量并使人类健康寿命和青春寿命最大化。

罗纳德·科莱兹（Ronald Klatz）

　　美国抗衰老医学科学院主席，抗衰老医学学科创始人，英文"抗衰老ANTIAGING"发明人。毕业于美国骨外科医院和中美洲健康科技大学，获医学博士学位。他除了被美国医学会授证为家庭医学、运动医学和抗衰老医学专科医生外，还是多个美国国会议员的健康顾问、中美洲健康科技大学医学院内科系教授。他集中研究和创造生命科学，尤其是抗衰老科学领域的新技术和新产品。

他和高德曼等著名医生创办了美国抗衰老医学科学院并担任院长至今，他是抗衰老临床医学的先驱，用他的领导才能和洞察力使学会的医生和研究人员增长到55000人，遍布全球120个国家。

科莱兹博士使医学界的面貌一新。他是研究大脑抢救、急救和创伤医学、器官移植和血液储存等领域生物医学公司的合作创始人，是器官复活系统的创始人。他不仅创造了许多治疗和预防老年退化性疾病的新方法，还负责培训全世界从事抗衰老医学医生的工作。他获得克林顿总统签署的"卫生保健创新突破奖"等多种大奖，1997年被评选为十大医学发明家之一。他撰写编著抗衰老医学学术专著及教材；他也是世界经济论坛专家委员会委员，并向美国奥巴马政府提出12点医疗健康改革计划。

他通过在医学界直接负责创立抗衰老医学，对政府关于健康的政策规定具有一定的影响力。他的努力引领了21世纪医学健康界的新潮流。作为29本有关抗衰老医学著作的作者，科莱兹博士致力于帮助大众认知"衰老并非不可避免的道理"，在华盛顿具有影响力。

朱　敏

曾在外交部、国务院机关事务管理局及外事部门工作；现任中国国际问题研究基金会副理事长，中国人民外交学会理事、中国国际友好联络会理事、中国前外交官联谊会特邀理事、中国商业联合会外联委副会长。有着丰富的对外交往经验，多次完成了重大的外事任务。2011年接受美国抗衰老医学科学院及世界抗衰老医学会特别授权，并担任特别顾问及世界抗衰老医学会亚太区主席，全权负责抗衰老健康医学在亚太地区的可持续发展。

郭　弋

女，国家发改委国合中心健康服务产业办常务副主任、世界抗衰老医学会大中华区主席、世界抗衰老医学会国际专家委员会委员、美国抗衰老医学科学院国际专家委员会委员、亚太抗衰老医学会创始人兼秘书长。具有超过 20 年的丰富的国际商务及运营管理经验，具有医疗投资及诊所策划建立、合作及经营的成功经验。2006年率先将国际先进的抗衰老健康医学理念、成功经验及尖端技术引进中国。在中国成功举办9届世界抗衰老医学大会暨再生生物科技健康博览会，翻译出版了 8 本健康教育丛书。同时首创了国际健康医疗服务联盟，与哈佛大学教学医院、俄亥俄州立大学医疗中心、梅奥诊所、博金斯基肿瘤医院、德国细胞治疗中心等数十家机构联合建立了医疗中心。2007 年促成了抗衰老医学研究基金的建立，并创建了国际抗衰老学术及认证单位在中国产业转化的商业模式，完成了抗衰老健康基地建设规划方案的设计，而且与三甲医院合作建立国际抗衰老医疗中心、抗衰老医学超前检测中心、抗衰老医学诊疗孵化中心、诊疗技术筹备中心、保险健康养老体验中心、121长寿社区等，并担任这些项目的顾问、策划或执行。2012年世界抗衰老医学会高德曼主席亲自向郭弋颁发学会杰出贡献奖。

中国医疗健康信息化现状和发展与建议

雷健波

摘要：

早在1999年，美国医学科学院（Institute of Medicine，IOM）就发布里程碑式的权威报告称：人是会犯错误的。其进一步报告指出：医疗差错后果惊人，美国每年有44 000～98 000人死于医疗差错，相当于每天坠毁1～2架波音737飞机。英国每年也要为医疗差错支付超过7.5亿英镑的费用。另外，利用信息技术，大约70%的医疗差错可以避免。由此掀起了全世界医疗健康信息技术学科发展和产业应用的高潮。中国的医疗信息化起步晚，初期发展缓慢。2009年，中国新一轮医改明确指出：医疗信息化是保证医改顺利进行的四梁八柱之一。中国的医疗信息化开始了大踏步地发展，从医院信息化，到公共卫生信息化，再到区域信息化。医疗卫生信息化不仅是新医改方案的重要内容，也是医改顺利进行的重要保障。然而，医疗卫生信息化是一个涉及医疗、健康、信息技术、管理、政策等的全方位交叉领域，尽管全世界的重视程度大大加强，取得的进展却远远不足，仍然面临巨大的挑战。最近国家大力发展健康服务产业，对医疗和健康的信息化提出更大的要求，加上新兴的信息技术，比如智能可穿戴设备、移动医疗、基因检测、健康物联网、大数据、云计算等技术的快速发展，健康信息化迎来另一个重要的发展机遇。

关键词：

健康信息化　医疗信息化　医院信息化　医疗健康信息技术　健康管理

一、中国医疗信息化的发展历程大事记

在经济全球化、社会信息化的进程中，我国医院正在进入数字化和信息化时代，大型的数字化医疗设备在医院中被广泛应用，各种医院管理信息系统和医疗临床信息系统

正在普及。医院信息化使医院工作流程发生了改变和创新，并使医院得到了全面发展。

我国医院信息化经历了30余年的发展，已初具规模并取得了长足的进步，医院信息化是实现医院现代化的重要任务之一，也是社会信息化不可缺少的组成部分，更是医院适应改革的必然选择。信息化是实现医院科学管理、提高社会经济效益、改善医疗服务质量的重要途径。现代医学发展需要信息化，医疗改革与医疗保险制度呼唤信息化，医院要在信息化进程中提高与发展。

（一）新医改背景与医疗信息化大事记（政策和财务支持）

1. 2005年7月，国务院发展研究中心向社会公布从1985年起20年来医疗改革报告摘要，并得出"医疗改革基本不成功"的结论，引发社会广泛思考，但一直到2008年新医改方案才出笼，这次新医改准备时间充足，参与部委多，国家高度重视，是属于关系国计民生的最难改革领域。新医改方案从征求意见稿到正式稿，再到具体实施方案，进展非常迅速，反映了政府的高度重视。

2. 2008年10月14日，发改委网站公布"新医改"全文，并开始广泛征求意见，征求意见11月14日结束。

3. 2009年1月21日，"新医改"审议通过。2009年1月21日，国务院总理温家宝主持召开国务院常务会议，审议并原则通过"新医改方案"，即《关于深化医药卫生体制改革的意见》和《2009—2011年深化医药卫生体制改革实施方案》，新医改方案主要涵盖五个方面，3年内预计投入8500亿元，具体目标：

（1）到2011年，基本医疗保障制度全面覆盖城乡居民。

（2）3年内使城镇职工和居民基本医疗保险及新型农村合作医疗参保率提高到90%以上。

（3）2010年，对城镇居民医保和新农合的补助标准提高到每人每年120元。

（4）3年内将基本药物全部纳入医保药品报销目录。

（5）从2009年开始，逐步在全国建立统一的居民健康档案。

（6）3年内各级政府预计投入8500亿元。

4. 2009年3月6日财政部对广为关注的8500亿的新医改方案做出了说明，预算报告指出，2009年中央财政医疗卫生支出安排118.56亿元，增长38.2%。根据预算报告，今年1180.56亿元中央财政医疗卫生支出主要用于：

（1）完善新型农村合作医疗制度，全面建立城镇居民基本医疗保险制度，中央和地方财政补助标准全部达到人均80元，中央财政安排补助资金304亿元。

（2）进一步支持解决中央和中央下放政策性关闭破产国有企业及地方依法破产国有企业退休人员参保问题。

（3）加大城乡医疗救助力度，中央财政安排补助资金64.5亿元。

（4）健全基层医疗卫生服务体系，重点支持建设2.9万所乡镇卫生院和改扩建5000所中心乡镇卫生院，支持城市社区卫生服务机构、乡镇卫生院配备医疗设备，中央财政安排补助资金165.3亿元。

（5）强化重大传染病防治等公共卫生工作，中央财政安排补助资金246亿元，支持地方按项目为城乡居民免费提供基本公共卫生服务，2009年人均公共卫生服务经费标准不低于15元。

5. 2009年4月7日，"新医改"方案正式发布。2009年4月7日国务院办公厅在中央政府网站发布《医药卫生体制改革近期重点实施方案（2009—2011年）》（以下简称《方案》）。《方案》明确：根据《中共中央国务院关于深化医药卫生体制改革的意见》，2009—2011年重点抓好五项改革。这五项重点改革分别是：加快推进基本医疗保障制度建设；初步建立国家基本药物制度；健全基层医疗卫生服务体系；促进基本公共卫生服务逐步均等化；推进公立医院改革试点。新华社受权全文播发，CCTV新闻30分钟视频发布。

6. 信息化第一次写入了新的医改方案，成为八大保障体系之一。《方案》明确要求"以推进公共卫生、医疗、医保、药品、财务监管信息化建设为着力点，加快信息标准化和公共服务信息平台建设，逐步建立统一高效、资源整合、互联互通、信息共享、透明公开、使用便捷、实时监管的医药卫生信息系统"。以"四梁八柱"为主体的新医改方案，标志着新一轮的医疗改革重新迈上征程。新医改方案再加上8500亿的投资无疑为医疗信息化的推进提供了一剂强心针，标志着医疗行业信息化建设即将步入快车道。

7. 2009年4月7日，中央政府网站，刊载文章《医改解读：全国居民健康档案从今年开始逐步建立》。新华社北京4月7日电（记者刘铮、周婷玉）：7日公布的《医药卫生体制改革近期重点实施方案（2009—2011年）》提出，从2009年开始，逐步在全国统一建立居民健康档案，并实施规范管理。卫生部有关负责人表示：建立标准化健康档案有利于协助医生全面了解居民的健康状况，为其提供综合、连续、有效的医疗卫生服务，同时有利于跟踪居民的健康状况和变化，对其进行系统管理。

8. 2009年7月24日，2009年重点工作的细化公布。国务院办公厅公布了《医药卫生体制五项重点改革2009年工作安排》，明确了2009年推进医药卫生体制五项重点改革工作安排。这五项重点改革分别为：加快推进基本医疗保障制度建设；初步建立国家基本药物制度；健全基层医疗卫生服务体系；促进基本公共卫生服务逐步均等化和推进公立医院改革试点。其中第七和第十点提到健康档案和电子病历：

第七点，重点抓好涉及面广、影响全民健康水平的公共卫生项目的实施。主要工作目标：启动建立居民健康档案、健康教育、免疫规划、传染病防治、儿童保健、孕产妇保健、老年人保健、慢性病管理、重性精神疾病患者管理9类国家基本公共卫生服务项目。

2009年年底前，城市居民健康档案规范化建档率达到30%左右，农村居民试点建档率达到5%（卫生部负责）。

第十点，推行电子医疗档案和常见病临床路径。主要工作目标：

拟定全国统一的医院电子病历标准和规范，以及100种常见疾病临床路径，在50家医院开展试点。（卫生部负责）

9. 相关部委逐步出台"新医改"的细节方案。2009年8月4、5、6日，为解决老百姓"看病难、看病贵"的问题，卫生部3天公布4部征求意见稿，涉及健康档案、预约挂号、患者投诉、电子病历等方方面面的问题，从其准备之充分、规定之详尽，可见"新医改"正在加速有效推进。

（1）4日发布《电子病历基本架构与数据标准（征求意见稿）》。征求意见稿指出，统一全国各地的电子健康档案的标准，可以为全国统一电子病历打下基础。"新医改"明确提出：大力推进医药卫生信息化建设。将打好三个基础、建好三级平台、提升业务应用系统作为当前医药卫生信息化建设的重点。打好三个基础：第一是建立全国统一的、标准化的居民健康档案；第二是建立国家电子病历的基本架构与数据标准；第三是建立国家卫生信息数据字典。在加强我国卫生信息标准化建设基础上，重点推动以健康档案和电子病历为基础的区域卫生信息平台建设，并提升业务应用系统，构建各级各类医疗卫生机构之间的信息共享和联动服务机制，实现区域卫生协同，惠及居民。《征求意见稿》称电子病历是现代医疗机构临床工作开展所必需的业务支撑系统，也是居民健康档案的主要信息来源和重要组成部分。

（2）5日发布《关于在公立医院施行预约诊疗服务工作的意见（征求意见稿）》。从2008年10月开始，所有三级医院都要开展预约诊疗服务，二级医院也要逐步开展这项工作。

（3）5日发布《医院投诉管理办法（征求意见稿）》。征求意见稿提出，医院应设医患关系办公室或指定部门统一承担医院投诉管理工作。

（4）6日公布《关于建立农村居民健康档案的工作方案（征求意见稿）》。2009年是建立农村居民健康档案工作的启动之年，到2009年年底，各地建立健康档案的农业人口数应不低于本地区农业人口数的5%，到2011年建档率不低于30%，逐步覆盖我国8亿农民，优先为老年人、孕产妇、儿童、残疾人、慢性病人等重点人群建立健康档案。

10. 国家下大决心，开始大力投入专项资金促进医疗信息化。2010年11月，根据国务院"新医改"领导小组和李克强副总理的指示，国家确定对"新医改"投入38亿元信息化建设专项资金，项目建设（资金使用）周期为2010年11月开始，2011年12月完成。

11. 地方开始大量配套资金建设。北京市卫生局副局长邓小虹说：北京市财政准备投入2900万，每区县配套2100万，每个医院配套550万，在5年内实现电子病历大覆盖。

12. 截至2013年，原卫生部统计信息中心显示，中央政府已经投入19.1亿用于42.3万个村的村卫生室信息化建设；43.3亿用于6.5个公立机构，比如社区、乡镇卫生院信息化建设；10.7亿用于2130个县医院信息化建设；2.9亿用于17个城市区域医疗信息化建设；6.3亿用于卫生信息综合平台建设。

（二）发展阶段：医院信息化，到公共卫生信息化，再到区域信息化

1. 观点一：传统的共识是我国医院信息化经过近30年的发展，经历了4个阶段

首先是单机单用户应用阶段。始于20世纪70年代末80年代初，这一阶段开始是以小型机为主，采用分时终端方式，当时只有少数几家大型的综合医院和教学医院拥有。20世纪80年代初期，随着苹果PC机的出现和BASIC语言的普及，一些医院开始开发一些小型的管理软件，如工资软件、门诊收费、住院病人费用管理、药库管理等，这一应用阶段的工作异常艰苦，在技术上，能使屏幕显示汉字也是非常困难的事情。

其后是部门级系统应用阶段。20世纪80年代中期，随着XT286的出现和国产化，以及DBASEII和UNIX网络操作系统的出现，一些医院开始建立小型的局域网络，并开发出基于部门管理的小型网络管理系统，如住院管理、药房管理、门诊计价及收费发药系统等。

然后是全院系统应用阶段。进入20世纪90年代，快速以太网和大型关系型数据库日益盛行，完整的医院网络管理系统的实现已经成为可能，于是一些有计算机技术力量的医院开始开发适合自己医院的医院管理系统。一些计算机公司也不失时机加入进来开发HIS。这一阶段的HIS在设计理念上强调以病人为中心，在实现上注重以医疗、经济和物资三条线贯穿整个系统，在应用面上坚持管理系统和临床系统并重，力争覆盖医院各个部门。这一阶段，开发出了全院数据充分共享的门诊、住院、药品、卫生经济、物资、固定资产、LIS、PACS等系统。

最后是区域医疗探索阶段。近几年，国内一些大医院和一些有实力的机构开始探索区域医疗信息化，以实现在一定区域内实现医疗机构间医疗信息交换和共享。要实现这一目标，首先要建立跨医院的信息交换平台，在此平台上，才能开发呼叫中心、远程医疗、双向转诊、分级医疗、人才培养、信息发布等应用系统。

2. 观点二：在原卫生部统计信息中心的提法基础上，划分为三个阶段

以收费为中心的医院管理信息化阶段、以电子病历为核心的临床管理信息化阶段和以居民健康档案为核心的区域医疗卫生服务阶段。2011年我国医疗卫生行业IT市场规模为146亿元，2012年医疗卫生行业IT市场规模约为180亿元，年增速超过20%，预计我国医疗信息化行业仍在稳定的持续增长当中，地方医疗机构、社区卫生服务机构、区域卫生信息化平台建设等成了推动医疗信息化试产发展的主要动力。

(三) 应用现状和市场规模

我国医疗卫生行业信息化发展起步较晚。在整体IT投资规模上，目前国内医疗行业每年实际的投入只占医院年收入的0.4%~0.7%，而发达国家和地区是3%~5%，两者存在7倍的差距。受益于社会生活水平的提高和政策的支持，近年来医疗卫生行业信息产品市场的投资规模持续扩大，已经连续5年保持20%以上的增速，远高于全球市场5.1%的年均复合增长率。2011年中国医疗行业IT总体市场规模为146.3亿元，同比增长28.9%；预计2016年将达到339.9亿元，其年均复合增长率为18.4%。目前，医疗行业IT支出中依然以硬件投入为主，重硬轻软问题比较严重。2008年IT硬件、网络设备、服务、软件在全部IT支出的占比分别为61%、9%、16%、14%。

我国医疗信息化发展迅速很大一部分原因在于政策的支持。2009年新医改方案的出台，再加上上百亿的投资，无疑为医疗信息化的推进提供了一剂强心剂。新医改方案中信息系统首次与公共卫生体系、医疗服务体系、医疗保障体系、药品供应体系以及医疗管理机制、运行机制、投入机制、价格形成机制、监管机制、科技和人才保障、法律制度并列，被称之为"新医改的四梁八柱"。这是医疗卫生信息化领域迎来的历史性机遇。

(四) 成绩和挑战

"新医改"5年来，我国医院信息化进步显著，主要体现在三个方面：一是投入增加明显；二是覆盖范围更广，不仅三甲医院发展迅猛，县级及以下医疗机构信息化也发展迅速；三是应用程度更深，信息化越来越深入到医院的各个业务领域。如果说5年前医院信息化侧重在"从无到有"，最近5年已经往"从有到精"方向，即全面、专业和智能的数字化医院方向发展。

国家卫计委副主任陈啸宏在2013中国卫生信息技术交流大会上表示：基于居民健康档案的区域平台建设成效明显，部分省建立了升级信息平台和区域信息平台，实现了区域内医疗信息共享和跨区域医疗信息协同。以电子病历为核心的医院管理信息系统、实验室信息系统和影像诊断信息系统加快了建设。全国三级甲等医院基本实现了院内信息共享，大大提高了医疗服务水平和工作效率。一些地区和医院积极开展居民健康卡的发放和应用，在方便群众预约挂号，提供优质、高效、连续、便捷的医疗卫生服务方面成效显著。可以说卫生信息化建设有效地促进了医疗卫生信息共享和便民惠民服务，有益地促进了医改的深入开展，有效地促进了医疗成本控制，推动了医疗卫生事业的科学发展，对实现人人享有基本医疗卫生服务的目标，发挥着越来越重要的基础性作用。

未来面临的挑战包括：数据质量和利用有待提升，标准的推广、继续有效的激励机制方面存在问题，在经费投入上缺乏长效的激励机制，信息安全方面面临形势严峻，组织机构不健全，缺乏人才，全行业技术开发能力有待提高等。

二、健康信息化的发展

除了传统的在医院内部或医疗机构之间以诊断治疗为中心的医疗信息化，我们在健康保健、健康教育、健康促进、健康管理领域面临更大的信息化挑战或者说是机遇。病人大部分时间并不是在医院或社区卫生服务中心，而是在家继续服药治疗、在家康复或在家保健。到目前为止，医院还只能把精力和资源放在住院病人的诊治上，病人出院的随访以及出院后治疗顺应性的提高是医学领域的挑战和弱项，信息化是一个重要的解决方案，但目前为止这方面的健康信息化仍然比较空白。另外，绝大部分没住过院的普通老百姓，或者处于亚健康状态的普通老百姓，他们的健康没有得到最好的监控和照顾。慢性非传染性疾病和亚健康状态已经成为中国的一个严重的公共卫生问题和挑战。亚健康人群的管理和慢性病的预防、治疗和康复，以及整个病程的健康管理都与生活方式的习惯和改变息息相关。信息化手段，尤其是智能可穿戴设备、基于智能手机的移动健康管理和健康教育，是潜在的最有效、覆盖面最广的解决方案之一。

（一）挑战：中国面临的巨大公共卫生挑战

1. 中国已经成为"三高"（高血糖、高血压、高血脂）、心脑血管疾病和癌症等慢性非传染性疾病高发地区，亚健康人群数量更是惊人

卫生部公布的2002中国营养与健康现状报告显示：中国的超重和肥胖人口已达2.6亿。2011年11月29日，由卫生部和清华大学发起的"第六届中国健康传播大会"报告显示，中国超重人口3.05亿，肥胖人口1.2亿。中国疾病预防控制中心在2013年5月17日"世界高血压日"发布，根据2010年调查结果我国高血压患者人数已突破3.3亿，每3名成人中就有1人患高血压。权威杂志《美国医学会杂志》研究披露，中国在2010年全国性糖尿病调查中，有近12%的成年人患有糖尿病，约1.139亿人。中国全国肿瘤登记中心发布的《2012中国肿瘤登记年报》显示，2012年新发癌症病例约350万，全国每分钟有6人被诊断为癌症。亚健康人群数量更是惊人，亚健康状态，是介于健康与疾病之间的状态，没有器质性病变指标，被世界卫生组织认为是21世纪威胁人类的头号杀手。2006年北京国际健康论坛公布，我国人口只有15%属于基本健康，15%属于不健康，70%属于亚健康，亚健康人口超过9亿。

2. 健康的生活方式和行为改变的重要意义

大量研究表明，上述慢性非传染性疾病的发生和预后，以及庞大人群的亚健康状态，与吸烟、酗酒、不合理膳食、缺乏适当活动、精神心理异常等不良生活方式息息相关。如身体活动减少是心肌梗死、中风、糖尿病和癌症的危险因素；吸烟与心血管疾病、多种癌症和呼吸系统疾病有很强相关性；超重和肥胖与中风、心肌梗死和癌症相关；饮食被认为是个人身体状态的主要决定因素。美国联邦疾病防治中心（CDC）在2013年的报告中指出，改变生活方式，比如戒烟、适当控制血压和胆固醇，或遵照医嘱服用阿司匹林，有四分之一的中风和心脏病死亡病例都可以避免，也就是说全美每年可减少20万名心脏病或中风患者的死亡。专家更指出，如果人们遵循健康的生活方式，像2012年的新增癌症患者中，一半人都可以避免罹患癌症。

另一方面，无知比疾病更可怕。据《每日经济新闻》统计报道，从2010年1月到2011年7月的19个月时间里，就出现了19名总经理/董事长级别的高管早逝，平均一个月一个，他们平均年龄才50岁，资产都过亿，劳累和无知导致突发疾病是这些精英早逝的主要原因。

3. 老龄化加剧，空巢老人比例增加

据统计，65岁以上老龄人的患病率约是15～45岁青壮年的3～7倍。中国不断加剧的老龄化趋势是医疗保健增长的基础。空巢化趋势与独居老人增多，能够实现远程实时监控的可穿戴智能医疗设备需求量会不断增加。国务院办公厅2011年发布的《社会养老服务体系建设规划（2011—2015年）》指出，中国人口老龄化加速发展，老年人口基数大、增长快并日益呈现高龄化、空巢化趋势。预计2020～2050年中国进入加速老龄化阶段，由于20世纪六七十年代的生育高峰，这个阶段每年增加620万人，到2050年，老龄人口总量超过4亿，老龄化水平达到30%。

根据全国老龄办的调查结果显示，目前我国城市老年人空巢家庭（包括独居）的比例已达到49.7%，大中城市老年人空巢家庭（包括独居）比例更高达56.1%。独居老人增多、人力成本上升将是导致能够实现远程实时监控的可穿戴智能医疗设备需求量增加的一个重要因素。

4. 慢性病年轻化，患病时间长，服务需求大

根据2012年卫生部发布的《中国慢性病防治工作规划2012—2015》显示，慢性病发病人数快速上升，确诊患者2.6亿人，影响群众身体健康的慢性病主要有心脑血管疾病、恶性肿瘤、糖尿病、慢性呼吸系统疾病等，慢性病导致的死亡已经占到我国总死亡的85%，导致的疾病负担已占总疾病负担的70%。当前我国已经进入慢性病的高负担期，具有"患病人数多、医疗成本高、患病时间长、服务需求大"的特点。

《2012中国城市居民健康白皮书》调查发现，35岁～65岁的人群正在成为慢性病大军，其中超重和肥胖、血脂异常和脂肪肝、高血压呈明显上升趋势，发病年龄日趋年轻化。疾病发生之前通常有"生理异常"，通过对亚健康指标的测量可以提早发现慢性病，有利于治疗。

可穿戴医疗能够让患者（用户）管理自己的疾病，得到及时的帮助。可穿戴医疗的管理系统能够同时监管上百万的"活跃"用户。而随之获得的大量的用户临床数据存在巨大的商业价值和社会价值。

5. 个体化健康管理需要，避免住院治疗

可穿戴智能医疗能够协助患者进行经过科学设计的个性化健康管理，通过检查指标来纠正功能性病理状态，中断病理改变过程。合理的慢性疾病管理，能够避免看急诊和住院治疗，减少就医次数，带来费用和人力成本的节约。在全球范围内针对移动医疗服务效果的临床研究显示，出院后的远程监护可将病人的全部医疗费用降低42%，延长看医生的时间间隔71%，降低住院时间的35%等。患者期待移动医疗设备能够帮助他们全盘管理健康，并希望能够获得用药信息。经济学智库的调查显示，患者付费意愿最高的移动医疗项目是收集病情数据并发送给医生，更好地和医生交流。

（二）信息化方法（可穿戴设备、大数据处理、移动医疗等）是获取上述慢性非传染性疾病和亚健康状态的发生与发展、预防与控制的相关知识，建立有效的健康管理、健康教育和帮助大众维持健康生活方式的有效手段

为了提高健康意识，保持健康的生活方式，传统的健康教育方式与健康促进手段远远不够。利用可穿戴设备（甚至包括智能手机），在大规模人群中收集海量健康资料，建立健康大数据相关数据标准、存储模型和分析模型，不仅可以帮助探索大数据的研究方法，发现更多的以前很难发现的疾病预防与控制的规律。同时，与传统的健康教育的干预方式相比，以可穿戴智能传感器、无线通信技术、智能决策支持、互动社交媒体、移动医疗为核心的信息化干预技术，更有可能成为大规模、低成本、有实效、可监控的健康教育、健康促进手段。

1. 近两年来可穿戴设备的快速发展给健康管理带来巨大的新机遇

传感器和可穿戴智能设备从2012年开始飞速发展，2012年中国可穿戴设备市场各种设备出货量达到230万部，市场规模达到6.1亿元。谷歌宣布开始研发能无创测量血糖的智能隐形眼镜，苹果不仅准备在其iWatch上整合血液代谢指标的无创检查，还会在其最新的IOS8里内置更多的医疗保健和健康监测功能。可穿戴设备、手机等移动终端的快速发展以及功能上逐渐往健康方向定位和调整，将为健康研究带来新的机遇。这使得持续、实时地收集人群中每个人与生活方式相关的健康和生理指标成为可能。除了对健康人的健康行为监测和管理，可穿戴设备在病人的康复中也有很大应用空间。在目前医疗体制下，病人在医院得到照顾的时间相对较短，出院后的延续治疗和健康管理的大量时间里缺乏及时的健康监控和指导。持续的重要体征动态监测能够实现前瞻性个人健康管理以及更好的慢性病治疗。

2. 大数据技术逐渐成形，成为全世界研究和应用的热点

美国作为大数据研究的策源地和创新引领者，一直在探索大数据的收集、存储、发布、使用和管理的规定和规律。大数据已经在各个领域取得了令人振奋的成就，比如可口可乐公司借助数据分析掌握消费者习惯，中情局通过大数据技术寻找恐怖分子的踪迹等。2012年3月，奥巴马政府更是宣布了"大数据的研究和发展计划"，涉及美国国家科学基金会、国立卫生研究院、国防部等六个联邦机构，其核心内容是"通过对海量和复杂的数字资料进行收集、整理，从中获取真知灼见，以提升对社会经济发展的预测能力"。从而将大数据从商业行为上升到国家意志和国家战略。

中国政府虽然没有开启像美国那样级别的"大数据"国家计划，但相关的研究正在规模进行，2014年发布的科技部项目申请指南已经开始在973、863和科技支撑方面支持大数据的研究。"医疗大数据"的"应用开发"可以说已经在进行，但真正的研究相对滞后，成功的"健康大数据"案例基本是空白，急需鼓励和支持"医疗"或"健康"大数据各方面探索性的研究和实践。

（三）以新技术创新机会（健康大数据、移动医疗、智能可穿戴设备、远程医疗等）为基础的健康信息化的重要意义

1. 新的思维和研究方法的尝试和研究

建立公开可用的、学术研究和应用为主的健康大数据在国内还基本是空白，建立一个健康大数据的收集、公开、管理、挖掘和应用的基本框架和相关的隐私保护等规定标准等，包括基于大数据的新的研究思维和新的方法的研究尝试，比如对"全体"数据而非传统研究方法强调随机对照的抽样数据的收集和分析，比如对各种生活习惯、移动技术干预与健康预后的关联分析而非传统研究方法强调因果关系的挖掘等。这将为进一步的大数据研究奠定坚实的基础并积累丰富的素材。

2. 发现更多、更细微知识的潜力

通过可穿戴监测系统等数字手段所能收集到的数据量和增长速度是惊人的。在健康数据领域，小样本中的细微差别因为罕见而不明显，而把独立的数据汇集为大数据的算法能提供最强说服力的健康和临床证据，其主要目的是发现健康数据的特征、分析异常值并做出一定的预测，从而节约投入成本，及时发现健康状态的危机，提升健康监测的效果。

3. 丰富和革命传统的健康教育手段，缓解慢性病防控和亚健康管理等重大公共卫生问题

建立以群体为基础（高效性）的健康大数据的另外一个潜在的革命是可以利用逐渐成熟、普及的移动终端（如智能手机、平板电脑）和通信技术（3G、4G和无处不在的wifi），研究各种个体化（有效性）健康干预模型（Personalized Health Recommendation），

实现大规模的精准的个体化健康指导推送，并建立相应的健康社交网络，革命性地改善公众健康效果（Health Outcome），缓解中国日趋严重的慢性病防控和亚健康状况的挑战。

4. 实现长时间的动态监测，提供全面的临床诊断数据

在早期心脏病监测中，一次心电图难以捕捉到有效的诊断依据。一般来讲，在患者感觉最痛苦、自觉症状最明显时应该及时进行心电图检查。如果等症状缓解，患者自我感觉已不明显时再做心电图，或许什么病变也看不出来了。动态心电图（DCG）可连续记录24小时心电活动的全过程，包括休息、活动、进餐、工作、学习和睡眠等不同情况下的心电图资料，能够发现常规一次心电图（ECG）不易发现的心律失常和心肌缺血，是临床分析病情、确立诊断、判断疗效重要的客观依据。

5. 有利于寻找病因，实现防病和早期治疗

数字化健康监测和干预可以在早期中断病理过程。很多疾病的早期，都是很容易治疗控制的。如果初期未能检测出，后期面临病情恶化难以控制的风险会更大，同时也需要更大的代价（更高的医疗费用和身体损伤）。移动医疗基于更丰富和全面的监测数据及后台的云技术分析，可以帮助患者在疾病初期发现病因，及时治疗或者提醒患者改变不良生活习惯，改变生活环境，就有可能变治病为防病。例如心血管疾病，在发病之前，都伴随高脂血症、肥胖、高血压、糖尿病等症状，如果及时检测到高血糖、高血脂、高血压并改变不良生活习惯（比如减肥、戒烟），就可以达到很好的控制心血管疾病的目的。

数字化健康监测和干预可以预防突发性疾病。心脏病专家认为，10个心肌梗死患者中9个可被解释和预测。如果控制好致病的危险因素，6个心肌梗死患者中5个可以被预防。由于心脏性猝死发生突然，往往没有时间进行救治，因此预防重于治疗。

6. 提升诊疗水平，持续跟踪患者情况

借助智能联网技术，医生可以提高诊断水平，也可以与患者进行更好的沟通。根据益普索医疗（Ipsos Healthcare）及罗德亚洲健康及医疗（Ruder Finn Asia Health & Wellness）2012年第四季度针对中国大陆、香港和台湾地区522名医生网络调研结果显示：68%的医生认同如果能够更为方便地获取网络医疗信息，将有助于改善整体医患关系；62%的医生曾依据通过网络资源（浏览器及在线免费服务）获得的新信息改变了初步诊断；40%的医生认为他们可以通过在线交流即时回答患者的紧急咨询。

经济学人智库2012年的一份调查显示，有接近一半的医生认为未来需要远程数据处理和诊断决策的服务。他们最希望未来能有远程病情监控这项服务，因此医生需要可穿戴智能医疗设备的支持。

许多疾病在彻底康复之前会出现情况反复，患者出院再入院的情况普遍存在。通过可穿戴智能医疗设备，可以持续跟踪患者后续情况，医生可以动态评价药物的疗效，及

时跟踪患者的康复进展情况，发现潜在的风险因素。医生可以评价药物疗效，例如在上述24小时心电图诊断中，DCG能够评价心律失常药物的疗效。对暂时无法痊愈的疾病，如糖尿病，需要进行饮食控制和血糖监控。有些疾病复发概率高，如心脏疾病，由于心脏功能随年龄衰退，所以心脏病患者需要及时复查以避免病情突变。

7. 惠及多学科多行业的交叉领域

健康信息化，建立健康大数据，进行大规模的个人健康数据挖掘，不仅能帮助发现潜在的健康阻碍因素，还有助于在人群基础上，实现个体化的健康促进，使健康促进能更精准和更高效。这是计算机科学、医学信息学、行为科学、公共卫生等多学科关注的热点。通过信息技术在健康领域的广泛应用可以促进多个学科和领域的发展，健康信息化的投资可以起到5～10倍的增量效应。

三、建议

与诊断治疗直接相关的医疗信息化在过去30多年，尤其"新医改"后的5年内取得了长足的进展，但是，最大的挑战和机遇应该在健康服务领域的信息化，因为每一个人的积极参与将会带动众多产业：比如各种IT硬件、设备、软件、解决方案、各种服务、医疗、保险、药厂、养生养老、体育健身，甚至有机食物、有机农业，等等。除了医疗信息化积累的经验和基础，新兴的信息技术（包括大数据、可穿戴设备、移动医疗、物联网等）的高速发展也为健康服务业的快速健康发展提供了坚实基础。国务院提出发展健康服务产业可谓天时地利人和，但是，健康服务信息化涉及多个重要领域，如何更好地把握发展的契机，提供最佳的支持，尤为重要。以下仅仅提出发展健康信息化产业优先要考虑的几个实际问题：

（一）解放医疗数据，使个人医疗数据和健康数据流动起来

我国当前医疗信息化已经建设到一定高度，医院已经积累了大量病人的医疗数据，区域信息化也在蓬勃建设。虽然我们仍然面临很多挑战，总结起来，最大的问题是这些数据没有合理有效地利用起来。我们已往热衷于建设系统、收集数据，热衷于流程的自动化、提高效率，没有把提高医疗质量、有效利用医疗数据作为最重要的目标。美国卫生部在2012年就把"医疗健康数据的二次应用"作为"国家高级信息化发展战略"的四个研究方向之一。美国政府也采取开放的数据政策，通过制定相关标准，使得医疗数据合理合法地流动起来，而不是"躺"在医院里。其方法就是让病人拥有完整的数据，通过病人把个人健康档案开放给各种应用、各种健康服务提供厂商，这将大大繁荣和促进健康服务业的各种创新和发展。这里的核心是制定鼓励数据开放的政策（比如明确规定哪些电子医疗数据病人可以拥有），主要目的是让医疗健康数据

从医院流动出来。解放个人医疗健康数据，是整个医疗健康信息化、健康服务产业的基础。

（二）制定健康标准，保障个人健康数据能安全有效地共享

制订数据标准、数据交换标准、数据安全、数据隐私保护标准、数据二次使用的标准，为健康医疗数据的大面积、安全、有效利用铺平道路。美国的很多标准组织发布的很多标准，以及著名的隐私保护法案HIPPA法案，可以成为我们借鉴学习的标本。主要目的是让百姓放心提供自己的医疗健康数据，使得各种创新的健康服务和数据服务公司有素材、有养料，可以充分发展，促进全行业的欣欣向荣。

（三）制定补偿激励机制，推动医疗健康服务模式和技术创新，刺激创新的以改善健康预后为直接目的的服务模式

进一步完善电子健康档案、电子病历等医疗信息安全共享机制；建立以居民身份证为唯一标识的信息交换机制，实现诊疗、健康信息共享，让公众享受到跨机构、跨区域看病就医、信息互认等便民服务。同时，建议强化分级诊疗和转诊制度，逐步推行"首诊到社区、大病到医院、康复回社区"的制度。为方便公众使用医保和线上支付手段快捷完成支付，扩大医保费用线上及时结算范围，让公众可以像网上购物一样支付医药费，减少窗口排队缴费，降低医院运营成本。

将医疗卫生机构的信息服务水平、信息开放机制与机构评级设定不同比例的关联，引入公众评价机制，注重医疗卫生机构在业务能力、服务水平等方面的群众口碑。

鼓励和支持各种健康服务的项目和创新模式，制订相应评价指标，对能降低医疗费用、减少就医用药成本的提高医疗健康质量的服务、个体化健康管理服务等提供激励补偿机制，比如鼓励医保支付健康预防服务、税收减免等。主要目的是让各种创新的健康服务和数据服务公司有利可图，最终得到实惠的是老百姓。

（四）加大财政投入力度的同时提高投入效果和产出

虽然中国在医疗支出以及医疗信息化的投入比例和重量方面比西方国家少，但是最近几年中央政府和地方政府已经投入了大量可观的资金。在继续增加投入的同时，要加强对投入效果和产出的监管和控制。一方面要制定相关的评估标准和机制，另一方面要鼓励中小企业的技术创新、服务创新，不能让所谓的大企业一支独大，拿到太多国家资金和项目，从而减少了竞争和创新。健康信息化，健康服务产业将是发展非常宏大的朝阳产业，应该有一定的政策鼓励创新，扶持和增加中小企业成为伟大的技术和服务创新企业的可能。

（五）鼓励学科发展、人才培养和研究的积累

医疗健康关系到每一个老百姓，重要性不言而喻，医疗健康信息化涉及诸多学科，在西方国家，尤其是美国已经建立了交叉学科"医学信息学"或"生物医学信息学"，明确的学科建设时间超过30年，培养了大量人才，积累了许多研究成果。中国几乎没有正规的医学信息学专业，或者说没有得到真正的重视。仅有的部分医学信息学相关学科，一是名称上就不是国际上普遍公认的"医学信息学"；二是师资几乎都没有医学信息学背景，无法保障教学内容的专业性；三是缺乏系统专业的教学体系，无法保障培养出人才的专业性；四是学科还没有得到主流"专家"的认可，体现在学科名称和归类被教育部专家倒置了。另外，中国主要的大学没有开设医学信息学相关的学科，这与国外发展恰好相反，美国的哈佛、耶鲁、斯坦福、哥伦比亚等都率先开设了医学信息学系。中国反而在二三流学校开设了相关学科，这与历史遗留（由发展受限的医学情报、医学图书馆等学科转变而来）和体制有关。确立学科发展方向，系统培养大规模的交叉学科人才，进行相关的研究积累，这是中长期我们需要一直重视的主题。

参考文献

［1］Kohn L T, Corrigan J M, Donaldson M S. *To err is Human: Building a Safer Health System*[R]. INSTITUE OF MEDICINE, 1999.

［2］伍永慧, 施雁. 应用失效模式与效应分析方法降低护理风险[J]. 中国护理管理, 2011(2):67-69.

［3］CPC Central Committee and State Council. *Opinions of the CPC Central Committee and the State Council on Deepening the Health Care System Reform*. 2009. http://shs.ndrc.gov.cn/ygjd/ygwj/t20090408_271138.htm.

［4］国务院发展研究中心与世界卫生组织.中国医疗卫生体制改革[R]. 2005.

［5］发改委. 新医改征求意见稿[EB/OL]. http://shs.ndrc.gov.cn/yg/qwll/t20081014_240214.htm, 2008-10-14.

［6］原卫生部.关于深化医药卫生体制改革的意见, 2009—2011年深化医药卫生体制改革实施方案[R/OL]. http://news.xinhuanet.com/newscenter/2009-01/21/content_10698250.htm. 2009-01-29.

［7］财政部. 财政部新医改预算说明[EB/OL]. http://www.mof.gov.cn/mof/zhuantihuigu/09niancaizhengyusuanbaogaojiedu/meitibaodao09/200903/t20090307_119829.html, 2009-03-06.

［8］原卫生部.医药卫生体制改革近期重点实施方案(2009—2011年)[EB/OL]. http://www.gov.cn/zwgk/2009-04/07/content_1279256.htm, 2009-04-07.

［9］CCTV新闻30分钟视频. 新医改内容[R]. http://news.xinhuanet.com/video/2009-04/07/content_11143683.htm, 2009-04-07.

［10］中国政府网.新医改解读[R/OL]. http://www.gov.cn/jrzg/2009-04/07/content_1279654.htm, 2009-04-07.

［11］国务院办公厅. 医药卫生体制五项重点改革2009年工作安排[EB/OL]. http://news.cctv.com/china/20090724/100204.shtml, 2009-07-24.

［12］北京市政府. 新医改信息化第一期投入[EB/OL]. http://epaper.jinghua.cn/html/2010-12/17/content_613536.htm, 2009-07-24.

［13］卫计委, 科技部国家统计局. 中国居民营养与健康现状[EB/OL]. http://www.moh.gov.cn/wsb/pzcjd/200804/21290.shtml, 2004-10-12.

［14］中国CDC报告. 中国医学论坛网[EB/OL]. http://zt.cmt.com.cn/zt/2013whd/index.html, 2013-10-08.

［15］Xu Y, Wang L, He J, Bi Y, Li M, Wang T, Wang L, Jiang Y, Dai M, Lu J, Xu M, Li Y, Hu N, Li J, Mi S, Chen CS, Li G, Mu Y, Zhao J, Kong L, Chen J, Lai S, Wang W, Zhao W, Ning G; 2010 China Noncommunicable Disease Surveillance Group. *Prevalence and control of diabetes in Chinese adults. JAMA.* 2013 Sep 4;310(9):948–59. doi: 10.1001/jama.2013.168118.

［16］全国肿瘤登记中心. 中国肿瘤登记年报[EB/OL]. http://www.yxj.org.cn/news/yixueqianyan/xuekezixun/2013010410065115448.htm, 2012.

［17］Weisburger, J.H., *Lifestyle, health and disease prevention: the underlying mechanisms.* European journal of cancer prevention: the official journal of the European Cancer Prevention Organisation (ECP), 2002. 11: p. S1.

［18］Filippidis, F.T., Tzavara Ch, Dimitrakaki C, Tountas Y., *Compliance with a healthy lifestyle in a representative sample of the Greek population: preliminary results of the Hellas Health I study. Public health,* 2011. 125(7): p. 436–441.

［19］美国CDC. "发病率和死亡率周报" [EB/OL]. http://www.cdc.gov/mmwr/index2013.html, http://www.gxbyl.com/a/yxyy/sjjb/zfpthyz/2013/1022/1297.html, 2013.

［20］每日财经网. 中国知名企业高管死亡原因调查：19个月19名老总离世超六成死于疾病[R/OL]. http://www.nbd.com.cn/articles/2011-07-12/581511.html.

［21］艾媒咨询. 2012—2013中国可穿戴设备市场研究报告[R]. 2013.

［22］Pantelopoulos, A. and N.G. Bourbakis. *Prognosis-a wearable health-monitoring system for people at risk: methodology and modeling. IEEE transactions on information technology in biomedicine: a publication of the IEEE Engineering in Medicine and Biology Society,* 2010. 14(3): p. 613–621.

［23］Office of Science and Technology Policy, Executive Office of the President. *Obama administration unveils " Big Data" Initiative: Announces $200 Million in New R&D Investment.* http://www.whitehouse.gov/sites/default/files/microsites/ostp/big_data_press_release_final_2.pdf .

［24］Kayyali, B., D. Knott and S. Van Kuiken, *The big-data revolution in us health care: Accelerating value and innovation.* Mc Kinsey & Company, 2013.

The Current Status and Suggestions for Future Development of China's Medical and Health Informationization

Jianbo Lei

Abstract

As early as in 1999, USA Academy of Medical Sciences (IOM: Institute of Medicine) released a milestone report: it says people will make mistakes. Further report pointed out: medical errors are astonishing, there are 44 000~98000 people died of medical errors in USA per year, equivalent to 1-2 Boeing 737 plane crashes per day. It also costs 750 billions of pounds in Britain every year for medical errors. More importantly the report indicates about 70% of the medical errors are preventable by using information technologies. This has stimulated and led to a wave of worldwide emphasis of information technologies and climax of health information technology application. Chinese medical and health informationization started late, the early development is slow. However In 2009, China's new round of health care reform clearly pointed out that medical informationization is one of the eight-column four-beam foundation of health reform that ensures the success of health reform, Chinese medical informatization thus began to stride forward, from the hospital informationization, to public health informationization, and then to the regional informationization. Medical and health informationization became not only the important content of the new medical reform program, but also an important guarantee for the smooth progress of the reform. However, the medical and health informationization is rather a complicated interdisciplinary field that covers medicine, health, information technology, management, policy and many other fields, even though the degree of whole world attention is greatly strengthened, the progress is far from enough, we still faces huge challenges. Recently the state council decided to fully develop health service industry which puts forward more requirements to the medical and health informationization. With the rapid development of new information technologies and artificial intelligence such as wearable devices, mobile health, genetic testing, health internet of things, big data, cloud computing technology, etc. the research and development of health informationization are catching another important development opportunity.

Keywords

Health Informatization, Medical Informatization, Hospital Informatization, Medical and Health Information Technology, Health Management

作者简介

雷健波

　　具备国内交叉学科"医学信息学"的国内外教育、研究和应用背景：华西医科大学临床医学和北京协和医院医生，美国哥伦比亚大学计算机和医学信息学硕士，美国德州大学生物医学信息学博士，北京大学医学信息学中心创始人，副教授、硕士生导师；中国卫生信息学会卫生信息教育专业委员会副主任委员，欧美同学会留美分会副会长，中华医学会医学信息学分会教育学组专家委员，中华医学会《中华医院管理杂志》审稿专家、《中国卫生信息管理杂志》特邀编委，人民卫生出版社"十二五"规划本科教材《卫生信息学概论》主编以及临床医学长学制（8年制）教材《生物信息学》主编、人民军医出版社医学电子书包《医学信息学与计算机基础》副主编。

关于中医体质抗衰老产业化的探讨

王 停 王 琦

摘要：

人口老龄化是中国当前面临的一大问题，引起了社会的普遍关注。抗衰老产业发展至今，已取得诸多成效，起到了延长生命、改善生命质量的作用。但在我国，抗衰老产业涉及领域小，产品和服务质量良莠不齐，存在发展的劣势。本文从未来医学的发展趋势、国家的需求以及老龄化的现状三方面介绍抗衰老产业的形势，并对现状做了一定的分析，针对当前的问题给出了应对的方案。文章指出，中医体质经过近40年的发展，得到了国家、学术界以及民众的认可，在国家公共卫生医疗体系中扮演着越来越重要的作用。本文从抗衰老食品及保健食品、中医体质老年养生知识普及、健康管理、培养中医体质调理人才四方面，对中医体质抗衰老健康产业做出了展望。中医体质在抗衰老产业中可以填补理论的空白，创新产业模式，形成核心竞争力，大有可为。

关键词：

中医体质 抗衰老产业 健康产业 健康管理

自古至今，对长寿的渴望，使得衰老一直是人类研究的热点。医学的目标已经转向健康人群，实现预防—保健—调治—康复一体化，以适应医学模式的转变，满足人类对美好生活的追求和世界经济竞速发展的需要，这是科学和社会发展的必然。世界已迈入老龄化社会，如何提高老龄化人群的生存质量，如何减轻中老年人衰老的程度，如何延缓中老年人衰老的进程，这是摆在我们面前的重要任务。被动地等待衰老是消极地面对生命，单纯地依靠生活方式以及保健品的维持已经不能满足人们对抗衰老的渴望，中医体质学说具有普遍性、可认知性，且操作简单易被大众所接受，并且体质对疾病、衰老具有预测性，所以对防衰、抗衰具有重大意义，如将这一理念转化成产业，知识转化为生产力，不仅可解决社会问题，还可以形成独具中医特色的健康产业，前景光明。

一、趋势与需求

（一）未来医学发展的趋势

早在20世纪90年代，世界卫生组织就曾预言"21世纪的医学，不应继续以疾病为主要研究对象，而应以人类健康作为医学研究的主要方向"。医学发展的趋势已由"以治病为目的的对高科技的无限追求"，转向"预防疾病与损伤，维持和提高健康水平"。这昭示着21世纪的医学将不再是继续以疾病为主要研究对象。以人的健康为研究对象与实践目标的健康医学，这将是未来医学发展的方向。

现代生活水平的提高、医疗设施的日趋完善、生命科学的进步，使人类寿命普遍提高，随之而来的老龄化社会等问题是世界共同面临的课题。老龄化的加深，使得老年人口在总人数中所占比例逐渐增加，老年人医疗需求的增加所造成的医疗压力，尤其突出。所以在研究抗衰老领域，预防和调治老年病是目前医学领域的一个重要课题，成为当今医疗界、科学界的一大热点。

（二）国家需求

1. 健康服务

2013年9月，发布的《国务院关于促进健康服务业发展的若干意见》指出，"要全面发展中医药医疗保健服务，提升中医健康服务能力"，同时也明确提出相应的发展目标："到2020年，基本建立覆盖全生命周期、内涵丰富、结构合理的健康服务业体系，打造一批知名品牌和良性循环的健康服务产业集群，并形成一定的国际竞争力，基本满足广大人民群众的健康服务需求。健康服务业总规模达到8万亿元以上，成为推动经济社会持续发展的重要力量"；"中医医疗保健、健康养老以及健康体检、咨询管理、体质测定、体育健身、医疗保健旅游等多样化健康服务得到较大发展"。国家中医药管理局局长王国强就落实40号文件指出：中医药健康服务的基本内涵包括中医医疗服务、预防保健服务、养生保健文化传播以及相关服务，涉及与中医药有关的药品、医疗器械、保健用品、保健食品、健身产品等支撑产业。中医药健康服务要充分体现中医药的特点和要求，坚持以人为本、以健康为中心。要构建包含中医药健康服务提供体系、技术产品体系、支持体系三个子体系的中医药健康服务产业体系。形成以"治未病"为核心理念，以个体人健康状态为中心，融健康文化、健康管理、健康保险为一体的健康保障—服务模式。

2. 慢性病防治

2012年5月由卫生部等15个部门发布的《关于印发〈中国慢性病防治工作规划（2012—2015年）〉的通知》中指出："影响我国人民群众身体健康的常见慢性病主要有

心脑血管疾病、糖尿病、恶性肿瘤、慢性呼吸系统疾病等。慢性病发生和流行与经济社会、生态环境、文化习俗和生活方式等因素密切相关。伴随工业化、城镇化、老龄化进程加快，我国慢性病发病人数快速上升，现有确诊患者2.6亿人，是重大的公共卫生问题。慢性病病程长、流行广、费用贵、致残致死率高。慢性病导致的死亡已经占到我国总死亡的85%，导致的疾病负担已占总疾病负担的70%，是群众因病致贫返贫的重要原因，若不及时有效控制，将带来严重的社会经济问题。"

3. 健康产业

2013年8月，关于发展健康服务业的国务院常务会议指出："健康服务业是促进经济转型升级的重要抓手，健康服务业包括医疗护理、康复保健、健身养生等众多领域，是现代服务业的重要内容和薄弱环节。"会议认为，促进健康服务业发展，重点在增加供给，核心要确保质量，关键靠改革创新。要加快发展健康养老服务。加强医疗卫生支撑，建立健全医疗机构和老年护理院、康复疗养等养老机构的转诊与合作机制。发展社区、农村健康养老服务。培育相关支撑产业，加快医疗、药品、器械、中医药等重点产业发展，提升中医药医疗保健服务能力。

（三）我国老龄化现状

中国社会科学院发布《中国老龄事业发展报告（2013）》蓝皮书指出，2012年和2013年是中国人口老龄化发展过程中具有重要意义的年份。随着新中国成立后新出生的人口进入老年期，我们迎来了第一个老年人口增长高峰。截至2012年年底，我国老年人口数量达到1.94亿，比上年增加891万，占总人口的14.3%，其中80岁及以上高龄老年人口达2273万人。在2025年之前，老年人口将以每年100万人的速度增长。

据《中国人口老龄化发展趋势预测研究报告》，从2001年到2020年是快速老龄化阶段。这一阶段，中国将平均每年增加596万老年人口，年均增长速度达到3.28%，大大超过总人口年均0.66%的增长速度，人口老龄化进程明显加快。到2020年，老年人口将达到2.48亿，老龄化水平将达到17.17%，其中，80岁及以上老年人口将达到3067万人，占老年人口的12.37%。

与此同时，老年人口内部变动将进一步加剧人口老龄化的严峻性。一是高龄老年人口继续增长，从2012年的0.22亿人上升到2013年的0.23亿人，年均增长100万人的态势将持续到2025年。二是失能老年人口继续增加，从2012年的3600万人增长到2013年的3750万人。三是慢性病老年人持续增多，2012年为0.97亿人，2013年突破1亿人大关。四是空巢老年人口规模继续上升，2012年为0.99亿人，2013年突破1亿人大关。人口老龄化超前于现代化成为中国的基本国情，老龄问题的严峻性是世界上少有的。

在中国人口老龄化形势日益严峻的背景下，党的十八大和新修订的《老年人权益保障法》，从国家战略和立法高度上确立了老龄服务体系建设的重要性和合法性。

在这波浪潮中，中医药治疗老年病、慢性病、养生保健的优势将得到进一步的发挥。同时，空巢老人、失能老人的大量出现，也对中医进社区提出了更多要求。

二、抗衰老产业的现状、存在问题以及解决方案

目前，抗衰老医学从理论研究到临床治疗等各方面日臻完善。20世纪90年代以来欧美等发达国家都先后成立了抗衰老研究机构和治疗机构，并涌现出一大批抗衰老医学科学家和抗衰老医学专家。抗衰老医学属于预防医学范畴，从此传统的以医疗医学为主的整形美容转变为以预防医疗并重、预防重于医疗的医疗美容新观念，这一医学美容新观念的确立推动了抗衰老医学的发展。经过10余年的医学研究和实践，抗衰老医学已经发展成为一个较为完整的医学学科，并取得了丰硕的科研成果和临床医疗技术。抗衰老医学的发展推动了抗衰老健康管理的普及，目前抗衰老健康管理已风靡欧美国家。世界每年都召开一次抗衰老医学年会，并提出了抗衰老已是21世纪一项伟大的健康命题的口号。美国是一个中产阶级的国家，目前每10人就有7人参加以预防抗衰老为主的多方式个人健康管理。

据中国市场调研在线发布的《2011—2015年中国抗衰老市场分析深度研究报告》显示：我国的抗衰老医学近几年也有了一定的发展，国内也相继成立了一些抗衰老健康管理机构。特别是随着国际医学交流和影响的不断扩大，国内涌现出一大批抗衰老事业的倡导者和医疗专家。抗衰老是一个健康朝阳行业，其任重而道远。我国健康产业发展正处于起步阶段，机构建设、市场管理、服务管理等诸多方面都不完善，健康管理平台过于单一，仅仅以医疗产业和制药产业为主导。健康管理是要求通过专业的健康管理机构（如体检中心、医院等）对个人或群体的健康状况、生活方式，乃至居住环境进行评估，提供有针对性的、因人因地因时而异的健康指导和干预实施，进行全方位的管理，中医"治未病"的理论蕴含了健康管理的思想。除医院外，市场上也存在一系列保健服务机构，但现存的服务机构提供的服务质量良莠不齐，服务内容和收费也没有统一的标准，基本处于无标准、无管理、无规范的状态。显然，这样的模式不适合我国健康产业的可持续发展。

2005年11月，劳动部将健康管理师列为卫生行业特有国家职业。中国工程院陈君石院士指出：以人的"个体化健康需求"为目标，系统、完整、全程、连续、终身解决个人健康问题的健康管理服务显然在中国有着巨大的需求及潜力，也正在并逐步吸引着越来越多的投资，产业发展前景远大。

健康管理作为一种新兴事物，在未来3～5年内将会蓬勃发展，到时候我国健康产业

和健康管理行业发展将会面临前所未有的良好契机。中医体质是实施个体（包括老年人）健康管理的重要依据，健康管理不是泛泛地对整个人群提供同样的服务，而是通过健康评价对个体及人群进行筛选分类，然后根据其不同的健康问题和危险因素制订健康改善目标和干预措施，最终达到有效降低危险因素的目的。

健康计划是由健康学专家运用专业知识进行全面分析后，设计出的一整套安全、科学、有效的从治疗、保健、恢复等方面增进健康的方案。以中医体质辨识为基础的健康计划是老年人健康管理的重要内容。目前健康管理主要是以不良生活方式等作为高危因素，以临床指标为评估依据，进行大范围筛查和"一刀切"式的干预，尚缺少主线。中医体质辨识为健康管理提供了理论基础，是实现个体化健康管理的路径。以体质健康管理为基础，在每一个环节上实现科研成果转化，形成以体质为主线的健康行业产业链，带动良性健康产业循环，并为高校科研产业化提供示范，实现中医药的现代化。

我国营养与保健食品产业"十二五"期间的目标预测：将在2015年产值达到1万亿元，年均增长20%。预计到2020年，中国将会成为全球仅次于美国的第二大医疗市场。这对于将我国被动的"已病才就医"模式转变为"未病先预防"的"治未病"模式，具有基础性的、至关重要的作用。根据国内权威VC网站chinaventure统计，1995—2008年行业投资：医药行业投资规模最大，案例数量为96起，投资金额为15.91亿美元。截至2009年9月的近半年，医疗健康行业获得VC投资额达1.32亿美元，首次超越IT业，成为VC投资最热门的行业。各种各样资本的涌入，给健康保健市场带来巨大活力。但是，目前健康产业面临两大问题：一是核心理念问题，对于中医体质在健康医学的核心作用，认识理解不够、转化应用不够，导致健康产品和服务内容等缺乏个性化发展。二是合作模式问题，在国家创新体系中，高校、科研机构和企业集团共同组成的协同创新系统三者之间的合作机制不够健全，知识和资源有效利用度不够到位，各自的责、权、利不够清晰等。未来健康行业产业的竞争不是简单的产品和服务的竞争，而是"核心理念+合作模式"的竞争。

中医体质产业化，将改变传统健康产业模式，突出中医体质在健康医学中的核心作用，改革政产学研用合作模式，围绕国家战略需求和科技发展需求，推进高校与高校、科研院所、行业企业，特别是与大型骨干企业的强强联合，充分释放人才、资本、信息、技术等创新要素的活力，有效聚集创新要素和资源，构建协同创新的新模式，形成个性化健康产业链，为抗衰老产业的发展奠定坚实的基础。

三、中医体质产业化的现状及优势

（一）国家政策的引导及支持

国家中医药管理局《关于印发中医预防保健服务提供平台建设基本规范（试行）的

通知》《关于印发中医特色健康保障—服务模式服务基本规范（试行）的通知》中将体质辨识作为核心内容。《国家基本公共卫生服务规范（2009年版）》，在"城乡居民健康档案管理服务规范"中纳入中医体质辨识，是唯一一项中医体检内容。首期计划建立3亿份健康档案。卫生部王国强副部长在2011年4月22日召开的中国工程院"健康医学与个体化诊疗"学术研讨会上指出："中医药要积极参加公共卫生服务，但目前还缺少有效的途径，王琦教授开创的体质辨识方法为中医药服务公共卫生做出了贡献。"2013年9月5日刘延东副总理对新华社关于"中医体质研究探寻健康管理新途径有效防控慢性病"做了批示：中医药在疾病防控等领域潜力巨大。要采取切实措施，加大宣传推广力度，推进中医药"治未病"方面的作用。国家卫生和计划生育委员会副主任王国强指示：一要认真总结近年来在"治未病"、中医体质研究等方面所做的工作及新的进展；二要认真梳理开展"治未病"和相关科研方面存在的困难和问题；三要针对性提出意见和建议；四要继续加大中医预防保健科普知识宣传普及力度。

由此可见，中医体质研究工作正得到国家领导的高度重视和政策的重要支持，国家领导充分肯定了中医体质"治未病"防控疾病的潜力，并为体质"治未病"指明了工作方向。应积极响应国家需求，落实领导人批示，并以此为契机，抓住机遇，大力发展，发挥中医体质学在健康领域应有的作用。

（二）中医体质学的优势

中医体质学应用于国家公共卫生服务，对维护国民健康有明显贡献。中医体质辨识法被纳入《国家基本公共卫生服务规范》、国家基本公共卫生服务项目，中医药首次进入国家公共卫生体系。国家中医药管理局印发中医预防保健规范的文件中，将体质辨识作为重要内容。全国30省（区、市）173家"治未病"中心及港台地区应用体质辨识开展疾病预防及健康管理，取得良好效果。国家中医药管理局在全国74个区、县应用体质辨识技术开展中医药公共卫生服务试点。在北京，体质辨识方法——《中医体质分类与判定》标准的颁布被载入《健康首都·辉煌60年——100件大事》。在上海，长宁区作为全国"治未病"健康工程试点区，已有2家中医特色医院、10家社区卫生服务中心、13个社区卫生服务站，分别成立了"治未病"中心、分中心和服务站，已基本形成覆盖全区的中医预防保健服务网络。长宁区北新泾社区卫生服务中心，为社区居民进行体质辨识，提供个体化的健康调养方案。运行以来，效果初显，如糖尿病并发症干预达到未发生率97.8%，全市领先。慢病率降低，"治未病"让居民就医费用下降，门诊均次费从114元下降到106.80元。在山东，泰安市中医医院开展老干部健康管理，通过体质辨识进行个体化健康指导，一年后体质辨识得分有不同程度的下降，体质得到改善。

2009年4月9日，王琦教授主持的我国第一部指导和规范中医体质研究及应用的文件

《中医体质分类与判定》标准正式发布，自此，对中医体质的分类有了行业标准，为体质分类的标准化提供了理论依据。该标准将中医体质分为平和质、气虚质、阳虚质、阴虚质、痰湿质、湿热质、血瘀质、气郁质、特禀质九个基本类型。该标准的出台确立了统一、规范的体质分型系统，为体质辨识及与中医体质相关疾病的防治、养生保健、健康管理提供了依据，也为实施个体化诊疗提供理论和实践支持，实现了体质分型标准化、规范化。目前的标准目标人群为18～60岁的成年人，虽然有研究利用此标准对老年体质状况进行研究，但是量表对老年人群的针对性不强，不能较完全贴合老年人群的体质特征，因此需要有专门面向老年人群的《中医体质分类与判定》量表，用于老年人群的体质测定。中医体质与生殖中心正在着手制订面向老年人群的《中医体质分类与判定》标准，以便更准确更高效的判定老年人的体质类型，可以更加便捷地对老年人的体质调整做出指导。随着我国老年人群的比重越来越大，老年长期慢性疾病将使医疗保健费用大增，会成为我国国民经济的巨大负担。因此，通过对老年人群进行体质测量并有针对性地进行养生调理的指导，使偏颇体质得以尽早纠正，可以节省巨额医疗保健费用，减轻社会发展经济负担，促进抗衰老产业的发展。

（三）创新合作

中医体质与生殖中心在"产—学—研"协同合作的大趋势下，注重以市场为导向，将科研成果进行产业化，从而构建行业产业协同创新模式的协同创新中心。由王琦教授的中医体质研究团队牵头，目前有7个院士推荐团队、2个长江学者团队、15个高校和科研院所、9个临床基地、5个企业及社会团体团队共同参加中心建设，形成了多学科、多领域、多层次协作的大格局。此外，该中心与我国多家大中型企业进行了合作，如中国中药有限公司、湖南炎帝生物工程有限公司等，开发中医体质相关产品，进行市场推广与应用，取得了良好的社会效益。

四、中医体质抗衰老健康产业的发展与未来愿景

（一）开发中医体质抗衰老食品及保健食品

目前，市场上流通的抗衰老性食品及保健食品，大多以西方营养学为理论基础研发推广。中国医学历来重视食补、药膳和食疗，我国现存最早的中医理论经典《黄帝内经》中就提出了食养的概念，药王孙思邈的《备急千金要方》、宋代陈直的《养老奉亲书》、元代忽思慧的《饮膳正要》等专著中都有关于食疗的记载，而《神农本草经》《本草纲目》等记载的药物中，很多都是药食同源的，而且一直沿用至今。目前保健食品市场，鱼龙混杂，产品质量低下，无核心的中医理论为指导，难以形成市场竞争力。立足于中医体质学，依托于中医体质与生殖中心这一强大的科研平台，自主开发中医体质抗

衰老食品及保健品，符合我国国情且具有中医药特色，发展前景广阔。

（二）开展中医体质老年养生知识普及

产业的发展离不开知识的普及和传播。前期，王琦教授为中医体质的推广做了大量工作，例如，2010年以体质辨识为主要内容的科普工作荣获全国中医药科学普及金话筒奖；在中央电视台《健康之路》录制节目"解开身体密码""辨体质 话健康"，北京电视台《养生堂》录制节目"读懂你的身体"；并搭建了名医传承网络平台，网站设有"走进王琦""王琦讲堂""名医讲坛""健康状态辨识""辨体养生治未病"等专栏。王琦教授还与国内名家开展名医诊疗经验讲座、学术思想研讨、学术交流等活动，为全社会提供全面、系统、生动的学术与科普信息，借助网络的力量传播中医体质学文化。

中医体质学在民众间的普及程度越来越高，但还需进一步扩大，借助网络、媒体的力量，积极宣传中医体质抗衰老理念，普及养老知识，提高认同度，从而促进中医体质抗衰老产业更快更好的发展。

（三）中医体质健康管理

随着人口老龄化进程的加快，人们对健康维护及改善的需求日益增长，传统的医疗服务模式已不能满足发展的需要。2013年7月，国家卫生计生委、国家中医药管理局联合印发《中医药健康管理服务规范》，要求2013年在基本公共卫生服务项目中增加中医药健康管理服务项目，每年为老年人提供中医药健康管理服务。根据要求，开展老年人中医药健康管理服务的乡镇卫生院、村卫生室和社区卫生服务中心（站）每年应为老年人提供1次中医药健康管理服务，在中医体质辨识的基础上对不同体质老人从情志调摄、饮食调养、起居调摄、运动保健、穴位保健等方面进行相应的中医药保健指导。通过实施中医药健康管理，对老年人健康状况进行中医体质分类，并根据不同体质给予中医药保健指导，可以有效改善其健康状况。

（四）培养中医体质调理人才

产业的发展离不开人才的培养，一个高质量、高效的人才培养机制将会促进行业快速、健康的发展。中医体质学已经成为国家中医药管理局中医体质学重点学科、教育部二级学科。该学科开设了《中医体质学》《中医体质方剂学》《中医理论与临床思维法》等课程，依托这两个学科，培养了一批中医体质学研究的专门人才。在此基础上，中医体质学可以开展职业培训，针对从事中医临床、健康管理工作及相关领域人员，开展中医体质与健康医学专业教育，培养体质健康医学交叉应用型人才。针对国家职业设置需求、公共卫生服务需求，对基层健康管理工作人员、有兴趣从事中医体质医学工作的人员及社会大众，开展中医体质实用技术培训，培养中医体质健康医学专业人才，开辟中医体质调理师新职业，在此基础上，提供专门针对老年人的培训项目，以应对老龄化这一社会问题，为老年人的身体健康保驾护航。

综上所述，以国家重大需求为牵引，以培育个性化健康产业链和改造传统健康产业模式为重点，以中医体质学科为主体，协同相关高等院校、科研机构、知名企业，围绕"老龄化"这一国家重大公共卫生问题，发挥中医体质"治未病"的特色，为老年病防控提供操作性强的技术和方法，形成解决国家重大需求的长效机制，在科技产出、人才培养、学科发展、社会贡献、可持续发展能力等方面取得新的突破，并在此基础上，把知识转化为生产力，努力发展中医体质产业，促进健康技术产业和健康服务业的发展，推动个体化健康医学发展和健康养生文化的全球传播，彰显"中国特色、世界一流"的原创优势和创新实力。

参考文献

［1］陆广莘.人类健康生态医学实践目标模式[A].北京：中国中医科学院，世界中医药学会联合会.第三届国际传统医药大会文集[C].北京：中国中医科学院，世界中医药学会联合会，2004.2.
［2］杨关林，傅仁杰，张帆，张哲.我国中医老年医学未来几年的发展方向[A].第十次中医药防治老年病学术交流会论文集[C].北京：中华中医药学会，2012.3.
［3］庞小旋，邓嘉宁.中医"治未病"思想指导下的健康产业发展新模式[J].吉林省教育学院学报（中旬），2013，29（7）：151-152.
［4］王琦.中医体质学研究与应用[M].北京：中国中医药出版社，2012.
［5］柳璇.《老年版中医体质分类与判定》量表研制与初步应用分析[D].北京：北京中医药大学，2013.

Discussion on Anti-Senile Industrialization Based on TCM Constitution Theory

Ting Wang, Qi Wang

Abstract

Aging population is becoming a big issue in China which has caused the whole society's attention. Anti-senile products which have the function of prolonging life-span and improving life quality has obtained lots results. But in our country, anti-senile industry still has its disadvantages because of the limited fields it involves and mixed quality of products and after-sales services. This passage introduced the situation of anti-senile industry from three aspects—the development trend of medicine in the future, the country's demands and the present situation of aging population and also proposed corresponding solutions to current problems through relevant analysis. Traditional Chinese Medicine constitution has been recognized and accepted by the country, academia and the public in its 40 years's development and is becoming more important in national public health system. This passage makes a prospect in anti-senile industry of TCM constitution through the following four aspects, anti-senile food and health food, the popularization of TCM constitution preservation knowledge of the elders, health management and the training of TCM constitution regulators. TCM constitution can fill the theoretical blank in anti-senile industry and innovate industrial pattern, which make it to become core competitiveness.

Keywords

TCM Constitution, Anti-Senile Industry, Health Industry, Health Management

作者简介

王　琦

第二届（2014年）国医大师，北京中医药大学终身教授、主任医师、研究员、博士生导师，国家重点学科中医基础理论学科带头人，国家中医药管理局重点学科中医体质学科带头人，国家重点基础研究发展计划（"973"计划）"中医原创思维与健康状态辨识方法体系研究"项目首席科学家，享受国务院特殊津贴的有突出贡献专家，国家人事部、卫生部、国家中医药管理局遴选的全国五百名著名老中医之一。

王　停

医学博士，主任药师，第四批全国老中医药专家学术经验继承人。北京中医药大学中医体质与健康医学协同创新中心副主任，国家食品药品监督管理总局新药审评专家，国家自然科学基金项目评审专家，中华中医药学会体质分会副主任委员，世界中医药学会联合会体质专业委员会常务理事。

附　录

美国抗衰老医学科学院12点医疗卫生实战行动计划：
3年低成本高收益的健康医疗卫生改革模式蓝图

2009年7月22日

献　辞

《美国抗衰老医学科学院12点医疗卫生实战行动计划：3年低成本高收益的健康医疗卫生改革模式蓝图》是一份美国医疗改革与发展的综合计划。这份白皮书获得了全球35个专业医疗组织的支持，来自全球120个国家的26000名美国抗衰老医学科学院、世界抗衰老医学会的医生、健康专家与科学家会员也为这本白皮书做了有价值的付出。

《美国抗衰老医学科学院12点医疗卫生实战行动计划：3年低成本高收益的健康医疗卫生改革模式蓝图》特约编辑、作者与签署机构感谢世界经济论坛及其创始人兼执行总裁克劳斯·施瓦布（Klaus Schwab）教授为这本白皮书的起草提供了支持与灵感。创于1971年总部在瑞士日内瓦的世界经济论坛是一个致力于改善世界状况的独立的国际组织。

美国抗衰老医学科学院的总裁罗纳德·科莱兹医生（医学博士、骨科医生）是《美国抗衰老医学科学院12点医疗卫生实战行动计划：3年低成本高收益的健康医疗卫生改革模式蓝图》的执行编辑，他很自豪地担任世界经济论坛全球老年医学行动委员会的委任成员，评估引起人口统计变化的因素、预测近期的人口变化以及为商业与政治领袖找到新的解决全球老龄化对世界经济影响的方案。2008年在迪拜召开的世界经济论坛高峰会议上，全球老年医学行动委员会集中讨论了老年医学的社会影响与语义学。遗憾的是，2008年的全球老年医学行动委员会大会在恢复与振兴衰退的美国医疗系统以及应对全球老龄化所带来的实际问题上未能达成具体可行的方案。

因此，《美国抗衰老医学科学院12点医疗卫生实战行动计划：3年低成本高收益的健康医疗卫生改革模式蓝图》的特约编辑、作者与签署机构认为很有必要利用我们实际的临床经验与治疗衰老引起的退行性疾病的专业技术来建立一套提高世界经济论坛全球老年医学行动委员会报告的可行措施以及为全球老龄化危机提供目前可行的解决方案。

《美国抗衰老医学科学院12点医疗卫生实战行动计划：3年低成本高收益的健康医疗

卫生改革模式蓝图》的特约编辑、作者与签署机构认为这份白皮书可以低成本、高效益地解决医疗卫生面临的困境。美国以及许多其他因人口老龄化带来的经济、社会与政治问题的国家都面临这个医疗保健困境。而抗衰老的医疗模式可以带来一些让社会显著受益的可行方法。因此，《美国抗衰老医学科学院12点医疗卫生实战行动计划：3年低成本高收益的健康医疗卫生改革模式蓝图》旨在显著地提高与延长人类健康寿命，与此同时通过保护工作者的生产力与减少功能丧失、住院费用以及慢性病长期带来的负担费用来达到深远的净额经济节省的目的。

执行纲要

每年美国花在医疗卫生上的费用是2.2万亿美元，这相当于在每个人身上花掉7421美元。美国花费在医疗保健上的费用是其他发达国家平均数的两倍。国会预算局警告，如果不善加处理，到2025年之前，美国国家财政收入的1/4将会被用于医疗卫生系统。

确实如此，经济学家警告不断增加的医疗卫生将会对美国长期的财政安全造成严重的威胁。2009年6月奥巴马在美国医学会年会上发表具有划时代的演讲，指出医疗卫生的改革时间已到，因为"如果我们未能采取措施的话……"

- 保险费会越来越高，而效益会更进一步恶化；将有数以百万计的美国人不能参加保险；

- 在30年内，财政收入的1/3将花费在医疗卫生上，这个趋势将意味着失业增加、实得工资变少、商业萧条以及全美国人的生活质量降低；

- 联邦政府在医疗补助计划与医疗保险上的花费在今后数十年将会增加，这将使联邦政府与州政府的预算陷入困境，造成空前的赋税增加、严重的财政赤字或者联邦政府与州政府预算急剧减少。

写这份白皮书之时，国会正在激烈辩论一项彻底检查美国医疗卫生系统价值1.65万亿美元的10年计划。这项计划主要集中在怎样支付医疗保险，而不是制订医疗改革的整体行动计划。《美国抗衰老医学科学院12点医疗卫生实战行动计划：3年低成本高收益的健康医疗卫生改革模式蓝图》的特约编辑、作者与签署机构认为美国医疗卫生根本的理念必须以创新的方法来进行改革。与以往出现了病症才治病的疗法不同的是，我们主张整个国民应该采用一种以健康为导向的医疗模式。这种模式强调疾病的早期检测及疾病的预防，这样能对疾病做最好的预测与最经济的治疗。根据国会预算办公室的报告，美国1/3医疗卫生的费用（超过7000亿美元）不能提高美国国民的健康水平。

解决医疗改革的问题，美国就能在空前的全球老龄化趋势中发挥主要作用。世界人口的平均年龄以前所未有的速度增加。2008年，全球年龄超过65岁的人口为5.06亿，到

2040年这个数字将达13亿。因此，在30多年的时间里，老年人的数量从占全球人口总数的7%增长到14%，翻了一倍。

2000年在美国，超过65岁的男性与女性占总人口的12.4%，到2030年，这个年龄段的人将增加到总人口的20%。2007年65岁以上的美国人所得的六种重大疾病造成在医疗上与生产力丧失上的成本超过1960亿美元。在往后的几年里，这六种疾病（即慢性肺疾病、缺血性心脏病、中风、肺癌、肺炎与肠胃疾病）的病例将会随着人口老龄化的发展而激增，这将会使因衰老引起的疾病的治疗成本飞涨。应对老龄化社会所带来的社会、经济与个人问题的措施变得非常必要。

正如奥巴马总统呼吁的，"我们必须知道什么措施是有效的，并且把这些有效的措施快速地落实到临床中去。那就是为什么我们投入大量的资金来研究找出治疗各种各样疾病与症状的方法"。

抗衰老医学是生物技术的尖端科学与先进的临床预防医学相结合的学科。这个学科是建立在应用先进的科技与医学技术来进行早期检测、预防、治疗与逆转衰老相关的功能失调、功能障碍和疾病的基础上的。它是一种把创新的科学与研究运用在延长人类健康寿命的健康模式。就此而言，抗衰老医学是建立在科学及可靠的医疗卫生的原则上的，这些原则与其他预防医学专业的原则是一致的。抗衰老医学模式的目的是不但要延长寿命而且还要延长健康年限。所谓的健康年限指的是我们可以独立而又有生产力地活着。

一般地，那些从事医疗卫生的人士或那些与医疗卫生领域相关的人士都支持抗衰老医学作为一种新的医疗模式，这种模式运用创新科学与研究来延长人类健康的寿命。许多国家的公共政策组织与政府机构现在都把抗衰老医学作为减缓与日俱增的社会、经济与医疗问题的可行办法，如若不然，就只能坐以待毙，等着全球空前老年化的到来。

现在全球一些最著名的教学医院以及一些私人医疗诊所里有成千上万的医生在从事抗衰老医学临床。在全球成千上万的医疗中心里，抗衰老医学取得了可见性的客观效果，这对衰老退化性疾病产生了很好的影响。

依靠美国抗衰老医学科学院超过12万临床医生与健康专家会员的共同努力，全球最大的专业组织致力于促进改善人类生活质量与提高生命期限的临床开发与应用。《美国抗衰老医学会12点医疗卫生实战行动计划：3年低成本高收益的健康医疗卫生改革模式蓝图》的国际附属教育机构、特约编辑、作者与签署机构深信，今天存在的技术可以可靠并客观地提高发达国家成千上万人的生活质量，与此同时，不断地提高健康有生产力生命期限的年限。

数以百计的科学研究表明饮食、运动、营养上的适度干预与实验室单基因调控可以有效并显著地影响老年时的健康功能。大多数这些干预还可以把寿命最大值提高20%～800%。治疗衰老相关的功能紊乱的疗法与控制因衰老引起的新陈代谢功能障碍的生物医学技术日新月异，我们深信在不久的将来对人类衰老过程将能进行有效的干预。

《美国抗衰老医学科学院12点医疗卫生实战行动计划：3年低成本高收益的健康医疗卫生改革模式蓝图》可以显著地提高与延长人类健康的寿命。这个计划的每一点通过下面三大机制来达到经济上的节省：

（1）保护工作者的生产效力；

（2）减少功能丧失与住院的成本；

（3）减少慢性病长期服用药物带来的经济负担。

12点计划每一点潜在的效益是建立在计划作者与美国抗衰老医学会来自全球110个国家2.4万医生、健康专家与科学家会员共同的知识与经验之上的。这些效益本质上是具有协同作用的，因为这12点是相互独立又相互关联的，所以从一点上得到的净效益可能又会促使另外一点得到效益。表1概括了12点计划实施后所能获得的效益：

表1：12点计划实施后的效益

（单位：年限/人，亿美元）

序号	项目	预计延长的健康寿命：额外增加的年限/人	预计为医疗卫生系统节省的费用
1	医疗检测点	2	67.5
2	衰老生物标记物与健康测量	5	1195
3	一年两次免费的新陈代谢综合检测	3	1546
4	24小时×7天不间断的远程医疗问诊服务	3	4000
5	衰老干预药物	3	392
6	干细胞、纳米技术、基因工程	4-12	1971
7	个性化的基因检测与营养基因组学	2	2923
8	免费或有补贴使用健身房、Spa、排毒疗法与身体康复设施	2	234
9	抗衰老干预在线电子数据库		
10	免费的在线医学教育		
11	抗衰老医学世界中心	5	24000
12	有闲阶级		
	第1~12点带来的影响	超过29年	36400

抗衰老医学介绍

抗衰老医学是基于应用先进的医学技术来进行早期检测、预防、治疗以及逆转衰老相关的功能失调、障碍和疾病而建立起来的临床学科。它是一种把创新的科学与研究运用于延长人类健康寿命的健康医疗模式。就此而言，抗衰老医学是建立在科学及可靠的医疗卫生的原则上的，这些原则与其他医学专业的原则是一致的。这里所提到的术语"抗衰老"指的是应用先进的生物医学技术来对与衰老相关的疾病进行早期检测、预防和治疗。

抗衰老医学是建立在科学理论之上并且在主要的医学杂志上有充分的文献证明的。大量的人类研究表明抗衰老医学是有效与安全的。

哈佛大学公共卫生学院的研究者发现抗衰老生活方式可以将有生产力的寿命延长24.6年。研究者发现最长寿的美国人是居住在新泽西州博根郡的亚裔美国女性。她们比美国其他任何一个种族都长寿，平均寿命为91.1岁。与此相反，哈佛研究小组发现寿命最短的美国人是居住在南达科塔州的美洲原住民，尽管他们从政府那得到免费或费用低的医疗服务，但他们的平均寿命仅为66.5岁。博根郡女性长寿一个很显著的特点是她们可以利用最先进的生物医学技术来对疾病做超前预防，包括预防检测、疾病早期检测、积极的干预与良好的营养，所有这些都是抗衰老医学模式的基础。

英国剑桥大学研究小组发现选择健康的生活方式可以延长14年的寿命，凯伊·提·许（Kay-Tee Khaw）与同事对20000名45～79岁的男女进行了13年的跟踪。他们对这些研究对象的生活方式进行了询问并且对研究对象的血液进行了维生素C水平测量（维生素C是衡量每日水果与蔬菜摄入的指标）。那些健康行为指数最低的研究对象的死亡概率增加了4倍，尤其是死于心血管疾病。研究小组发现健康生活方式得分最低的研究对象的死亡概率与比他们大14岁的健康生活方式得分最高的研究对象相同。在生活方式的改变中，能带来最大效益的是戒烟，可以使寿命有80%的改善，第二个最显著的改变是增加新鲜蔬菜与水果的摄入，第三个是适度饮酒，第四是参加锻炼。以上是延长寿命最有效的生活方式。

哈佛大学公共卫生学院的研究人员发现健康的生活方式可以把过早死亡的概率减少一半。罗伯·万代蒙（Rob van Dam）对80000名女护士20年的数据进行了分析，这些数据中，有1790名女性死于心脏病，4527名死于癌症。分析了研究对象的饮食、身体活动、饮酒、体重、吸烟与疾病史的记录后，研究发现55%的死亡可能被避免，如果这些女性不吸烟、定期锻炼、饮食健康（低红肉与反式脂肪摄入）、保持健康的体重。到目前为止，吸烟是促使过早死亡最大的因素，研究组估计其与28%的死亡是有直接关系的。

一项前所未有的研究表明老年人保持超常健康的秘诀。美国俄勒冈州波特兰州立大学的马克·卡普兰（Mark Kaplan）与同事利用健康效用指数标记Ⅲ（一项健康的多项测量指数）对2432名参加加拿大国家人口健康调查的老年人保持超常健康情况进行了研究，这些研究跟踪了研究对象10年（1994—2004年）的健康状况。研究人员发现这10年的时间里健康最重要的因素是：

（1）没有慢性疾病。

（2）收入超过30000美金。

（3）从来不吸烟。

（4）适度饮酒。

（5）保持乐观的想法。

（6）控制压力水平。

研究者解释道："许多这些因素可以在你年轻或中年的时候被纠正过来。尽管这些研究发现看起来是普通常识，但现在我们有证据证明他们就是我们衰老时保持超常健康的因素。"

抗衰老医学与运动医学的结合

从17年前开始，抗衰老医学就是运动医学的直接延伸。正如运动医学以保持运动员身体功能运作为目的一样，抗衰老医学的目的就是使身体的功能得到最好的发挥。换言之，延长并使人类健康寿命最大化是抗衰老医学与运动医学的共同核心。

就此而言，健康与身体活动的前提就被作为抗衰老医学模式最主要的因素来考虑，同样也是《美国抗衰老医学科学院12点医疗卫生实战行动计划：3年低成本高收益的健康医疗卫生模式蓝图》的主要考虑因素。美国花费在超重/肥胖上的医疗费用飞速上涨，在5年的时间上涨了80%。医疗保健研究与质量机构报告指出，在体重最重的美国人身上的医疗花费的费用从2001年的1667亿美元增加到2006年的3031亿美元。这个在超重/肥胖美国人身上增加的医疗费用与美国总体增加的肥胖人数持平，美国现在有5890万超重/肥胖成年人，这个数字是人口总人口的27.2%。

超重/肥胖是当今健康最严重的问题之一。西方日益增加的久坐生活方式是造成超重/肥胖主要与直接的因素，超重/肥胖能增加患心血管疾病、癌症、糖尿病、肾脏疾病及其他严重的疾病的概率。我们每个人都有必要照顾好自己的健康，保持警惕，把患一些本来能预防的疾病的风险降到最低。

减少超重/肥胖的流行，我们就可以大大地减少美国的医疗费用并且提高全美国人的生活质量与延长寿命。健康是《美国抗衰老医学科学院12点医疗卫生可行计划：3年低成本高收益的健康医疗卫生模式蓝图》的一个重要因素，这个因素可以分解以下几点：

- 第二点，生物标志物测量；
- 第三点，一年两次免费的综合新陈代谢检测；
- 第八点，免费/有补助地使用健身房、Spa、排毒疗法与身体康复设施。

确实，健康对长寿起的作用远远比仅保持一个瘦的体形更重要。阿尔茨海默病是最常见的一种痴呆症，现在世界上有超过1300万阿尔茨海默病患者。阿尔茨海默病与痴呆症的病人人数在继续上升，在全球老年人中形成了流行病，这使得医疗保健系统陷入沉重的经济压力。专家估计全世界用于痴呆症的社会成本达3154亿美元。

瑞典延雪平大学（Jönköping Universil）的研究人员发现中年时期超重会增加晚年记忆力与思考能力受损的风险。安娜·达尔（Anna Dahl）与同事研究了参加瑞典收养/双生子衰老研究计划的人员，调查了中年时期超重（通过身体质量指数来测量）与后来认知能力之间的关系。研究发现那些中年时期身体质量指数较高的研究对象的认知能力明显比较低，他们的认知能力明显地比同龄较瘦的人下降得更快。

在一项单独的研究中，加州大学的研究小组发现运动能让一个人衰老的时候还能保持头脑灵活。亚历山德拉·菲奥科（Alexandra Fiocco）与同事对居住在美国三大主要都市独居的2509名老年人进行了调查，在8年的研究时间里对他们的认知能力做了4次检测。在这8年间里，研究小组发现30%的研究对象的认知能力保持良好，53%的认知能力有微弱的减退，16%的认识能力显著下降。研究小组发现造成认知能力变化的有几个因素。最有作用的一点是那些每周至少进行一次缓和或激烈的运动的男女，随着年龄的增长，他们多出30%的概率来保持他们的认知能力（这是相比于那些不常运动的人来说）。

抗衰老医学应用先进的生物医学技术，注重早期检测、预防与治疗衰老相关的疾病。抗衰老医学：

（1）它是科学的。抗衰老医学的诊断与治疗是有科学依据的。

（2）它是循证的。抗衰老医学是建立在正常的程序获得的数据之上的，其目的是要制定一种对治疗效果科学而又客观的评估。

（3）它是经同行评审期刊的文件充分证明了的。目前，美国国家医学图书馆现有3000篇同行评审过的关于抗衰老医学的文章。

总而言之，抗衰老医学是先进的预防医学，旨在延长个人寿命及确保延长的年限是有生产力并且有质量的。同样地，它可以为医疗改革的综合与整体计划提供可行的模式与具体的目标。

分别阐述12点计划的内容：

第1点　医疗检测点一体检点

预计延长的健康寿命/寿命：2年/人

预计为医疗保健系统节省67.5亿美元

基于下面的假设：

- 9.02亿就诊人次（2006年）；
- 估计15%的就诊者主要是为了做实验室检测。

医护检测点—体检中心可以被定义为在病人照护点或附近做检查。医护点检测的目的是让诊断与分诊更快捷与有效，这可以提高病人看病的疗效、减少发病率与死亡率以及削减医疗保健成本。现在已经有心脏病标志物、葡萄糖水平、血凝固、胆固醇以及滥用药物的精确与有效的医护点检测。

医疗检测点可以削减医疗费用。医疗检测点的有效利用可以促使早期及时的检测与治疗，从而减少成本。通过医疗检测点的设备，可以减少标本与试剂的使用，因而可以减少诊断检测的总成本。此外，医疗检测点的快速检测与治疗减少了医生与其他医疗人员所需要的时间。最近G·F·门德斯（G.F. Mendez）医生与同事做了一项研究，评估使用医疗检测点对墨西哥城急诊处辨别心脏病生物标记物所起的作用。结果表明在急诊处采用医疗检测点可以有效地减少胸痛病人的周转时间，同时相比于传统的中心实验室检测，为病人节省了直接的医疗费用。

医疗检测点技术能够减少医疗系统的成本，同时还能通过循证医学的方法来提高护理病人的标准。把医疗检测点的信息适当地用于诊断与治疗可以很有效地减少全球的死亡率与发病率。治病过程中，即时的反馈在评估病人的顺应性、指导与调整疗法与促成新的有帮助的行为上是很有必要及有用的。糖尿病病人在家利用血糖测量仪器以及高血压病人在家利用自动的血压测量仪器，此类的生物反馈方法被证明是非常有效的。

分析仪是一台测量糖尿病的免疫测定的医护点测量仪器，它能检测糖基化血红蛋白、微量血蛋白/肌酸酐与白蛋白比肌酸酐比率，从而能很准确地监测病人的血糖水平。再者，这个仪器可以帮助医生对肾脏疾病进行早期的检测，肾脏疾病是糖尿病患者最常见的并发症。此外，这个仪器还有一个随机的肾小球滤过计算器对肾脏疾病进行分期。在病人就诊的时候，这个仪器还可以通过出具可行的检测报告来鼓励病人的顺应性。

在美国，糖尿病直接费用总共达1160亿美元，其中包括270亿美元用于糖尿病护理、580亿美元用于治疗糖尿病引起的慢性并发症以及310亿美元额外的医疗费用。

据估计25%的直接费用用在了每天监测病情以及长期控制避免并发症上，因此这个仪器可以为美国节省290亿美元以上。

美国俄亥俄州立大学医疗中心、医学与公共卫生学院迈克尔·比瑟尔（Michael Bissell）指出："医疗检测点现在越来越成为将来医疗改革的主要力量。"他进一步说："它能增加结果的可及性、速度与精确性，从而有大力发展的潜质。"

确实，全球的医疗检测点市场代表了诊断评估即将发生的重大变革，这可以在今后的2到10年里使检测的结果更有可及性、速度更快、更精确。不管是非侵入式手术还是微创手术，医疗检测点都能在这两个方面发挥作用。根据生命科学公司发布的行业报告，医疗检测点市场产值从2005年的103亿美元增加到2011年的187亿美元。由于越来越多的个人采用自我检测的产品以及越来越多的医生需要更加及时有效的检测方法，医疗检测点的市场份额增长强劲，快速地超过整个诊断检测市场增加的速度。

我们建议应该增加发展全面的、一站式的医疗检测设备的资金，这可以测量一整套标准的衰老生物标记物，从而可以对因衰老引起的疾病做一个早期的检测。此类的生物化学实验室标记物将包括下面标本的检测：

- 慢性健康感染。
- 衰老引起的荷尔蒙水平缺乏。
- 免疫功能。
- 抗氧化剂水平。
- 代谢性疾病的炎症指标：包括C反应蛋白。
- HbA1c（糖化血红蛋白），一期糖尿病的血液标记物。
- DNA分解产物。
- 线粒体功能。
- 肝肾功能。
- 癌症的最早期检测。
- 通过自动的认知测试与心理测量评估来对痴呆症进行早期辨别，包括阿尔茨海默病。

第2点　衰老的生物标记物与健康测量

预计增加的健康年限/寿命：5年/人

预计为医疗系统节省1195亿美元

基于下面的假设：

1. 心脏病与中风：节省876亿美元

- 在美国，冠心病与中风是首位引起死亡的疾病，它们还是引起功能丧失的主要原因。美国心脏协会与美国中风协会估计，2007年美国心血管疾病的直接成本与间接成本达4380亿美元。心脏病与中风大部分的负担都可以通过预防或减少7大风险因素来减轻，即高血压、高胆固醇、肥胖、吸烟、糖尿病、不参加体育锻炼与不好的饮食习惯。例如，4年的时间里如果把血液收缩压降低12到13毫米汞柱的话，可以把心脏病的概率减少21%，中风的概率降低37%，冠心病的死亡率降低25%；此外，总胆固醇降低10%的话，可以减少30%的冠心病发病率。

- 生物标记物计划可以在早期的时候对冠心病/中风进行非常准确的检测，可以把病例的成本/数量减少20%。

2. 癌症：节省87.1亿美元

- 2004年美国花费在癌症治疗的费用达721亿美元，比1995年的数字增加了75%。此外，2004年，额外的15亿美元被用于癌症筛查。生物标记物计划可以对早期癌症进行非常准确的检测。它可以减少或代替10%的癌症筛查，并且减少10%的病例或治疗。

3. 二型糖尿病：节省232亿美元

- 在美国，花费在糖尿病上的直接费用包括270亿美元的糖尿病护理、580亿美元的慢性糖尿病并发症以及310亿美元额外的药物费用，总共达1160亿美元。
- 生物标记物计划可以在早期就准确地检测出二型糖尿病，把病例的成本/数量减少20%。

关于衰老往往有一个普遍的误解，那就是把衰老当成是疾病的同义词。相反地，在过去的10年里，科学家发现很多慢性疾病不一定就是衰老的自然结果。的确，许多慢性退化性疾病的发病与变得严重都是2个主要的因素决定的：一个人的基因构造（请参照第7点）与生活方式。生活方式的改变是衰老的生物标记物与健康测量计划的最终目的。

衰老生物标记物与健康测量计划通过完成下面两个主要的目标来达到延长独立的生活，即是：

（1）通过减缓或逆转40岁以上的人士常常面临的生理退化过程来延长活力。

（2）通过减低可预防的慢性疾病的风险，如心脏病、二型糖尿病、高血压、骨质疏松、记忆力与认知能力减退，等等，来延迟功能丧失的发生。

年龄有两种形式：时间上的与生物上的。时间上的年龄是由生日蛋糕上的蜡烛数量来反映的，换言之，就如一辆车上的里程表。生物年龄是一个人机体性能的表现，这是相比于其他同龄人来说的。衰老标记物与健康测量计划建立了一套可靠、客观的科学标记物来量化生物年龄。

一般认为生物年龄有几个方面是可以往好的方面改善的，比如肌肉质量、力量，骨质密度以及炎症蛋白。因此一个完整的最新科技水平的衰老生物标记物与健康检测计划必须包括实验室标记物与身体参数。对于具体测量的参数还存在一些争议，但表2的生物标记物被抗衰老医学认为，对延长活力与延缓功能丧失具有非常重要的作用。

表2

实验室标记物	身体生物标记物
线粒体能量生产	身体组成与身体脂肪
本身的细胞内抗氧化剂分子的生产（表明抗氧化保护能力/缓冲能力）	骨质密度
胶原质交联组织学，结缔组织衰老之后的细胞内基质变化	颈动脉超声波
皮质醇水平与昼夜变化	心电图、R1-R2变化，以及对压力与负荷的反应
体液pH值	外周血管循环
端粒酶	心输出量
人类生长激素	肺功能
睾酮	臂/腿以及大腿半径脉压
雌性激素	肾过滤/肾功能
黄体酮	握力
脱氢表雄酮	记忆与认知功能（数学、空间、口头与视觉技能）以及定时应试能力
甲状腺激素	功能心理测量分析
	心理倾向
	神经传导速度
	感觉功能，包括嗅觉、味觉、听觉、触觉以及振动的感觉
	平衡与协调
	反应时间

衰老生物标记物的研究通过寻找细胞、荷尔蒙、基因，甚至是行为上的变化来找到预测衰老速度的预测物。在细胞的水平上，衰老潜在的生物标记物可能是衰老的表现，这种表现与细胞永久停止生长是相关联的。普遍认为，随着年龄的增长，衰老的细胞会积累起来，这导致了衰老。染色体端粒的长度与染色体的端部是衰老生物标记物的表现。当细胞分裂的时候，染色体端粒变得太短了，以致细胞不能再进行分裂，这样细胞就衰老了，细胞复制达到了其最大极限。

犹他大学研究人员对143位年龄超过60岁的人士做了一项测量血液DNA染色体终端长度的研究，发现染色体终端较短的人士比染色体终端较长的人士多3倍的机会死于心脏病，多8.5倍的机会死于感染性疾病。这项研究支持了染色体端粒缩短的话将影响寿命的观点。

2009年5月1日，旧金山加州大学研究人员得出结论称，外围白血细胞染色体终端较短的老年人的健康年限比染色体终端较长的老年人较短，这表明染色体终端可以作为生活质量与生理自理的生物标记物。

2009年6月，奥巴马总统在美国医学会年会上发表具有划时代意义的演讲说："最近的一项研究发现只有一半的心脏病指导准则是有科学根据的。这也就是说医生做支路手术的时候放置一个支架是有效的，或者当调整病人的药物时放置一个支架，医疗管理也是有效的。但这些做法只是增加了成本，却没改善病人的健康状况。"

我们建议建立与部署一个完整与先进的、能准确评估生物年龄的衰老生物标记物与健康测量计划。这些数据能够量化各种生活方式干预疗法带来的好处，这些干预能够对减缓衰老的退化产生积极的作用。确实，一个综合的"年龄测试"评估表不仅可以产出有价值的提高生活质量甚至是挽救生命的数据，而且能够快速地找到真正的抗衰老药物与疗法。这个"年龄测试"评估表可以在全国的人口中实施，从而能够使资源的分配达到合理与有效，特别是注重哪些人能够在诊断与预防的方面得到最大的效益。

第3点　一年两次免费的综合代谢功能检测
预计延长健康年限/寿命：3年/人
预计为医疗保健系统节省1546亿美元
基于下面的假设：

1. 二型糖尿病：节省232亿美元

- 在美国，花费在糖尿病上的直接费用包括270亿美元的糖尿病护理、580亿美元的慢性糖尿病并发症以及310亿美元额外的药物费用，总共达1160亿美元。
- 预防可以节约20%的成本。

2. 代谢综合征：节省1314亿美元

- 代谢综合征是与心血管疾病及糖尿病相关的一组健康风险因素。这些因素包括腰围增大、高血压、甘油三酯升高、高密度脂蛋白胆固醇低与空腹血糖水平高。
- 据估计有4700万美国人患有代谢综合征，占总人口的25%。
- 代谢综合征是心血管疾病的首要原因，美国有8000万成年心血管病患者。2007年美国用于治疗心血管疾病的直接与间接费用为4380亿美元。
- 代谢综合征是糖尿病的首要原因，在美国有2360万糖尿病患者，占总人口数的8%。

- 因此，我们估计用于代谢综合征的费用为心血管疾病的一半，为2190亿美元；加上糖尿病的双倍费用，即2320亿美元。
- 预防可以减少20%的费用。

抗衰老医学的目的不只是为了延长个人的总寿命，而是确保延长的寿命是有生产力与有活力的。1992年，美国抗衰老医学会建立抗衰老医学，在很大程度上这是运动医学的直接延伸。正如运动医学以保持运动员身体最佳功能为目的一样，抗衰老医学力图使身体发挥最好的功能。换言之，延长与使人类健康寿命最大化是抗衰老医学与运动医学的核心。

既然抗衰老医学与运动医学有许多相同的核心原理，那么运动医学的许多基本的功能原理能借用到抗衰老医学中来。新陈代谢检测由许多单项检测组成，能够获得有效训练与治疗耐力运动员的数据。

代谢检测主要评估下面的指标：

1. 氧耗量健康：确定一个人的最大耗氧量，或者是运动时一分钟消耗氧气的最大量。它是心肺健康的指标以及忍耐力的体现。

2. 无氧阈值：表示肌肉运动时从有氧代谢过渡到无氧代谢的状态，它还被称为乳酸或通气阈。无氧阈值表示的是CO_2产生、通气量以及血液乳酸水平突然增加的点。当一个人的无氧阈占其最大摄氧量很大的比例时，他的运动能力达到最大值。

3. 有氧阈值：表示运动时肌肉开始以产生更多的糖原代替脂肪酸来提供能量的点。在受过很好训练的运动员中，这个点大约是最大摄氧量的60%—65%。在接近有氧阈值时训练机体，一旦身体适应训练后，在肌肉可以储存更多的甘油三酯以及增加肌肉中的通氧量。

4. 休息代谢率：一个人休息时的最大摄氧量决定着他的休息代谢率或者休息时维持机体主要功能所需的卡路里。这对衡量一个人的代谢功能与平衡一个人的卡路里摄入、减少多余的体重有重大的作用。

运动医学的代谢检测能够被用于抗衰老医学中去。这样做抗衰老医学可以建立起综合的代谢检测，能够对一个人的功能健康提供快速、直接与准确的报告。的确，综合代谢检测旨在解决不断增加并发展为流行病的超重/肥胖问题，这可以说是当今最重大的健康问题。西方不断增加的久坐的生活方式的主要与直接的结果是造成了心血管疾病、癌症、糖尿病、肾脏疾病与其他严重医疗问题发病率的升高。就此而言，综合代谢检测使得医生可以找到具体的疗法来延缓或治疗代谢紊乱，包括X代谢综合征、前期糖尿病、糖尿病、高脂血，等等。一个积极主动的综合代谢检测计划还可以检测到早期的癌症，在一期的时候就能确诊为何种癌症，这个时候95%的癌症都是能治愈的。

现在高血糖被确定为美国主要的死因。以前，前瞻性的研究就表明空腹血糖与死亡率有很重大的关系，而潜在的代谢功能障碍使得高血糖对死亡风险的影响所做出的清晰评估变得更加复杂化。哈佛大学公共卫生学院的古达兹·丹奈（Goodarz Danaei）与同事从美国国家健康统计中心的具体疾病死亡率统计数据中，找出美国人口风险因素的数据。研究小组对一套12个包含饮食、生活方式以及新陈代谢在内的风险因素做了评估，发现高血糖甚至比高密度脂蛋白胆固醇过高、饮食高摄入盐、低欧米茄3水平、高摄入反式脂肪、饮酒、低摄入水果与蔬菜更危险。根据这个小组的计算，2005年高达217000的死亡应归咎于高血糖，而这些死亡本来是可以避免的，如果采取适当的生活方式干预的话。

一年两次的综合代谢检测使任何一个自我照顾的计划都变得有效率。第一，开始的综合代谢检测（治疗前所做的检测）可以确立基线，随后的综合代谢检测记录治疗的进程。综合的代谢检测还可以提供一份深层快速的结果，这个结果可以给那些能自理的人提供预防衰老相关疾病的建议。

我们建议建立起一年两次的综合代谢检测计划，包括下面参数：

（1）身体质量指数，测量一个人体重与身高的关系；

（2）身体脂肪分布，找出脂肪储存在身体的哪个部位（那些身体脂肪储存在臀部之上的通常比脂肪储存在臀部之下的人有更高的风险得心脏病、中风与糖尿病）；

（3）基础代谢率，测量一个人休息时的卡路里消耗量；

（4）葡萄糖耐受性，反映胰岛素敏感度与二型糖尿病的风险；

（5）有氧能力，包括最大摄氧量、无氧阈值与有氧阈值。

当有国家政府补助的时候，一个一年两次免费的综合代谢检测计划能使代谢障碍的发病或者其严重程度更小化，这些障碍包括X代谢综合征、前期糖尿病、糖尿病、高脂血、某些癌症，等等。这一个全民性的综合代谢检测计划可以在很大程度上提高生活质量，使得个人免遭这些浪费生命的疾病困扰。

第4点　7天×24小时的远程医疗问诊服务

预计延长健康年限/寿命：3年/人

预计为医疗系统每年节省4000亿美元

规划的基础：远程医疗的创新可以给美国的医疗系统节省可观的费用，据估算每年可以节省20%以上的费用。这些费用相当于4000亿美元/年。

随着计算机信息化全球的分布以及高速因特网上网的普及，现在大多数人可以通过远程医疗来获得各个医学领域的医生专家们的问诊服务。远程医疗可以使每人都能公平地利用专业的诊断人员与服务，使得那些住在边远地区的居民可以享受到大城市大学附属医院里的高质量的医疗服务。

远程医疗采用先进的无线电通信技术来交换健康信息，在不同的地理位置、时间、社会及文化环境提供医疗服务。远程医疗包括计算机技术，例如用不同的带宽来传输不同类型的信息、广播视频、压缩视频、全动态视频，甚至是虚拟现实。有很多种普通的医疗设备都为适应远程医疗技术做了改进，通过远程医疗技术，居住在医生短缺地区的居民也能同样享受到很多医疗服务。

远程医疗服务在减少急症护理与长期能力丧失的成本上是有前景的。许多老年人都有健康问题，这使得他们很容易就跌倒。很多状况能引起跌倒，例如走动、关节炎、血液循环不良引起的头晕、对药物的不良反应，等等。不管什么原因，每年1/3的老年人都会跌倒。这意味着仅在美国一天将有1200万的老年人会跌倒。据估计有15%的社区老年跌倒后会严重受伤。加拿大雪布鲁克大学老年病研究中心人体运动学系研究小组通过模拟跌倒的状况得出了一则预测跌倒的算法，这个算法的准确率为93%。研究人员说：自动可靠预测跌倒的仪器可以增加害怕跌倒的人们的自信，能使老年人的生活更加安全并减少跌倒后的并发症。不可否认远程医疗有助于提高疾病的预防、诊断与治疗以及使用医疗保健服务，但仅仅技术上的可能与医疗上期望更简单是不够的。正如其他大多数创新的技术一样，远程医疗同样面临着文化、建造、经济、组织与法律上的障碍，这些障碍使得它不能很好地实施。通过消除陈旧的限制与传统垄断制度上的障碍，以及利用现有的计算机技术与基础设施，为发达国家所有人提供低成本的高科技医疗保健服务是有可能的。

2009年7月15日，紧跟在远程医疗其他重大的举措之后，美国第二大的健康保险商联合健康集团与思科系统公司宣布合作建立一个通过视频与医疗信息技术来连接全美国病人与医生的网络。4月，英特尔公司与通用电子公司组成了一个联盟，在5年时间里投资2.5亿美元用于开发远程护理老年人与治疗老年人慢性病的技术。根据美国Datamonitor公司的市场调查，美国远程医疗的市场在2007年为9亿美元，而到了2012年，这个数字将增加到60亿美元。

的确，远程医疗将是医疗保健市场一个重要的增值点，病人可以无障碍地选择他们想要的医生专家，却不用考虑地理位置、时间、社会与文化因素等。这个技术还会显著地降低专家问诊的价格，估计能减少现在3到5倍的门诊费用。

弗吉尼亚联邦大学的外科教授罗纳德·梅里尔（Ronald Merrell）说：远程医疗是改革成功的共同要素，远程医疗运用焕然一新的技术，这个技术不仅仅是应用电子病历。如果这项技术能在医疗系统广泛应用的话，它能提高医疗服务质量并且能节约成本。多年的研究证明并测试了远程医疗应用的好处，现在它为扩展到服务整个国家做了充分的准备，这有助于医疗改革的成功与实现。

我们建议开发一个全国范围的超前预防医学远程医疗平台，包括以下的特点：

- 电子病历数据库，把病人的数据保存在一个中央安全的地方；
- 中分辨率的实时影像诊断；
- 高分辨率的远程影像快速诊断；
- 虚拟现实疾病模拟；
- 连接专家之间以及连接病人与专家的快速、安全、可靠的因特网；
- 以上几点都必须符合健康保险流通与责任法案的条例。

第5点　衰老干预药物

预计增加的健康年限/寿命：3年/人

预计为美国医疗系统节省392亿美元

基于下面的假设：

- 2007年美国6中主要疾病（慢性肺病、缺血性心脏病、中风、肺癌、肺炎与肠胃疾病）给65岁以上的美国老年人造成的医疗与生产力丧失成本超过1960亿美元。
- 衰老干预要求可以把困扰美国老年人的主要疾病所带来的医疗与生产力丧失成本减少20%。

根据美国药物研究和制造商组织（PhRMA）的数据，现在正在研制900多种治疗与衰老相关的疾病与调节因衰老引起的代谢障碍的药物，这些药物包括：

- 146种治疗心脏病与中风的药物，以上两种疾病是美国的第一杀手。
- 399种治疗癌症的药物，癌症是美国第二大死因。
- 27种治疗阿尔茨海默病的药物，全球有超过1600万的患者。
- 19种治疗抑郁症的药物，据估计美国有650万超过65岁的老年人患抑郁症。
- 48种治疗糖尿病的药物，糖尿病病例一半来自55岁以上的人。
- 20种治疗骨质疏松症的药物，骨质疏松威胁着4400万50岁以上美国人的健康。
- 17种治疗帕金森病的药物，每年诊断出6万新的病例。
- 还有许多治疗膀胱与肾脏疾病、眼睛疾病、肠胃疾病、骨关节炎、疼痛、前列腺疾病、呼吸与肺部疾病、风湿性关节炎、皮肤问题及其他衰老引起的问题的药物正在被研制。

抗衰老医生主要治疗下面的疾病：

- 荷尔蒙缺乏，包括更年期；

- 关节与骨头疾病;

- 心血管疾病;

- 肥胖/超重;

- 糖尿病;

- 性功能障碍;

- 情绪病,包括抑郁与焦虑。

就此,抗衰老医生对衰老常见的疾病的药物处方进行了大的分类。美国抗衰老医学会把分类再细分如表3所示:

表3

(单位:份)

处方种类 (Rx Category)	出具处方数量(每1000份处方) (Number of Prescriptions wrtten(per1000rns))	占总数的百分比(Percentage of Total)
荷尔蒙 (Hormones)	300	30%
心血管疾病药物 (Cardiovascular Agents)	260	26%
抗关节炎/止痛剂 (Antiarthritic/Analgesic Agents)	180	18%
皮肤科用药(Dermatologicals)	90	9%
呼吸疾病药物 (Respiratory Agents)	50	5%
中枢神经系统 (Central Nervous System)	40	4%
抗感染药物 (Agents Anti-infective Agents)	30	3%
肠胃药物 (Gastrointestinal Agents)	20	2%
性障碍药物 (Sexual Dysfunction Agents)	15	1.5%
抗癌药物(Anti Cancer Drugs)	10	1%
其他(Other)	5	0.5%

2007年美国20种销量最高的药物中，有6种可以被认为是抗衰老药物（见表4）：

表4

排名 （Rank）	产品 （Product）	美国销量（十亿美元） US Sales (U.S.$ Billions)	用途（Purpose）
1	立普妥（Lipitor）	$ 6.165	胆固醇过高（Elevated cholesterol）
2	耐信（Nexium）	$ 4.355	肠胃不适 （Gastrointestinal discomfort）
3	沙美特罗吸入粉末 （Advair Diskus）	$ 3.390	呼吸困难 （Breathing difficulties）
5	波立维（Plavix）	$ 3.082	预防血栓（Prevent blood clots）
7	思瑞康（Seroquel）	$ 2.518	抑郁（Depression）
20	西乐葆（Celebrex）	$ 1.416	关节炎（Arthritis）

资料来源：http://www.drugs.com/top200.html；accessed 14 July 2009.

此外，销量前10位的处方药中也有抗衰老药物（见表5）：

表5

排名 （Rank）	产品 （Product）	美国销量（十亿美元） US Sales (U.S.$ Billions)	用途（Purpose）
4	兰索拉唑（Prevacid）	$ 3.315	肠胃不适 （Gastrointestinal discomfort）
6	善古宁（Singulair）	$ 2.863	呼吸困难 （Breathing difficulties）
8	文拉法辛控释胶囊 （Effexor XR）	$ 2.464	抑郁与焦虑 （Depression and anxiety）
9	依地普仑（Lexapro）	$ 2.304	抑郁（Depression）
10	爱妥糖（Actos）	$ 2.229	调节血糖 （Blood sugar regulation）

资料来源：http://www.drugs.com/top200.html；accessed 14 July 2009.

制药工业治疗衰老的方法与抗衰老医学是相匹配的。今天很多的药物都是能被利用到的，那900种正在研制治疗衰老疾病的新药是抗衰老医学中的核心产品。随着老年人口的寿命越来越长，将有越来越多的老年人口，抗衰老医学将是药物开发与研制的主要领域。换言之，抗衰老干预带来的新的经济增长机会将给制药工业带来经济上的效益。

南加州大学的沃尔特·隆哥（Valter Longo）医生与同事说，"通过可行的技术将人的寿命延长20年以上在今后的30年到40年之后将变成标准的流程，但是使更多的人以这种崭新的方式来看待疾病预防与抗衰老药物将是今后10年的事"。

出于实用价值的考虑，我们认为制药工业的首要的任务是研发治疗衰老引起的疾病与功能紊乱的药物，并把这些药物推广到市场上。因此，我们呼吁政府应该积极处理衰老干预药物开发上遇到两个关键问题：

1. 用"衰老干预药物"的术语建立起一个新的药物分类。这样做可以促使制药企业更直接与集中地研究衰老干预药物，而不是像现在这样，抗衰老药物与疗法是偶然发现的。这个新的"衰老干预药物"分类会促使政府监管机构去辨别治疗衰老过程与状况的药物，因此可以促进处方的安全与使用。

2. 快速跟踪衰老干预药物的发现、研发与批准的信息。当前，这个程序是费力、冗长的。美国药物研究和制造商组织（PhRMA）的报告称，一种试验的药物从实验室到获得美国的专利平均要花费10到15年的时间。5000种进入临床前试验的复合药物中，只有5种能对人进行试验。这5种在人体试验的药物中，只有1种能够被批准。据推测，到2050年美国老年人的人口将占总人口的21%。因此，加快衰老干预药物的发现、研发与批准过程变得尤为重要。

第6点　干细胞、纳米技术、基因工程
预计延长健康年限/寿命：4～12年
预计为美国医疗系统节省1971亿美元
基于下面的假设：

（1）2006年美国三大主要死因如下：

- 心脏病：631,636人死亡；

- 癌症：559,888人死亡；

- 中风（脑血管疾病）：137,119人死亡。

（2）心血管疾病与中风的直接与间接成本为4380亿美元；

（3）癌症的直接与间接成本为2190亿美元；

（4）生物医学技术能够把心血管疾病、中风与癌症的病例与发病率减少30%。

得益于生物医学技术日新月异的发展，每天医学上都会发生近乎奇迹的进展。三大最有前景的生物医学技术现在能治愈以前不能治愈的疾病，如中风、癌症、糖尿病、阿尔茨海默病、帕金森病、关节炎、失明、脊椎受伤、半身不遂、肌萎缩性侧索硬化以及其他与衰老相关的严重的神经肌肉性疾病。这三大技术是：

1. 干细胞

干细胞属于非特化的细胞，它能够在某些生理或试验的条件下被引诱而变成有特定功能组织或器官的细胞。在某些时候经过很长一段时间的不活动，干细胞还有能力通过细胞分裂来新生。就这一点，干细胞有非常大的潜能变成身体不同的细胞类型。人类胚胎干细胞更有科学价值，它是源自于人类胚胎，在实验室生长，而且还能被用于细胞疗法治疗疾病。2009年3月9日，奥巴马总统发布了名为"给负责人的人类干细胞科学研究扫清障碍"的13505行政命令，这一行政命令表明联邦政府也支持人类干细胞的研究。这个行政命令规定美国卫生与公众服务部部长可以通过国家卫生署支持开展负责任、有科学价值的干细胞研究，包括人类胚胎干细胞研究，这些研究必须在合法并且是符合道德规范的情况下进行。

2009年5月1日，加州沙克研究院的研究人员发现可以利用基因疗法来改正遗传病细胞，这种疗法是把这些遗传病细胞重新编程，使得它们可以变成身体任何组织的干细胞。这个进展被誉为是基因疗法与干细胞技术相结合的主要示范，它使干细胞的供应问题向前迈进了一大步。沙克研究所的胡安·卡洛斯·依斯比斯·贝尔蒙特（Juan Carlos Izpisúa Belmonte）与研究小组从骨髓病病人皮肤上获得了纤维原细胞，然后用标准的基因疗法病毒来使得正常的基因代替有缺陷的基因。然后研究人员再用第二个病毒来使这些细胞复原到它们胚胎的状况。诱导多能干细胞可以分化为身体的任何组织。的确，研究人员表示如果有适当的刺激物，诱导多能干细胞能够分化成无病的骨髓干细胞的祖代细胞。这个技术使得无限提供源自每位病人基因健康的干细胞成为可能。有了这些细胞及知道怎样把它们变成需要的组织，很多基因缺陷的疾病就有了新的疗法。

获得有用的材料、设备与系统。纳米医学运用纳米技术对人体在其最小的细胞层次进行操作，这可以靠各种各样的纳米装置进入细胞进行具体的治疗。纳米技术可能是我们消除顽固疾病如癌症与糖尿病的最有前景的技术。国家癌症研究所报告称正在开发的纳米装置可以提高癌症检测、诊断与治疗的能力：

癌症检测：早期检测出癌症对提高癌症治疗是非常关键的。目前，癌症的检测与诊断通常是靠细胞与组织上的变化，这些变化只是通过医生的手摸或拍片来检测。然而，科学家希望在体检或拍片检测到癌症之前就可以检测到最初的细胞变化。实现这个目的，他们需要新的工具。

在人类疾病动物的模型中，干细胞能延长生命与延缓疾病。2006年10月，Neuralstem公司报告称，人类神经干细胞可以显著提高基因突变老鼠的生命及减缓疾病的发生，这种基因突变使得老鼠患了一种与肌萎缩侧索硬化类似的疾病。霍普金斯大学医学院做了一项研究，把从胎盘脊髓分离出的人类神经干细胞经实验室培养后，移植到16只基因突变（SOD1 G93A）老鼠的脊髓中，而另外11只SOD1老鼠只是服用安慰剂。研究结束后，人类神经干细胞在宿主的环境中表现出了很强劲的移植能力而且存活时间更长。70.4%的神经干细胞分化成了神经细胞。此外人类神经干细胞还能与宿主的运动神经元的染色体接合并且能促进运动神经元的生长。被移植了人类神经干细胞的老鼠平均比安慰剂组的老鼠多活了11天（149天比138天），它们疾病发病的时间也晚了7天（122天，安慰剂组为115天）。"这些干细胞不仅仅可以在一个非常不好的环境中存活，而且实际上还能产生促使运动神经元的生长的因素，这对患病的运动神经元有好处。"瓦西里斯·E·克莱索斯（Vassillis E. Koliatsos）医生，这项研究实验室的负责人说，"除了能延长寿命之外，这些干细胞能帮助退化的神经元细胞生长，这是非常有前景意义的。"这些研究的另外一个负责人，首席科技官Karl Johe医生说，"这是第一次我们看到人类神经干细胞可以延缓动物模型肌萎缩侧索硬化的发病时间，以前的研究表明干细胞似乎不能分化为脊髓的神经元细胞，因而也不能治疗脊髓疾病。相反地，我们移植的干细胞能茁壮地分化成成熟的神经元细胞并且功能良好。"

2. 纳米技术

纳米技术是在十亿分之一米的尺度上（头发的1/80,000）对事物进行操作的。

（1）提高检测速度：微型化就能使很多不同的检测集中到一个小的装置上。研究人员期望纳米技术可以让他们同时做多项诊断试验。

（2）治疗敏感度：为了能够在早期成功检测癌症，科学家必须在癌症细胞发生在一小部分细胞的时候就检测到分子的变化。这意味着必要的工具必须非常敏感。纳米结构能够进入并且分析单个细胞表面。

2008年12月，麻省理工学院的研究人员称把金纳米粒子来用于药物传送系统，当接触到红外线的时候可以释放四种药物并且可以在外部控制。当接触到红外线的时候，金纳米粒子就会融化，把附在它们表面的药物释放出来。研究人员说，"这项新技术可以更好地控制那些需要一种药物以上治疗的疾病"。

3. 基因工程

基因工程可以让科学家从一种类型的有机体提取DNA基因物质，然后把这些基因物质与第二个有机体的基因结合。依靠这种方法，相对简单的有机物如细菌或者酵母能够被诱发并产生人类的蛋白质，这可以改善免疫功能，而且这还能被用来开发疫苗用的蛋白质。

干细胞疗法、纳米技术与基因工程上的重大医学突破的发展速度迅猛。这些生物医学技术为衰老过程引起的退化性疾病提供了有希望的疗法。

2009年2月，洛杉矶神经学研究所的米歇尔·F·莱韦斯克（Michel F. Levesque）与同事报告称，干细胞疗法对改善与减少帕金森病症状有长期的效果。研究对象是一位晚期的帕金森男性患者，研究人员取了他皮层与皮层下的组织样本，把这些样本在试管分离后培养了几个月。9个月后，把这些含有分化成型的多巴胺能与氨基丁酸能神经元的自体细胞悬液用微针注射到他大脑中去。在今后的36个月里，帕金森病统一评分量表总体指标在服用药物的情况下改善了81%，在未服用药物的情况下改善了83%。手术后的5年，该患者运动临床的指标回到了基线标准。手术后的3到12个月里，移植过的大脑左壳核的多巴胺摄取量明显增加。

2009年7月1日，来自洛杉矶雪松西奈山心脏研究所的爱德华多·马博（Eduardo Marbán）与同事报告了第一例人类源自心脏组织的自体干细胞移植的第一期试验。研究人员发明了一项新的技术，通过局部麻醉的方式在颈静脉下放置了一根导管以获得一小块心肌组织，并对心脏伤疤的位置与严重性做了大量的手术前影像。这个心脏的活体标本被培养了4周之后，细胞数量达到1000～2500万时被重新移植到冠状动脉。第一位病人是一位39岁的男性，他在5月10日心脏病发作造成了左前降支动脉99%堵塞，并给心脏肌肉造成了21%以上的伤疤，他于6月26日做了移植手术。虽然所有移植的病人必须最少经过6个月的跟踪才能确定效果，但研究人员希望这次手术成为临床应用干细胞疗法发展过程中的划时代标志。

2009年6月，有两份发表的研究建议基因工程能在不久的将来得到实际应用。来自洛杉矶加州大学的詹姆斯·廖（James Liao）与同事发表了研究成果，建议利用分子分流器在动物模型控制体重。研究小组把分子分流器装进了94只老鼠的肝脏细胞里，然后给这些老鼠吃高脂肪食物，就像人类吃快餐那样。与那些没有分流器的老鼠相比，这些有基因工程分流器的老鼠保持着瘦小的身躯。研究人员解释说，分流器里含有通常在细菌或植物中才有的一种酶，这种酶在哺乳动物中没有，它就好像一个"人造的发动机"，可以促使肝细胞消耗更多的脂肪。这些脂肪被代谢了，转化成二氧化碳，经呼气出去了，而不是积累在血液里或储存在身体里。在另外一个单独的研究中，哈佛大学医学院的克里斯蒂安·博约贝克（Christian Bjorbaek）与同事通过给大脑下丘脑缺少瘦蛋白的老鼠加了一个特定类型神经元（类吗啡样神经肽神经元）瘦蛋白受体，把有严重糖尿病肥胖的老鼠的血糖水平恢复到了正常水平。瘦蛋白是一种调节胃口与代谢的荷尔蒙。结果，血糖水平下降到了正常水平。此外，这些老鼠变得更加活跃，吃得更少，减轻了一些体重。

我们呼吁国家应该资助开发干细胞疗法、纳米技术、基因工程与其他生物化学技术的临床应用。此外，减少上述技术的广泛应用受到的管理障碍也是很有必要的。这些鼓励对衰老过程引起的神经肌肉疾病有深远的影响，而且还能取得非常好的经济效益。

第7点　个性化的基因检测与营养基因学

预计延长健康年限/寿命：2年/人

预计为美国医疗系统节省2923亿美元

基于下面的假设：

（1）美国主要死因（除去事故）造成的损失为9742亿美元，如下：

- 心脏病与中风：4380亿美元；

- 癌症：2190亿美元；

- 慢性阻塞性肺病：1766亿美元；

- 糖尿病：1160亿美元；

- 阿尔茨海默病：246亿美元。

（2）在许多疾病中，基因的因素占30%，其他70%是由生活方式引起的。阿尔茨海默病的情况就是这样，它在美国造成了72,432例死亡，现在成为美国第7大杀手。

个性化的基因检测是对血液与其他组织进行检测来确定染色体、基因或者蛋白质的异常，这些异常是以后疾病的表现。基因检测有助于：

- 确定一个人是不是某种特殊疾病的基因携带者以及是否会遗传给下一代；

- 对胚胎进行疾病筛查；

- 在成年人出现遗传病现症状前，检测这种遗传病；

- 确诊遗传疾病症状。

目前，据估计有900种基因检测。

建立个人基因档案的费用在近5年里减少了很多，从100万美元到今天的不到1000美元。随着新技术的出现，到2012年，个性化基因检测可以花不到100美元就能做。因此，精确预测个人疾病情况将会变得负担得起并且能广泛应用，从而使下面的情况成为可能：

- 预期鉴别主要的疾病过程，包括心脏病、癌症、糖尿病、阿尔茨海默病，等等，从而能在疾病的最早阶段进行适当的干预。

- 定制选择处方药与营养疗法，提高疗效与安全性，同时减少浪费及延迟治疗。

人们对被告知有风险得某种病往往心理上会有反应，但2009年7月发表的一篇研究中并没有使人们因看到这样的新闻而觉得焦虑与恐慌。参加阿尔茨海默病风险评估与教育研究的研究人员招募了一些自己有父母或兄弟姐妹患阿尔茨海默症的研究对象，这些人报名想知道他们的载脂蛋白E基因型的情况，载脂蛋白E使那些有e4变体基因的人多3～15倍的风险得阿尔茨海默病。阿尔茨海默病风险评估与教育研究研究人员发现那些知道自己有风险得阿尔茨海默病的研究对象与那些不知道他们载脂蛋白E基因型的研究对象一样不会感到焦虑、压抑或沮丧。此外，得到这个消息一年之后，34位阳性者仍然与他们开始参加研究的时候一样不会感到沮丧。事实上，98%的e4阳性者说如果他们有选择，他们还会接受检测的。

基因检测是营养基因组学的必经之路，营养基因组学是研究基因与营养相互作用的新兴科学。营养基因组学是调查我们所吃的食物是怎样与我们的基因相互作用来影响我们的健康的。在营养基因组学的分区里，研究人员想知道人类基因组的共同变体为什么与如何影响个人对饮食摄入做出不同的反应。例如，为什么有些人吃高脂肪的饮食，他们的胆固醇水平没有一点问题，而另外一些人他们的反应却正好相反。营养基因组学还涉及调查营养成分与食物中的生物活性成分是怎样打开或关掉某些基因的，这些基因会影响身体重要的代谢与生理过程。例如，研究人员发现西兰花中的萝卜硫素分子可以增加一种酶在身体中的转录与转译，这种酶可以帮助我们的身体排掉我们可能接触到的有害化学物质。超重人士的基因对饮食变化的反应是不同的：

荷兰应用科学研究组织成员马里安·万·艾克（Marjan van Erk）与同事在2008年做了一项生活质量的研究，研究报告称超重人士的肥胖细胞比他们同龄瘦的人士对饮食改变的反应不同。这个技术是营养基因组学的例子，这些研究调查了功能食品混合成分对脂肪组织的影响。

研究人员招募了10位瘦的与10位超重的男性，安排他们在9天的时间里吃一个特殊定制的果酱及一个受控的果酱。两种果酱含有相同的脂肪，但是脂肪的组成不一样。特制的果酱含有高水平的中链甘油三酯、短链多元不饱和脂肪酸与共轭亚油酸。从志愿者皮下脂肪取出的活体组织表明，基因的活动在瘦人与超重的人士之间的差别是很大的。他们发现特制的果酱能量代谢基因表达能力更强。他们还发现特制果酱的炎性基因没那么活跃而主导类脂物代谢作用的基因比较活跃。

研究小组的第一个发现表明脂肪组织的基因对饮食的变化敏感。这个结果同时加强了脂肪组织在发展与肥胖有关的疾病时很活跃的假说。这个结果可以为稍微超重的人士保持长久的健康开发出更好的饮食计划。

如果有政府的资助的话，全民性的个性化基因检测将是通往营养基因组学领域的捷径，因而也可以快速地使大多数人能够明白那些能改善健康的新颖自然疗法。是时候摒弃那些耗费人力去研究但无用的干预手段了，这些干预通常只让一小部分人受益，而每个人花费的成本却很高。

第8点　免费或有补助地利用健身房、Spa、代谢排毒与身体康复设施

预计延长健康年限/寿命：2年/人

预计为美国医疗系统节省234亿美元

（1）2000年美国花费在肥胖上的总成本估计为1170亿美元，其中，610亿美元为直接医疗成本，560亿美元为间接成本。

（2）免费或有补助地利用健身房、Spa、代谢排毒与身体康复设施可以把肥胖的病例/成本减少20%。

现代便利的生活使得我们不用远离我们的工作或家，快餐占据了我们饮食的绝大部分，加上大多数晚上我们都是坐在椅子上欣赏娱乐节目，上述的原因使得整个国民变得久坐不动。对于大多数美国人来说，这直接导致了身体活动的减少，结果就会出现一系列的医疗问题：

（1）超重/肥胖：超重指的是在肌肉、骨头、脂肪或水分中有多余的体重。肥胖指的是身上有非常多的多余脂肪。超重与肥胖可以增加患严重疾病的风险，如心脏病、中风、高血压、二型糖尿病、高胆固醇、代谢综合征、某些癌症、骨关节炎、睡眠呼吸暂停、生殖困难与胆结石。

（2）少肌症：身体因为脂肪变多肌肉变少的结构变化导致整体的虚弱。

（3）精神不振：当大脑与肌肉不锻炼的时候，认知能力就会下降。

（4）缺乏体育锻炼会加速衰老。

染色体终端位于染色体的末端，终端缩短会减少一个细胞可能分裂的次数。在白细胞中，染色体终端缩短是生物年龄的标记物。英国伦敦大学国王学院的林恩·克卡斯（Lynn Cherkas）与同事对2401对双胞胎进行了研究，追踪他们的身体锻炼情况、生活习惯，然后再测量这些研究对象的白细胞染色体终端的长度。研究小组发现染色体终端的长度会随着年龄的增加而缩短，休闲时间较少参加锻炼的男女的白细胞染色体终端比经常参加锻炼的男女的要短。最活跃的研究对象（每周平均参加199分钟体育锻炼）与最不活跃的研究对象（每周16分钟的体育锻炼）之间的白细胞染色体终端长度差别的平均值为200核苷酸基。这个的意义就是，"平均来说，最活跃的研究对象的染色体终端的长度与久坐不动的研究对象年轻10年的染色体终端长度是一样的"。

众所周知，美国人必须"动起来"，定期参加体育锻炼，公共的健身房与Spa有助于达到这个目的。对于那些有疾病不能定期锻炼的人士来说，制订一个适宜的身体康复计划是非常重要的。为了实现这些功能，社区治疗性游泳池、桑拿与Spa可以缓解衰老过程中常见的肌肉骨骼症状，如关节炎、背痛、膝盖痛、臀部痛与活动困难。

代谢性排基于疾病是由体内的毒素积累过多引起的这个原理。代谢性排毒对那些有慢性病的病人是有帮助的，包括过敏、焦虑、关节炎、哮喘、慢性感染、抑郁、糖尿病、心脏病、高胆固醇、低血糖、消化障碍、精神疾病与肥胖。代谢性排毒对那些因为环境因素感染的疾病同样有效，如癌症。并且对那些因为事故或工作接触了很高水平的毒性物质的患者也有效。代谢性排毒可以被当作是一个有益的预防手段，并且是一种增加整体健康、活力与抵御疾病的工具。

通过对衰老过程中肌肉骨骼问题的预防与早期治疗以及恢复再生患病的肌肉与神经组织，整个国民将从一个多种效益并且是划算的社会医疗计划得到经济收益。这种收益是多样性的，每天都走路并且寿命也得到了延长的纽约市民见证了这一点。国家衰老研究所的埃莉诺·西蒙赛克（Eleanor Simonsick）对一项涉及3075名老年人的研究结果进行了推测，推测显示纽约市的人往往要比郊区的人走得更快更远，他们晚年的健康状态也更好。

的确，减少预防与治疗衰老过程中常见的神经肌肉疾病的经济障碍可以使我们的国民变得健康与有生产力。靠近公园与体育锻炼的地点可以促使我们更活跃，这对健康有积极的作用，如降低心血管疾病、糖尿病与肥胖的发病率。2009年6月，纽约市立大学雷曼学院的研究人员发现，更容易地利用公园设施可以促使人们去运动并对身体产生好处，这与社会经济地位是无关的。

我们呼吁国家政府资助建立及普及免费利用的健身房、Spa、代谢排毒以及身体康复设施。免费利用这些设施可以促使衰老过程中常见的肌肉骨骼疾病（如关节炎、背痛、膝盖痛、臀部痛与活动困难）的自我治疗，同时还能促进患病的肌肉与神经组织的恢复与再生。结果是，大部分与衰老引起的功能丧失可以被避免或改善。这些服务可以大大地减少社会上被归类为残疾人的比例，并且还能保证大部分公民在70岁或80岁以后都保持健康与强壮。

第9点　衰老干预在线电子数据库
预计第九点到十二点共同延长健康年限/寿命：5年/人
预计第九点到十二点共同为美国医疗系统节省2.4万亿美元
基于下面的假设：

（1）通过促进医生与从业者的继续教育以及激励病人，我们社会的每个人都能控制自己的健康并对其负责。这样的教育与激励不但能激励医疗专业人员，而且还能提高病人的顺应性。

（2）哈佛大学公共卫生学院的研究者发现抗衰老生活方式可以将有生产力的寿命延长24.6年。研究者发现最长寿的美国人是居住在新泽西州博根郡的亚裔美国女性。她们比美国其他任何一个种族都长寿，平均寿命为91.1岁。与此相反，哈佛研究小组发现寿命最短的美国人是居住在南达科塔州的美洲原住民，尽管他们从政府那得到免费或费用低的医疗服务，但他们的平均寿命仅为66.5岁。博根郡女性长寿一个很显著的特点是，她们可以利用最先进的生物医学技术来对疾病做超前预防，包括预防检测、疾病早期检测、积极的干预与良好的营养，所有这些都是抗衰老医学模式的基础。

（3）芝加哥大学商业学院的凯文·墨菲（Kevin Murphy）与罗伯特·托佩尔（Robert Topel）以每个生命500万美元（根据保险公司对事故死亡的赔偿计算）的价值来计算了1970～1990之间整个美国人口平均增加6年寿命所带来的价值。他们的计算非常令人吃惊，这20年间寿命的延长的价值高达57万亿美元。把这个数字转成每年的价值，墨菲与托佩尔的研究认为美国国民寿命每延长一年能带来2.4万亿美元。

医学知识的快速发展使得一个衰老干预的在线电子数据库成为可能。这么一个数据库是7天×24小时全球自由访问的，它能为医生、健康从业者与科学家提供有价值的数据并且能作为媒体与公众客观资料的来源。

受到维基在线百科框架的影响，在写这个提案的时候，维基百科包含接近1350万篇文章，每小时的平均浏览率为1400万页网页。医生、健康从业者、治疗师与科学家可以从多种预防医学专业领域为这个在线电子数据库贡献衰老干预方面的经验知识，这些领域包括内分泌科、内科、神经学、血液学、营养学、民间医学、补充与替代医学疗法、中医、阿育吠陀医学以及新兴的生物医学技术。这个丰富与多样化的信息数据库会迅速扩大我们衰老干预的全球知识并且使信息高速化成为现实。衰老干预的在线电子数据库欢迎所有与医疗相关的资源入库，而一批预防医学领域的专家代表将会对数据库的信息进行修改与评审。这个步骤是为了确保信息的质量与客观性。

衰老干预在线电子数据库可以处理下面的工作：

（1）收集大量疾病的体征与症状；

（2）为干预治疗的实施效果绘制图表；

（3）运用自动的计算机算法来分析数据并找出共同的趋势。

通过这种方式，现在成百上千的衰老干预可以用当今前沿科学中最安全、最有效与最经济的方法来检测与评估。

国家卫生研究所与维基基金会一起合作改善在线健康信息。

2009年7月中旬，国家卫生研究所与维基媒体基金会（维基在线百科的运营者）宣布他们要进行一次前所未有的合作来"使得健康与科学信息更容易获得与更可靠"。为了满足公众对可靠的健康信息日益增加的需求，国家卫生研究所与维基媒体基金会称这次合作可以使公众更容易获得准确的医疗与健康信息。同时，他们还希望建立策略使维基百科独特的文化与研究机构相互结合。

我们支持建立衰老干预在线电子数据库。这么做可以让全世界医学界更快速地获得疾病的创新疗法。如此大规模的数据收集可以更好地治疗与衰老相关的紊乱、功能丧失与疾病。

第10点　免费的在线医学教育

巴布森调查研究集团、美国大学理事会与斯隆财团联合开展了2008年斯隆在线学习调查，这个调查被广泛地认为是美国在线学习的主要晴雨表，这个调查披露在线教育的报名比一年前增加了12%以上。这个调查对全美超过2500所的学院与大学进行了调查，发现2007年秋天接近394万学生至少报名参加了一个在线学习。

2009年5月，美国教育部发布了一份在线学习现状的报告。对51个影响学习效果的因素做了分析，并且回顾了1996年~2008年之间所做的研究，美国教育部得出以下结论：

（1）同一门课程，参加部分或所有在线课程的学生平均比那些只是通过传统面对面学习的学生的成绩要好。

（2）利用在线学习的学生比面对面学习的学生在一个任务上花更多的时间，因而学习效果也更好。

（3）在大部分的学术与专业研究上，在线学习对于大学生、研究生与专业人员的学习来说是很有效率的选择。

免费在线的医学教育计划可以为医生、健康从业者、科学家与公众会员提供网络的学习课程，目的是教育他们如何对衰老相关的疾病进行诊断、预防与治疗。

美国抗衰老医学科学院与其国际网络教育分支机构开展了一项名为"伦敦医学"的项目，这是一个为国际医生、科学家、健康从业者与医疗保健辅助人员设计的交互式多媒体课程，它能提供研究生在线学习课程与证书。这个项目的专门课程是多种超前预防与临床医学课程，其目的是为研究生医学课程、最新突破的科技以及预防医学问题提供创新的在线学习环境。www.londonmed.net 是这个研究生在线学习课程与证书计划的网址。

我们建议联邦政府支持发展这个研究生在线学习课程与证书计划，就是上面所提到的"伦敦医学"计划。这个无价的教育资源有两个目的：

（1）激励病人能掌握他们自己的健康；

（2）对健康从业者进行教育，让他们不断更新大量超前预防医学的最新信息。

第11点　抗衰老医学世界中心

全世界范围内，据估计有50万名治疗衰老相关疾病的医生与健康从业者，所有这些医生都致力于抗衰老疗法的准确运用。今天，很大程度上，这些专业人员治疗时依赖经验与临床疗效数据。抗衰老医学专业人员已经成熟到了一个亟须建立世界中心的地步，这个世界中心可以作为一个学术与科学中心来协调研究、教育与临床培训的事宜。

世界中心的设想是要建成一个世界级的大学附属的研究与治疗机构，它专注、研究与延长健康寿命与提高生活质量相关的诊断与疗法。把临床与研究的目的融合进未来医学中去，世界中心研究人员将能创新衰老相关的疾病的早期检测、治疗与回春的方法，他们将与临床医生一道研究缓和、阻止或者逆转人类衰老过程的干预与治疗。

世界中心是抗衰老医学改善人类健康寿命的产物。在世界中心，临床医生与研究人员将从事抗衰老医学的12个主要领域的研究，具体如下：

- 抗衰老内分泌科与荷尔蒙替代疗法；
- 抗氧化剂分析与最佳补充；
- 免疫功能最大化；
- 排毒；
- 心血管保护；
- 认知功能评估与修复；
- 新陈代谢与DNA修复；
- 皮肤防老化与修复；
- 生活方式调整；
- 肌肉骨骼康复（运动医学）；
- 评估衰老的生物标记物；
- 早期诊断。

我们呼吁联邦政府资助建立一个抗衰老医学世界中心，在这里，研究、教育以及临床培训的协调计划将会加速发展，并能实施抗衰老医学中安全与有效的疗法。

第12点　有闲阶级

2008年全球金融危机改变了全世界数以亿计人口的经济状况。确实，自动化科技，如人工智能、声音识别、虚拟秘书或个人助理，以及机器人的运用程度越来越广泛，取代了在服务、管理与支持工作上十分之七的人力。结果是，多出了数以百万计的劳动力，因而有闲阶级出现了。

有闲阶级出现的必然性是一个紧迫的问题。随着全球经济的重组与高级自动化与人工智能的到来，服务与支持性的工作太昂贵，对生态也具有破坏性，因为不必要的劳动力会耗尽资源（如水、石油、电、道路与高速公路、交通、住房、办公地点、电讯，等等），而且他们很快会变成现代社会不能忍受的负担。例如，银行自动化大大减少了出纳员与服务代表的数量。

不久，机器人将可以在许多行业代替人类。目前美国的人口接近3亿，只有1.3亿是注册的劳动力。这1.3亿人当中，超过50%的人口从事行政与服务行业，因为大部分的制造业、农业依靠外包或者是由自动化代替。以至于在不久的将来，美国可以以现在十分之二的劳动力生产出今天所能生产的商品与服务的总和。

联邦政府可以补贴失业者免费的住房、食物、娱乐券以及教育，这样做比起众多的失业者消耗公众资源来说，更便宜，对社会与生态更不会造成破坏。有了政府的支持，这些人可以待着家里享受现代科技带来的休闲生活，这些休闲生活与他们有工作时享受的是一样的。

诸如500频道、双向的高清电视与电话会议之类的技术可以为每个人提供参加任何水平教育的计划，包括博士课程或者其他高级别的课程。通过开放式课件平台，麻省理工学院免费提供了从航空学到女性研究主题的1900门课程。斯坦福大学工程学院在线免费提供该学院最受欢迎的工程课程，包括3门介绍计算机科学的课程与7门人工智能与电子工程的高级课程。

结果是工作变成了可选择的，而对于那些想工作的人来说，工作满足了他们心理上的需求，这导致的结果是劳动力更有效率了。然而对于社会的其他人来说，他们享受的所有商品与服务以及虚拟的体验，不管是教育、娱乐还是参加虚拟火星星际探索，都可以免费获得。这些早退休的人员还可以从事社区的活动，如辅导、收容所工作以及其他志愿活动。为了生活，一周必须工作40小时将也会被废除掉。的确，有闲阶级产生了一批新的艺术家、诗人、哲学家、科学家，他们有创新的思想来促使下一个文艺复兴的到来。

我们站在了人类历史的十字路口上：我们是让现代科技来奴隶人类，让我们处于一个无休止的防卫、战争与约束的状态，还是我们应该利用现代技术与生物技术的发展来建造一个自由、有活力、有生产力及长寿的社会？就社会而言，我们有前所未有的机会或者是义务来选择一个道路，这个道路可以给那些以工作为目的并且具有创造力的人士提供最好的生活质量。

有闲阶级的出现是不可避免的现实。根据消费性电子产品协会的调查，全球消费性电子产品的收入2008年增加了10%，到2009年将达到7000亿美元。在其一份全球消费性电子产品销售额及预测报告上，消费性电子产品协会说，尽管信贷紧缩，消费者在2009年仍将比2008年多花420亿。制订计划为有闲阶级提供足够的服务与生活支持是一个新兴的社会问题。国家很有必要为有闲阶级制订社会契约，资助他们享有免费的教育、娱乐、住房、食物及医疗服务，使得他们有动力为社会做出最大的贡献。

通过减少因有闲阶级待在家里而不再需要的基础设施可以更进一步为社会节省成本。因为有闲阶级的出现，道路、汽车、汽油、电力、电脑、办公家具以及高达25%的商业基础设施可以被减掉。这个净额节省有助于重组社会，更好地利用新一代资源。

结束语

《美国抗衰老医学科学院12点医疗卫生实战行动计划：3年低成本高收益的健康医疗卫生改革模式蓝图》特约编辑、作者与签署机构认为医疗保健而不是医保系统早就应该做一次调整。

医疗保健的成本对经济造成了重大的负担。美国医疗保险和医疗补助服务中心最新预测表明美国每年花费在医疗保健上的费用将在2012达3.1万亿美元，这意味着每年7.3%的速度增长或者从现在国内生产总值的14.1%上升到17.7%。

为了缓解医疗保健成本的螺旋上升趋势，美国的医生对现在的医药事物不满意。2008年秋天，医师协会对全国12000名初级护理的医生及专家进行了一次调查，发现接近半数（49%）的人说他们会考虑离开医疗行业。许多人说他们很受不了保险公司与政府机构繁文缛节的程序。对于这些接受调查的大部分医师来说，行医在经济上没有吸引力。此外，美国医学会做了一项调查发现，医学院新毕业生不愿意从事家庭医学工作，2009年应届毕业生中只有2%的学生愿意从事初级护理工作。

今天，医疗行业的前景不被看好。威斯康星大学的马克·林泽尔（Mark Linzer）与同事调查了422名内科医生与家庭医生，研究了工作环境与护理质量的不满意的情况。研究人员发现53.1%医生称在病人看病的时候时间紧迫，48.1%的医生称工作环境混乱。只有23.7%的医生认为病人来看病时质量是最重要的。接近三分之一的医生（30.1%）称他们可能在两年的时间里离开医疗行业。

国家的医疗系统受到繁重的制度管理与文书工作的阻碍，还减少了对医生的经济激励，并遭受老龄化人口问题的困扰，因为美国45岁~65岁的人口数量（他们在今后的20年时间里将会超过65岁）从1997年到2007年增加了38%。正因如此，很多国家政策专家预测美国的医疗保险将在2019年破产。

一般认为，寿命提高的经济价值差不多相当于所有被消费的商品与服务加在一起的价值。医疗保健费用给社会生产力带来的效益可能是其他花费的好几倍。《美国抗衰老医学科学院12点医疗卫生实战行动计划：3年低成本高收益的健康医疗卫生改革模式蓝图》特约编辑、作者与签署机构希望这本白皮书能展开一次对话。

《美国抗衰老医学科学院12点医疗卫生实战行动计划：3年低成本高收益的健康医疗卫生改革模式蓝图》特约编辑、作者与签署机构呼吁这个国家在医疗保健上应当采用以健康为导向的模式。这种模式注重疾病的早期检测以及疾病的预防，这为日后更好预测及更经济的治疗疾病做了保证。衰老在人力、财政及社会成本上对这个国家产生了沉重的经济负担。抗衰老医学把衰老当成一个可以治疗的身体状况，旨在减少或消除衰老过程中的功能丧失、疾病与功能障碍。抗衰老医学模式认为由衰老引起的功能紊乱、功能障碍与疾病在很多情况下都是可以预防与治疗的。通过系统地复活衰老过程中的生物过程，可以延长人类的寿命，而生活质量不变，甚至还能被提高。

> 采用抗衰老医学模式可以使超前预防医学对所有的美国人都有好处，而不仅仅是对我们的老年人口。《美国抗衰老医学科学院12点医疗卫生实战行动计划：3年低成本高收益的健康医疗卫生改革模式蓝图》的基本要素是要大大地改善与延长人类的健康寿命。这个计划的每一点将通过三大主要原理产生深远的净额经济节省：
> 1. 保存劳动者的生产力；
> 2. 减少功能丧失与住院的费用；
> 3. 减少慢性病长期服用药物带来的经济负担。
>
> 的确，《美国抗衰老医学科学院12点医疗卫生实战行动计划：3年低成本高收益的健康医疗卫生改革模式蓝图》的实施可以为我们的社会节省3.64万亿的医疗保健费用，并使我们每一位国民的健康年限最多延长29年有生产力及有活力的寿命。

特约编辑

Ronald M. Klatz, M.D., D.O., President & Physician Co-Founder, American Academy of Anti-Aging Medicine (A4M); Appointed member, Global Action Council on the Challenges of Gerontology, World Economic Forum; Director, World Anti-Aging Academy of Medicine

Robert M. Goldman, M.D., Ph.D., D.O., FAASP, Chairman & Physician Co-Founder, American Academy of Anti-Aging Medicine (A4M); World Chairman, International Medical Commission; Chairman, World Anti-Aging Academy of Medicine; President Emeritis, National Academy of Sports Medicine

Joseph C. Maroon, M.D., Professor of Neurosurgery, Heindl Scholar in Neuroscience and Vice Chairman of Neurosurgery, University of Pittsburgh Medical Center; Member of the International Editorial Board, Neurological Research and the Journal of Sports Medicine; Past President, Congress of Neurological Surgeons

Nicholas A. DiNubile, M.D., Orthopaedic Consultant to the Philadelphia 76ers Basketball Team
and Pennsylvania Ballet

Michael Klentze, M.D., Ph.D., Secretary-General, European Society of Anti-Aging Medicine;
Medical Director, Vitalife Wellness Center of Bumr ungrad Hospital, Thailand

作 者

美国抗衰老医学科学院——A4M是一个联邦政府注册的非营利医学组织，由来自全球120个国家的24000名医生、健康专家与科学家会员组成。美国抗衰老医学科学院致力于研究及推广超前检测、预防和治疗衰老性疾病，促进延缓和优化人类衰老过程的方法。美国抗衰老医学科学院还对医生、科学家及公众会员进行生物医学、突破性技术与抗衰老方面的教育培训。尽管世界抗衰老医学科学院着眼于传播各种各样的医疗信息，但其并不推广或赞成某一特定的治疗或者商业产品。

签署机构

American Academy of Anti-Aging Medicine (A4M)

World Anti-Aging Academy of Medicine (WAAAM)

Academy of Anti-Aging Medicine - China

Academy of Anti-Aging Medicine - Iberia

Academy of Healthy Aging

Academy of Optimal Aging

Academy of Successful Aging

American Academy of Age Management

American Academy of Longevity Medicine

American College of Longevity Medicine

American Society of Longevity Medicine

Asia-Oceania Federation of Anti - Aging Medicine (AOFAAM)

Austral Asian Academy of Anti - Aging Medicine (A5M)

European Organization of Scientific Anti-aging Medicine

European Society of Anti-Aging Medicine (ESAAM)

German Society of Anti-Aging Medicine (GSAAM)

German Society of Hemotoxicology

Hellenic Academy of Antiaging Medicine

Indonesian Society of Anti-Aging Medicine

International Academy of Anti-Aging Medicine

International Academy of Longevity Medicine

Japan Anti-Aging Medical Spa Association (JAMSA)

Japanese Society of Clinical Anti-Aging Medicine (JSCAM)

Korea An ti-Aging Academy of Medicine (KA3M)

Latino American Federation of Anti-aging Societies

Romanian Association of Anti Aging Medicine

Sociedad de Medicine Antievejenimiento y Longevidad de Gran Canaria

Society for Anti-Aging & Aesthetic Medicine Malaysia (SAAAMM)

South African Academy of Anti-Aging & Aesthetic Medicine (SA5M)

Spanish Society of Anti-Aging

Thai Academy of Anti-Aging Medicine

Thai Association of Anti-Aging Medicine

Anti Aging Research and Education Society, Turkey

Center for Study of Anti-Aging Medicine - UDAYANA University, Indonesia

World Academy of Longevity Medicine

原文请浏览以下网站

www.worldhealth.net

www.waaam.net

www.weforum.org

www.worldhealth.net.cn

国务院关于促进健康服务业发展的若干意见

国发〔2013〕40号

各省、自治区、直辖市人民政府，国务院各部委、各直属机构：

新一轮医药卫生体制改革实施以来，取得重大阶段性成效，全民医保基本实现，基本医疗卫生制度初步建立，人民群众得到明显实惠，也为加快发展健康服务业创造了良好条件。为实现人人享有基本医疗卫生服务的目标，满足人民群众不断增长的健康服务需求，要继续贯彻落实《中共中央国务院关于深化医药卫生体制改革的意见》(中发〔2009〕6号)，坚定不移地深化医药卫生体制改革，坚持把基本医疗卫生制度作为公共产品向全民提供的核心理念，按照保基本、强基层、建机制的基本原则，加快健全全民医保体系，巩固完善基本药物制度和基层运行新机制，积极推进公立医院改革，统筹推进基本公共卫生服务均等化等相关领域改革。同时，要广泛动员社会力量，多措并举发展健康服务业。

健康服务业以维护和促进人民群众身心健康为目标，主要包括医疗服务、健康管理与促进、健康保险以及相关服务，涉及药品、医疗器械、保健用品、保健食品、健身产品等支撑产业，覆盖面广，产业链长。加快发展健康服务业，是深化医改、改善民生、提升全民健康素质的必然要求，是进一步扩大内需、促进就业、转变经济发展方式的重要举措，对稳增长、调结构、促改革、惠民生，全面建成小康社会具有重要意义。为促进健康服务业发展，现提出以下意见：

一、总体要求

（一）指导思想

以邓小平理论、"三个代表"重要思想、科学发展观为指导，在切实保障人民群众基本医疗卫生服务需求的基础上，转变政府职能，加强政策引导，充分调动社会力量的积极性和创造性，大力引入社会资本，着力扩大供给、创新服务模式、提高消费能力，不断满足人民群众多层次、多样化的健康服务需求，为经济社会转型发展注入新的动力，为促进人的全面发展创造必要条件。

（二）基本原则

坚持以人为本、统筹推进。把提升全民健康素质和水平作为健康服务业发展的根本出发点、落脚点，切实维护人民群众健康权益。区分基本和非基本健康服务，实现两者协调发展。统筹城乡、区域健康服务资源配置，促进均衡发展。

坚持政府引导、市场驱动。强化政府在制度建设、规划和政策制定及监管等方面的职责。发挥市场在资源配置中的基础性作用，激发社会活力，不断增加健康服务供给，提高服务质量和效率。

坚持深化改革、创新发展。强化科技支撑，拓展服务范围，鼓励发展新型业态，提升健康服务规范化、专业化水平，建立符合国情、可持续发展的健康服务业体制机制。

（三）发展目标

到2020年，基本建立覆盖全生命周期、内涵丰富、结构合理的健康服务业体系，打造一批知名品牌和良性循环的健康服务产业集群，并形成一定的国际竞争力，基本满足广大人民群众的健康服务需求。健康服务业总规模达到8万亿元以上，成为推动经济社会持续发展的重要力量。

——医疗服务能力大幅提升。医疗卫生服务体系更加完善，形成以非营利性医疗机构为主体、营利性医疗机构为补充，公立医疗机构为主导、非公立医疗机构共同发展的多元办医格局。康复、护理等服务业快速增长。各类医疗卫生机构服务质量进一步提升。

——健康管理与促进服务水平明显提高。中医医疗保健、健康养老以及健康体检、咨询管理、体质测定、体育健身、医疗保健旅游等多样化健康服务得到较大发展。

——健康保险服务进一步完善。商业健康保险产品更加丰富，参保人数大幅增加，商业健康保险支出占卫生总费用的比重大幅提高，形成较为完善的健康保险机制。

——健康服务相关支撑产业规模显著扩大。药品、医疗器械、康复辅助器具、保健用品、健身产品等研发制造技术水平有较大提升，具有自主知识产权产品的市场占有率大幅提升，相关流通行业有序发展。

——健康服务业发展环境不断优化。健康服务业政策和法规体系建立健全，行业规范、标准更加科学完善，行业管理和监督更加有效，人民群众健康意识和素养明显提高，形成全社会参与、支持健康服务业发展的良好环境。

二、主要任务
（一）大力发展医疗服务

加快形成多元办医格局。切实落实政府办医责任，合理制定区域卫生规划和医疗机构设置规划，明确公立医疗机构的数量、规模和布局，坚持公立医疗机构面向城乡居民提供基本医疗服务的主导地位。同时，鼓励企业、慈善机构、基金会、商业保险机构等以出资新建、参与改制、托管、公办民营等多种形式投资医疗服务业。大力支持社会资本举办非营利性医疗机构、提供基本医疗卫生服务。进一步放宽中外合资、合作办医条件，逐步扩大具备条件的境外资本设立独资医疗机构试点。各地要清理取消不合理的规定，加快落实对非公立医疗机构和公立医疗机构在市场准入、社会保险定点、重点专科建设、职称评定、学术地位、等级评审、技术准入等方面同等对待的政策。对出资举办非营利性医疗机构的非公经济主体的上下游产业链项目，优先按相关产业政策给予扶持。鼓励地方加大改革创新力度，在社会办医方面先行先试，国家选择有条件的地区和重点项目作为推进社会办医联系点。

优化医疗服务资源配置。公立医院资源丰富的城市要加快推进国有企业所办医疗机构改制试点；国家确定部分地区进行公立医院改制试点。引导非公立医疗机构向高水平、规模化方向发展，鼓励发展专业性医院管理集团。二级以上医疗机构检验对所有医疗机构开放，推动医疗机构间检查结果互认。各级政府要继续采取完善体制机制、购买社会服务、加强设施建设、强化人才和信息化建设等措施，促进优质资源向贫困地区和农村延伸。各地要鼓励以城市二级医院转型、新建等多种方式，合理布局、积极发展康复医院、老年病医院、护理院、临终关怀医院等医疗机构。

推动发展专业、规范的护理服务。推进临床护理服务价格调整，更好地体现服务成本和护理人员技术劳动价值。强化临床护理岗位责任管理，完善质量评价机制，加强培训考核，提高护理质量，建立稳定护理人员队伍的长效机制。科学开展护理职称评定，评价标准侧重临床护理服务数量、质量、患者满意度及医德医风等。加大政策支持力度，鼓励发展康复护理、老年护理、家庭护理等适应不同人群需要的护理服务，提高规范化服务水平。

（二）加快发展健康养老服务

推进医疗机构与养老机构等加强合作。在养老服务中充分融入健康理念，加强医疗卫生服务支撑。建立健全医疗机构与养老机构之间的业务协作机制，鼓励开通养老机构与医疗机构的预约就诊绿色通道，协同做好老年人慢性病管理和康复护理。增强医疗机构为老年人提供便捷、优先优惠医疗服务的能力。推动二级以上医院与老年病医院、老年护理院、康复疗养机构等之间的转诊与合作。各地要统筹医疗服务与养老服务资源，合理布局养老机构与老年病医院、老年护理院、康复疗养机构等，形成规模适宜、功能互补、安全便捷的健康养老服务网络。

发展社区健康养老服务。提高社区为老年人提供日常护理、慢性病管理、康复、健康教育和咨询、中医保健等服务的能力，鼓励医疗机构将护理服务延伸至居民家庭。鼓励发展日间照料、全托、半托等多种形式的老年人照料服务，逐步丰富和完善服务内容，做好上门巡诊等健康延伸服务。

（三）积极发展健康保险

丰富商业健康保险产品。在完善基本医疗保障制度、稳步提高基本医疗保障水平的基础上，鼓励商业保险公司提供多样化、多层次、规范化的产品和服务。鼓励发展与基本医疗保险相衔接的商业健康保险，推进商业保险公司承办城乡居民大病保险，扩大人群覆盖面。积极开发长期护理商业险以及与健康管理、养老等服务相关的商业健康保险产品。推行医疗责任保险、医疗意外保险等多种形式医疗执业保险。

发展多样化健康保险服务。建立商业保险公司与医疗、体检、护理等机构合作的机制，加强对医疗行为的监督和对医疗费用的控制，促进医疗服务行为规范化，为参保人提供健康风险评估、健康风险干预等服务，并在此基础上探索健康管理组织等新型组织形式。鼓励以政府购买服务的方式委托具有资质的商业保险机构开展各类医疗保险经办服务。

（四）全面发展中医药医疗保健服务

提升中医健康服务能力。充分发挥中医医疗预防保健特色优势，提升基层中医药服务能力，力争使所有社区卫生服务机构、乡镇卫生院和70%的村卫生室具备中医药服务能力。推动医疗机构开展中医医疗预防保健服务，鼓励零售药店提供中医坐堂诊疗服务。开发中医诊疗、中医药养生保健仪器设备。

推广科学规范的中医保健知识及产品。加强药食同用中药材的种植及产品研发与应用，开发适合当地环境和生活习惯的保健养生产品。宣传普及中医药养生保健知识，推广科学有效的中医药养生、保健服务，鼓励有资质的中医师在养生保健机构提供保健咨询和调理等服务。鼓励和扶持优秀的中医药机构到境外开办中医医院、连锁诊所等，培育国际知名的中医药品牌和服务机构。

（五）支持发展多样化健康服务

发展健康体检、咨询等健康服务。引导体检机构提高服务水平，开展连锁经营。加快发展心理健康服务，培育专业化、规范化的心理咨询、辅导机构。规范发展母婴照料服务。推进全科医生服务模式和激励机制改革试点，探索面向居民家庭的签约服务。大力开展健康咨询和疾病预防，促进以治疗为主转向预防为主。

发展全民体育健身。进一步开展全民健身运动，宣传、普及科学健身知识，提高人民群众体育健身意识，引导体育健身消费。加强基层多功能群众健身设施建设，到2020年，80%以上的市（地）、县（市、区）建有"全民健身活动中心"，70%以上的街道（乡镇）、社区（行政村）建有便捷、实用的体育健身设施。采取措施推动体育场馆、学校体育设施等向社会开放。支持和引导社会力量参与体育场馆的建设和运营管理。鼓励发展多种形式的体育健身俱乐部和体育健身组织，以及运动健身培训、健身指导咨询等服务。大力支持青少年、儿童体育健身，鼓励发展适合其成长特点的体育健身服务。

发展健康文化和旅游。支持健康知识传播机构发展，培育健康文化产业。鼓励有条件的地区面向国际国内市场，整合当地优势医疗资源、中医药等特色养生保健资源、绿色生态旅游资源，发展养生、体育和医疗健康旅游。

（六）培育健康服务业相关支撑产业

支持自主知识产权药品、医疗器械和其他相关健康产品的研发制造和应用。继续通过相关科技、建设专项资金和产业基金，支持创新药物、医疗器械、新型生物医药材料研发和产业化，支持到期专利药品仿制，支持老年人、残疾人专用保健用品、康复辅助器具研发生产。支持数字化医疗产品和适用于个人及家庭的健康检测、监测与健康物联网等产品的研发。加大政策支持力度，提高具有自主知识产权的医学设备、材料、保健用品的国内市场占有率和国际竞争力。

大力发展第三方服务。引导发展专业的医学检验中心和影像中心。支持发展第三方的医疗服务评价、健康管理服务评价，以及健康市场调查和咨询服务。公平对待社会力量提供食品药品检测服务。鼓励药学研究、临床试验等生物医药研发服务外包。完善科技中介体系，大力发展专业化、市场化的医药科技成果转化服务。

支持发展健康服务产业集群。鼓励各地结合本地实际和特色优势，合理定位、科学规划，在土地规划、市政配套、机构准入、人才引进、执业环境等方面给予政策扶持和倾斜，打造健康服务产业集群，探索体制创新。要通过加大科技支撑、深化行政审批制度改革、产业政策引导等综合措施，培育一批医疗、药品、医疗器械、中医药等重点产业，打造一批具有国际影响力的知名品牌。

（七）健全人力资源保障机制

加大人才培养和职业培训力度。支持高等院校和中等职业学校开设健康服务业相关学科专业，引导有关高校合理确定相关专业人才培养规模。鼓励社会资本举办职业院校，规范并加快培养护士、养老护理员、药剂师、营养师、育婴师、按摩师、康复治疗师、健康管理师、健身教练、社会体育指导员等从业人员。对参加相关职业培训和职业技能鉴定的人员，符合条件的按规定给予补贴。建立健全健康服务业从业人员继续教育制度。各地要把发展健康服务业与落实各项就业创业扶持政策紧密结合起来，充分发挥健康服务业吸纳就业的作用。

促进人才流动。加快推进规范的医师多点执业。鼓励地方探索建立区域性医疗卫生人才充分有序流动的机制。不断深化公立医院人事制度改革，推动医务人员保障社会化管理，逐步变身份管理为岗位管理。探索公立医疗机构与非公立医疗机构在技术和人才等方面的合作机制，对非公立医疗机构的人才培养、培训和进修等给予支持。在养老机构服务的具有执业资格的医护人员，在职称评定、专业技术培训和继续医学教育等方面，享有与医疗机构医护人员同等待遇。深入实施医药卫生领域人才项目，吸引高层次医疗卫生人才回国服务。

（八）夯实健康服务业发展基础

推进健康服务信息化。制定相关信息数据标准，加强医院、医疗保障等信息管理系统建设，充分利用现有信息和网络设施，尽快实现医疗保障、医疗服务、健康管理等信息的共享。积极发展网上预约挂号、在线咨询、交流互动等健康服务。以面向基层、偏远和欠发达地区的远程影像诊断、远程会诊、远程监护指导、远程手术指导、远程教育等为主要内容，发展远程医疗。探索发展公开透明、规范运作、平等竞争的药品和医疗器械电子商务平台。支持研制、推广适应广大乡镇和农村地区需求的低成本数字化健康设备与信息系统。逐步扩大数字化医疗设备配备，探索发展便携式健康数据采集设备，与物联网、移动互联网融合，不断提升自动化、智能化健康信息服务水平。

加强诚信体系建设。引导企业、相关从业人员增强诚信意识，自觉开展诚信服务，加强行业自律和社会监督，加快建设诚信服务制度。充分发挥行业协会、学会在业内协调、行业发展、监测研究，以及标准制订、从业人员执业行为规范、行业信誉维护等方面的作用。建立健全不良执业记录制度、失信惩戒以及强制退出机制，将健康服务机构及其从业人员诚信经营和执业情况纳入统一信用信息平台。加强统计监测工作，加快完善健康服务业统计调查方法和指标体系，健全相关信息发布制度。

三、政策措施

（一）放宽市场准入

建立公开、透明、平等、规范的健康服务业准入制度，凡是法律法规没有明令禁入的领域，都要向社会资本开放，并不断扩大开放领域；凡是对本地资本开放的领域，都要向外地资本开放。民办非营利性机构享受与同行业公办机构同等待遇。对连锁经营的服务企业实行企业总部统一办理工商注册登记手续。各地要进一步规范、公开医疗机构设立的基本标准、审批程序，严控审批时限，下放审批权限，及时发布机构设置和规划布局调整等信息，鼓励有条件的地方采取招标等方式确定举办或运行主体。简化对康复医院、老年病医院、儿童医院、护理院等紧缺型医疗机构的立项、开办、执业资格、医保定点等审批手续。研究取消不合理的前置审批事项。放宽对营利性医院的数量、规模、布局以及大型医用设备配置的限制。

（二）加强规划布局和用地保障

各级政府要在土地利用总体规划和城乡规划中统筹考虑健康服务业发展需要，扩大健康服务业用地供给，优先保障非营利性机构用地。新建居住区和社区要按相关规定在公共服务设施中保障医疗卫生、文化体育、社区服务等健康服务业相关设施的配套。支持利用以划拨方式取得的存量房产和原有土地兴办健康服务业，土地用途和使用权人可暂不变更。连续经营1年以上、符合划拨用地目录的健康服务项目可按划拨土地办理用地手续；不符合划拨用地目录的，可采取协议出让方式办理用地手续。

（三）优化投融资引导政策

鼓励金融机构按照风险可控、商业可持续原则加大对健康服务业的支持力度，创新适合健康服务业特点的金融产品和服务方式，扩大业务规模。积极支持符合条件的健康服务企业上市融资和发行债券。鼓励各类创业投资机构和融资担保机构对健康服务领域创新型新业态、小微企业开展业务。政府引导、推动设立由金融和产业资本共同筹资的健康产业投资基金。创新健康服务业利用外资方式，有效利用境外直接投资、国际组织和外国政府优惠贷款、国际商业贷款。大力引进境外专业人才、管理技术和经营模式，提高健康服务业国际合作的知识和技术水平。

（四）完善财税价格政策

建立健全政府购买社会服务机制，由政府负责保障的健康服务类公共产品可通过购买服务的方式提供，逐步增加政府采购的类别和数量。创新财政资金使用方式，引导和鼓励融资性担保机构等支持健康服务业发展。将健康服务业纳入服务业发展引导资金支持范围并加大支持力度。符合条件、提供基本医疗卫生服务的非公立医疗机构，其专科建设、设备购置、人才队伍建设纳入财政专项资金支持范围。完善政府投资补助政策，通过公办民营、民办公助等方式，支持社会资本举办非营利性健康服务机构。经认定为高新技术企业的医药企业，依法享受高新技术企业税收优惠政策。企业、个人通过公益性社会团体或者县级以上人民政府及其部门向非营利性医疗机构的捐赠，按照税法及相关税收政策的规定在税前扣除。发挥价格在促进健康服务业发展中的作用。非公立医疗机构用水、用电、用气、用热实行与公立医疗机构同价政策。各地对非营利性医疗机构建设免予征收有关行政事业性收费，对营利性医疗机构建设减半征收有关行政事业性收费。清理和取消对健康服务机构不合法、不合理的行政事业性收费项目。纠正各地自行出台的歧视性价格政策。探索建立医药价格形成新机制。非公立医疗机构医疗服务价格实行市场调节价。

（五）引导和保障健康消费可持续增长

政府进一步加大对健康服务领域的投入，并向低收入群体倾斜。完善引导参保人员利用基层医疗服务、康复医疗服务的措施。着力建立健全工伤预防、补偿、康复相结合的工伤保险制度体系。鼓励地方结合实际探索对经济困难的高龄、独居、失能老年人补贴等直接补助群众健康消费的具体形式。企业根据国家有关政策规定为其员工支付的补充医疗保险费，按税收政策规定在企业所得税税前扣除。借鉴国外经验并结合我国国情，健全完善健康保险有关税收政策。

（六）完善健康服务法规标准和监管

推动制定、修订促进健康服务业发展的相关法律、行政法规。以规范服务行为、提高服务质量和提升服务水平为核心，健全服务标准体系，强化标准的实施，提高健康服务业标准化水平。在新兴的健康服务领域，鼓励龙头企业、地方和行业协会参与制订服务标准。在暂不能实行标准化的健康服务行业，广泛推行服务承诺、服务公约、服务规范等制度。完善监督机制，创新监管方式，推行属地化管理，依法规范健康服务机构从业行为，强化服务质量监管和市场日常监管，严肃查处违法经营行为。

（七）营造良好社会氛围

充分利用广播电视、平面媒体及互联网等新兴媒体深入宣传健康知识，鼓励开办专门的健康频道或节目栏目，倡导健康的生活方式，在全社会形成重视和促进健康的社会风气。通过广泛宣传和典型报道，不断提升健康服务业从业人员的社会地位。规范药品、保健食品、医疗机构等方面广告和相关信息发布行为，严厉打击虚假宣传和不实报道，积极营造良好的健康消费氛围。

各地区、各部门要高度重视，把发展健康服务业放在重要位置，加强沟通协调，密切协作配合，形成工作合力。各有关部门要根据本意见要求，各负其责，并按职责分工抓紧制定相关配套文件，确保各项任务措施落实到位。省级人民政府要结合实际制定具体方案、规划或专项行动计划，促进本地区健康服务业有序快速发展。发展改革委要会同有关部门对落实本意见的情况进行监督检查和跟踪分析，重大情况和问题及时向国务院报告。国务院将适时组织专项督查。

国务院

2013年9月28日

"健康中国2020" 战略研究报告（摘要）

　　健康是人全面发展的基础，党的十七大将人人享有基本医疗卫生服务确立为全面建设小康社会的新要求之一。围绕十七大提出的目标，以深化医药卫生体制改革为动力，卫生部组织数百名专家开展了"健康中国2020"战略研究，针对发展我国卫生事业和改善人民健康具有战略性、全局性、前瞻性的重大问题进行深入研究，最终形成"健康中国2020"战略研究报告。报告分析了实现2020年国民健康发展所面临的机遇与挑战，提出了发展目标、战略重点、行动计划及政策措施。

一、机遇与挑战

（一）建设小康社会的目标和经济社会转型对保障国民健康提出更高要求

　　人人享有基本医疗卫生服务，提高全民健康水平，是全面建设小康社会的重要目标。同时，我国经济社会转型中呈现的快速全球化、工业化、城镇化、人口老龄化和生活方式变化，不但使食品药品安全、饮水安全、职业安全和环境问题成为重大健康危险因素，而且使国民同时面临重大传染病和慢性非传染性疾病的双重威胁，对保障国民健康带来新的压力。

（二）居民健康状况仍需改善，不同人群之间差异显著

　　虽然我国人均预期寿命已由新中国成立初期的35岁提高到2005年的73岁，但不同地域和人群间的健康差异较为显著，东西部省份人均预期寿命最大相差15岁。卫生资源配置不均衡，每千人医师数和病床数、人均医疗支出等指标因各地经济社会发展水平不同而有所差异。

（三）疾病发病和死亡模式转变，城乡居民疾病负担沉重

　　随着经济社会快速变化，我国绝大部分地区已经完成了疾病发病、死亡模式的转变。当前，我们既面临发达国家的健康问题，也存在着发展中国家的疾病和健康问题，疾病负担日益加重，已经成为社会和经济发展的沉重包袱，而其中以重大慢性病造成的疾病负担最为严重。

（四）重大健康问题依然突出

目前病毒性肝炎、结核、艾滋病等患病率仍呈上升趋势，成为我国传染病防控所面临的突出问题。同时，慢性病患病率和死亡率不断上升，重大地方病与其他感染性疾病尚未得到有效控制，母婴疾病与营养不良不容忽视，食品、药品安全等问题日益显现，严重威胁人民群众的身体健康和生命安全。

（五）健康危险因素的影响持续扩大

目前，烟草使用、身体活动不足、膳食不合理、过量饮酒等不健康生活方式与行为在我国处于流行高水平或呈进行性上升趋势。同时，环境污染加重也对健康带来严重危害。

（六）医疗卫生服务供给与人民健康需求之间仍有较大差距

随着经济持续快速增长，人民群众的健康需求越来越高，但我国卫生资源总量仍然不足，结构不合理，卫生服务的公平性和可及性仍然较差，是构建和谐社会的严峻挑战。

（七）相关公共政策不适应我国健康状况快速转型的需要

公共卫生、医疗服务和药物政策在制定、调整等方面滞后甚或缺如，执行力度也不够，难以适应我国健康状况转型的需要。

（八）医药科技进步为促进国民健康提供有力手段

新方法、新药品、新仪器、新设备的发明创造和快速推广应用，使得疾病预防、诊疗水平显著提高，为卫生事业发展提供了重要机遇。

（九）深化医药卫生体制改革为实现国民健康目标奠定制度基础

不断深入的医药卫生体制改革是建设社会主义现代化国家的必然要求，为我国卫生事业发展解决了基本制度安排问题，为实现2020年国民健康目标奠定了坚实的基础。

二、目标

研究提出的"健康中国2020"总目标是：改善城乡居民健康状况，提高国民健康生活质量，减少不同地区健康状况差异，主要健康指标基本达到中等发达国家水平。到2015年，基本医疗卫生制度初步建立，使全体国民人人拥有基本医疗保障、人人享有基本公共卫生服务，医疗卫生服务可及性明显增强，地区间人群健康状况和资源配置差异明显缩小，国民健康水平居于发展中国家前列。到2020年，完善覆盖城乡居民的基本医疗卫生制度，实现人人享有基本医疗卫生服务，医疗保障水平不断提高，卫生服务利用明显改善，地区间人群健康差异进一步缩小，国民健康水平达到中等发达国家水平。

三、战略重点与行动计划

依据危害的严重性、影响的广泛性、有较为明确的干预措施、公平性和前瞻性等筛选原则，研究提出了针对重点人群、重大疾病与健康问题、可控健康危险因素的3类10项战略重点与优先领域。具体包括：促进生殖健康，预防出生缺陷，确保母婴平安；改善工作环境，降低职业危害，促进职业人群健康；改善贫困地区和贫困人群健康，缩小健康差异；健全服务体系，完善保健康复，实现健康老龄化；重大和新发传染病防控；重大慢性病与伤害防控；发展生物科技，提高遗传诊断水平；多部门合作，改善生活和工作环境；促进健康教育，倡导健康生活方式；加强卫生服务体系和能力建设，改善服务质量。

针对优先领域，研究提出了以下4类21项行动计划：

（一）针对重点人群的行动计划

1. 母婴健康行动计划，通过推广婚前医学检查、普及生殖保健服务、提供出生缺陷防治服务、提高孕产妇孕期保健和住院分娩比例、提供7岁以下儿童免费保健服务等措施，降低出生缺陷、确保母婴平安、提高妇女儿童生命质量和健康水平。

2. 改善贫困地区人群健康行动计划，通过采取倾斜性政策，设立专项，最大限度地缩小与贫困有关健康问题的城乡差距。

3. 职业健康行动计划，通过改善工作环境、劳动条件和职业病患者生活质量，促进劳动力人口的健康，延长职业病患者寿命，到2020年，职业健康监护率由10%增至50%，职业中毒事故发生率、职业中毒事故死亡率分别下降50%和30%。

（二）针对重大疾病的行动计划

1. 重点传染病控制行动计划，全面实施扩大国家免疫规划，针对艾滋病、结核病、病毒性肝炎、血吸虫病、人畜共患病等重点或新发传染病、地方病采取干预措施，有效遏制和降低这些疾病的健康危害。

2. 重点慢性病防控行动计划，通过设立心脑血管病控制、重要恶性肿瘤早期发现、糖尿病控制等专项，遏制慢性疾病的高发病率、高患病率和高死亡率，减少慢性病导致的失能、致残、早逝和沉重的疾病负担。

3. 伤害监测和干预行动计划，通过伤害综合监测，及时向社会预警伤害高危因素，指导开展儿童伤害干预活动，降低18岁以下人群伤害死亡率。

（三）针对健康危险因素的行动计划

1. 环境与健康行动计划，提高饮用水安全水平、无害化卫生厕所普及率以及固体废弃物处置比例，改善环境卫生，开展环境污染健康风险评估。

2. 食品安全行动计划，加强食源性疾病监测、溯源、预警和控制，健全食品污染物监测体系，加强食品安全风险识别、评估能力，构建国家权威的食品安全信息收集、整理、分析和风险预警交流平台，强化食品安全标准建设和突发性食品安全事件应急处理。

3. 全民健康生活方式行动计划，创造支持性政策环境，倡导多部门参与合作，通过在社区、学校、工作场所等开展一系列行动，提高全民健康意识、健康素养和健康生活方式行为能力，控制慢性病相关危险因素流行。

4. 减少烟草危害行动计划，通过建立完整的烟草控制监测体系、预防被动吸烟、提供戒烟服务、公众教育等措施，降低烟草流行率。

（四）促进卫生发展、实现"病有所医"的行动计划

1. 医疗卫生服务体系建设行动计划，明确政府卫生投入责任，重点加强基层卫生服务体系和县级医院建设，建立科学合理的公立医院服务体系，加快推进多元化办医。

2. 卫生人力资源建设行动计划，制定国家卫生人力发展规划，注重全科医生、乡村医生、公共卫生医师、注册护士、卫生科技人才和管理人才的培养。

3. 强化基本医疗保险制度建设、建立可持续性筹资机制行动计划，建立和完善覆盖城乡居民的多层次医疗保障体系，不断提高保障水平，逐步缩小城乡、地区间保障水平差距，逐步健全不同层次、不同水平的医疗保障体系。

4. 完善药品供应保障体系、促进合理用药行动计划，建立完善以国家基本药物制度为基础的药品供应保障体系，建立健全临床合理用药管理与监督系统，规范医务人员临床用药行为。

5. 规范服务行为、保障医疗安全行动计划，全面推行医疗诊疗规范、实施临床路径，规范医院内部安全管理，进一步加强医疗质量安全监管。

6. 控制医疗费用、提高医疗服务效率行动计划，完善医疗机构经济补偿政策，规范、合理确定医疗服务价格，鼓励医疗机构使用质优价廉药品，探索医院收付费方式改革。

7. 公共安全和卫生应急行动计划，建立灾害卫生应急救援体系，加强新发再发传染病和突发公共事件应急处置能力建设，完善医疗机构的公共卫生管理职能。

8. 推动科技创新行动计划，实施科技创新专项，加强转化整合医学能力建设，加强重大疾病和伤害防治研究和推广，实施城市社区和农村医疗卫生服务科技行动。

9. 国家健康信息系统行动计划，制订和实施国家卫生信息化发展纲要，落实医改方案对卫生信息化建设的要求，逐步建立统一高效、系统整合、互联互通、信息共享的国家卫生信息系统。

10. 中医药等我国传统医学行动计划，制定和实施国家传统医学政策和规划，建立稳定增长的中医药投入保障机制，加强中药资源保护和管理、中医优势病种研究和应用、传统医学和西医之间的互动，推广中医适宜技术。

11. 发展健康产业行动计划，建立以基本药械制度为核心的国家药械政策框架，加强监管，完善药品价格管理体系制，重点扶持自主研发药品、医用耗材、医疗器械和大型医疗仪器，以及与健康生活方式相关的健康产业。

四、政策措施

（一）建立促进国民健康的行政管理体制

组建"健康与社会福利部"或"卫生与人类发展部"，将卫生、健康与社会福利事务整合，形成医疗保障与服务统筹的、一体化的"大卫生"行政管理体制。健全卫生决策的咨询和问责机制。将健康指标纳入绩效考核，建立"健康影响综合评价"制度。加强和巩固基层卫生行政管理能力，确保卫生政策措施的落实。

（二）健全卫生法律体系，依法行政

加快《基本医疗卫生保健法》的制定，科学设计和逐步完善医疗保障、促进国民健康的法律法规体系。加强卫生执法监督体系建设，形成权责明确、责任落实、行为规范、监督有效、保障有力的卫生执法体制。

（三）适应国民健康需要，转变卫生事业发展模式

转变发展观念，推进"环境友好型""健康促进型"社会发展模式的建立。适应医学模式转变，推动建立促进国民健康的卫生事业发展模式。

（四）建立与经济社会发展水平相适应的稳定的公共财政投入政策与机制

合理调整卫生总费用结构，通过增加政府卫生投入和社会筹资，将个人卫生支出降低到30%以内。建立卫生投入监督和评价机制，提高卫生投入配置和利用效率。建立合理的中央与地方分担机制，提高政府卫生投入的效益和可持续性。

（五）统筹医疗保障制度发展

加快基本医疗保障制度建设，积极探索、有序推进城乡居民医保的制度统一和管理统一，进一步降低成本，提高效率，适应现代医学模式，从分担疾病风险向促进健康转变。巩固和发展新型农村合作医疗制度，大力鼓励社会力量举办补充医疗保险和商业医疗保险。

（六）实施"人才强卫"战略，提高卫生人力素质

建立以政府为主导的医药卫生人才发展投入机制，优先保证对人才发展的投入。大力推动医学教育改革，增加医学教育投入和质量评估管理，通过准入制度的建立，改善和保证医学教育质量。完善各类卫生专业技术人才评价标准，拓宽卫生人才评价渠道，改进卫生人才评价方式。加强政府对医药卫生人才流动的政策引导，推动医药卫生人才向基层流动，加大西部地区人才培养与引进力度。

（七）充分发挥中医药等我国传统医学优势

建立中医药传承和发展专项基金。加强中医药继承与创新。推广中医适宜技术，发挥其在疾病预防、基层医疗保障及医学模式转变过程中的作用。扶持民族医药产业发

展。将有中国特色的健康文化理念融入精神文明建设。

（八）积极开展国际交流与合作

根据我国健康领域的实际需要，深入研究各国情况，制定和实施针对不同国家的多层次、多渠道合作战略和政策，提升卫生援外工作层次，发挥国际影响力，促进全球健康。

中华人民共和国国家卫生和计划生育委员会

2012年8月20日